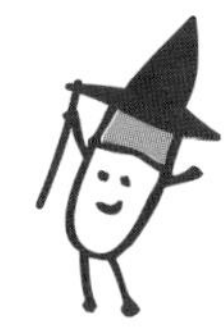

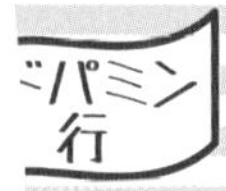

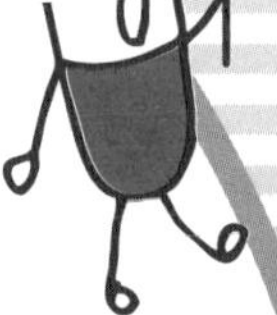

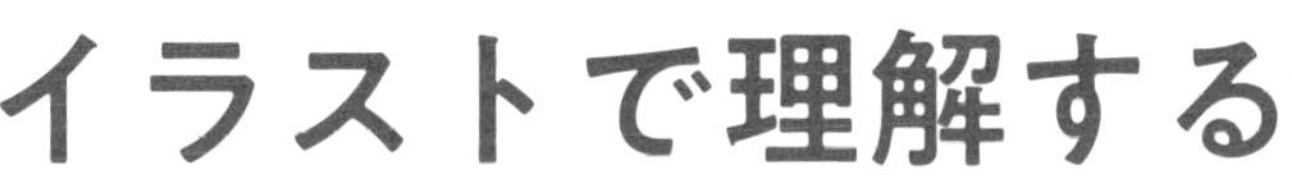

イラストで理解する
ケアマネのための
薬図鑑

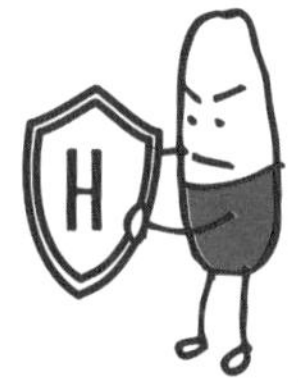

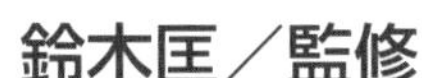

鈴木匡／監修
利根川恵子・岸川映子・鈴木弘子・藤澤節子／著

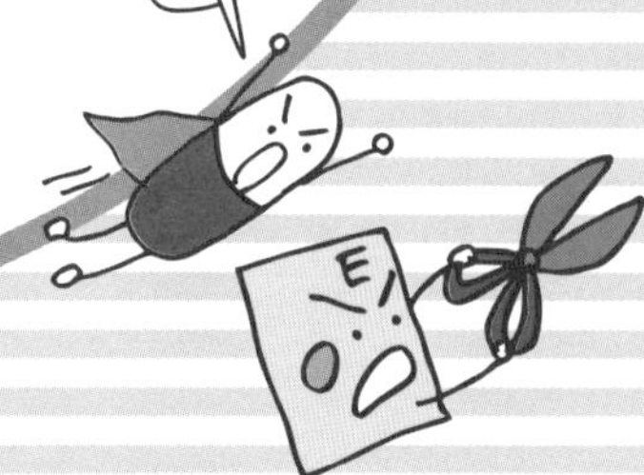

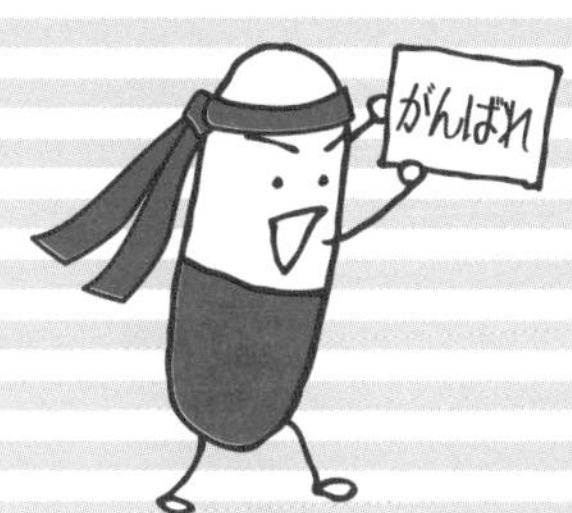

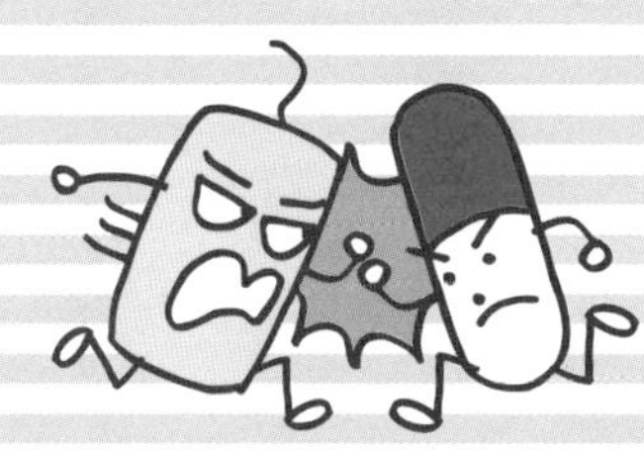

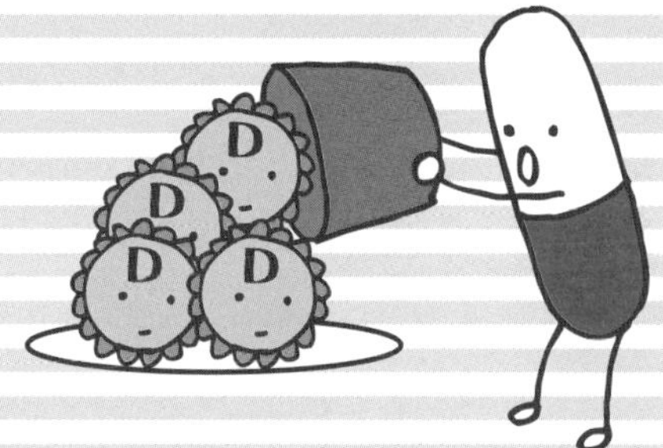

中央法規

監修のことば

高齢者は、ほとんどの人が薬を使った治療を行っています。薬物治療では、もちろん、医師や薬剤師の指示通りに薬を服用することが大切ですが、それとともに、本人や生活をサポートするケアマネジャーや介護職が、その薬は何のために使っていて、どう使えば効果的で、何が危険（リスクになる）かをきちんと把握して、指示通りにするだけでなく積極的に薬物治療に参加することもとても大切です。それが、結果として、適切で効果的な薬物治療につながるからです。

そうなるためには、薬の効果や副作用などの知識が必要ですが、一方で、居宅や介護施設で療養する高齢者の薬物治療では、病院のように医療職が常時、確認しているとは限らないため、本人や周囲の家族、そして介護職による注意深い観察による、「いつもと違う」「急に体調が変わった」というような生活全般の気づきがとても重要です。その気づきが薬の効果の確認となり、さらには重篤な副作用などの発見にもつながります。

ケアマネジャーをはじめ介護に携わる専門職の積極的な観察が、より有効により安全に薬を使う原動力となります。本書では、日常の薬物治療に使われている薬が、どのように身体の中で作用して効果を現すのか、どんなことに注意しなければいけないのか、その視点をわかりやすく説明しています。また、それぞれの疾患の薬物治療でケアマネジャーの皆さまがチェックすべき事項もまとめて記載しています。

これらの知識やチェック項目をベースにして、本書に出てくるような副作用などに介護現場で気づいた際には、迷わず医師や薬剤師にそれを伝えて、連携して対応してほしいと思います。本書にはそんな薬剤師の思いを込めております。皆さまの業務の一助になれば幸いです。

2020年12月

名古屋市立大学大学院薬学研究科
教授　　鈴木　匡

はじめに

昨今、高齢者に関わる薬の問題がクローズアップされる機会が増えています。大量の薬の飲み残し（残薬）や不適切な薬の使用、その要因でもある多剤併用（ポリファーマシー）など、国も医療費抑制のため対策に本腰を入れ始めています。

翻って自分の周りを見渡すと、年齢を重ねるほどに身近なところで薬の副作用に出会うことが増えてきました。先日、母親から「父親の様子がおかしい」との連絡を受けました。まず思い浮かんだのは病気でしたが、最終的に新たに処方された薬が原因であることがわかりました。

薬は反対に読むと「リスク」になります。その言葉通り、適切な使用・管理に加え、問題が発生した時に早期に気づくために周囲の“目”が大切であることを改めて痛感しました。

ただ、在宅の高齢者の薬の管理や服用の状況は、医師や薬剤師にとって“ブラックボックス”です。訪問しなければその様子を目にすることはありませんし、薬を服用していないことを医師などに伝えていない人もいます。2018年度の介護報酬改定でも義務づけられましたが、ケアマネジャーを通じて現場で気づいた管理の問題点や状態の変化などを共有することが必要だと、医師や薬剤師も意識するようになってきています。

本書は、安全な薬物治療の実施や医療介護連携のキーマンとなる、ケアマネジャーのための薬の本を作れないかというコンセプトから、制作がスタートしました。わかりやすく薬について知ってもらうことと、ケアマネジャーが必要とする薬の情報を盛り込むことに重きを置きました。図解した薬の作用の仕組みはやや専門的なところもありますが、イラストを楽しみつつイメージをつかんでいただければ幸いです。

ケアマネジャーの視点に立った薬の情報を考える上では、薬剤師でありケアマネジャーという仕事をよく知っている著者が揃ったことが力になりました。岸川映子氏は、ケアマネジャーの仕事を中心に手がけており、薬剤師に対して研修などでケアマネジメントや介護サービスなどの情報を発信しています。鈴木弘子氏は、薬剤師としての在宅業務と併行してケアマネジャーも務め、ケアマネジャーの研修の講師や地域の介護事業者連絡会の役員なども担当しています。藤澤節子氏は、薬剤師として早くから在宅業務に携わる傍ら、介護職向けに薬の本を書くなどわかりやすく薬の情報を発信しているほか、ケアマネジャーの自主勉強会のコアメンバーも務めています。

本書の随所に、各著者のこれまでの経験と視点が散りばめられています。本書がケアマネジャーの皆さまの業務に多少なりともお役に立てれば幸甚です。

最後に、本書の監修を務めていただいた名古屋市立大学大学院薬学研究科教授の鈴木匡氏と、根気強く修正に付き合ってくださったイラストレーターの田中斉氏、叱咤激励し最後まで支えてくださった中央法規出版の中村強氏に、著者を代表してお礼申し上げます。

2020年12月

利根川　恵子

CONTENTS

PART3 それぞれの薬の特徴と疾患

登場キャラクター

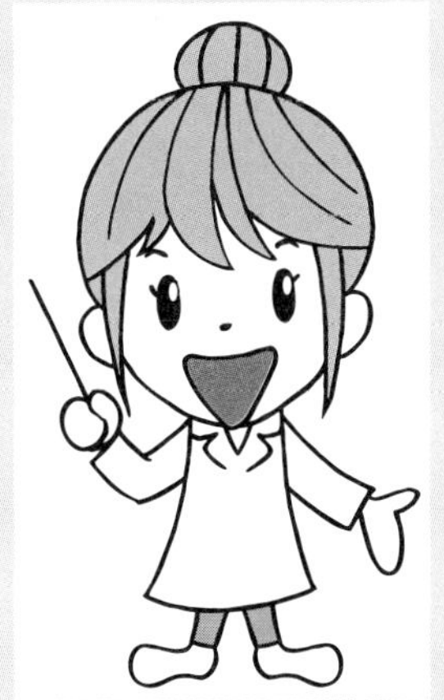

ヤクリちゃん

薬のエキスパート。本書をナビゲートするケアマネ兼薬剤師。

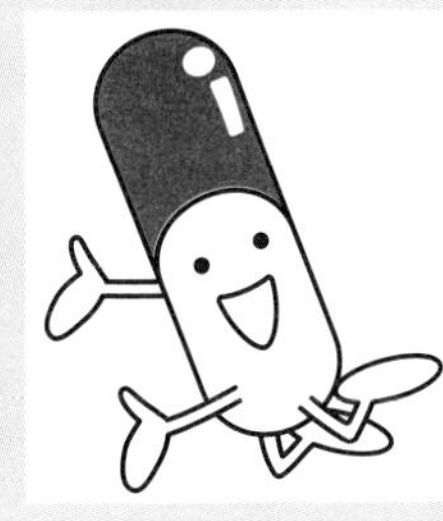

薬(クスリ)くん

ヤクリちゃんのパートナー。さまざまな仲間がいる。

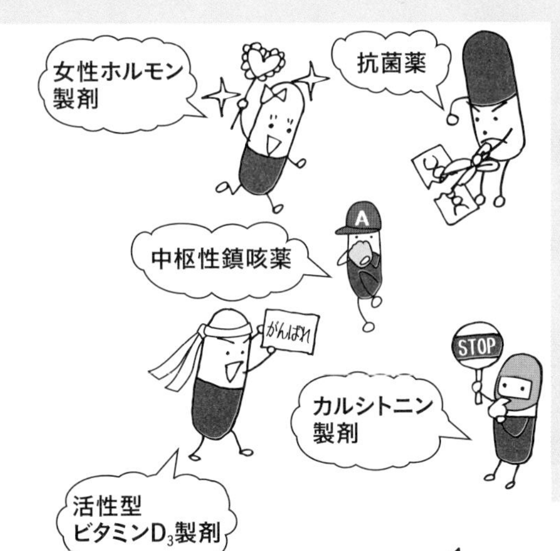

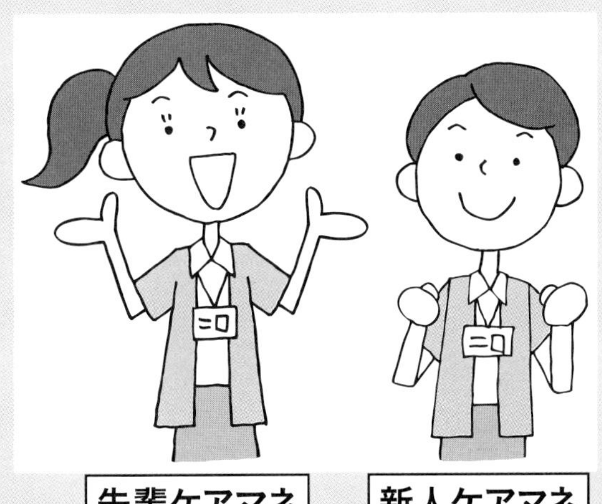

先輩ケアマネ　**新人ケアマネ**

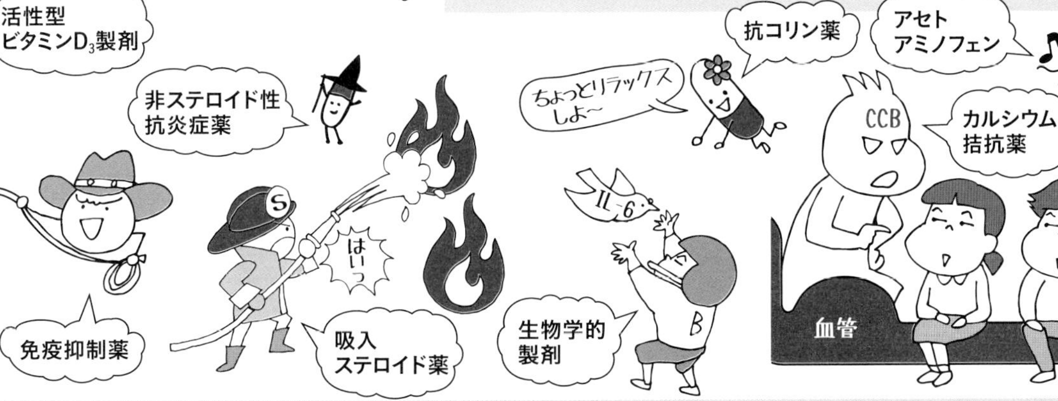

さまざまな薬の仲間たち　他にもたくさん登場する。

PART1

薬の基礎知識

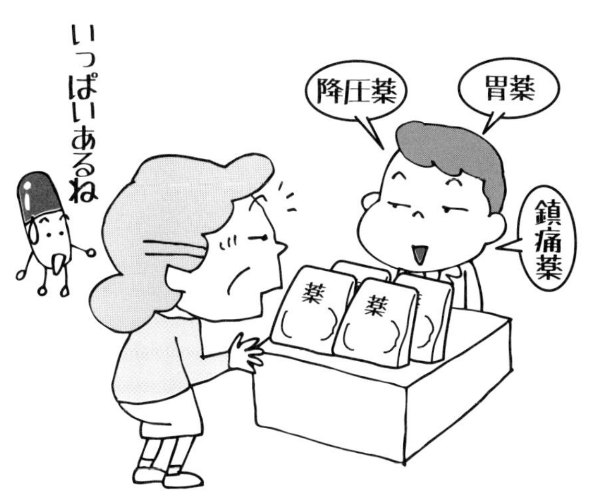

PART 1

1 薬が効果を発揮するまで

❶ 身体の中での薬の働き

薬と身体の関係

私たちの身体は、さまざまな生理的な活動を24時間365日休みなく、バランスを取りながら同時進行させることで生命を維持しています。多少のトラブルにさらされても、バランスを取って機能を調節し、元の正常な状態に戻す仕組みも備わっています。

ただ、負荷が大きくなりすぎると、身体の機能の限界点を超え、バランスが崩れてしまいます。この状態が「**疾患**」です。そうした機能の異常を**正常な状態**に戻す、または悪化させないために、薬は使われます。

疾患は多くの場合、機能が過剰になっている、あるいは不足していることが原因で起こります。そこで、薬で過剰になった機能を抑えたり、不足した機能を補ったりするのです。

薬を使う３つの目的

薬の治療には、主に「原因療法」「対象療法」「予防療法」の３つがあります。**原因療法**は、疾患の原因に根本からアプローチする治療です。例えば、ウイルスが原因で起こるＣ型肝炎では、Ｃ型肝炎ウイルスを除去する薬が近年登場し、患者数を激減させました。

一方、原因を取り除けないものの、症状を和らげるのが、「**対症療法**」です。風邪では、原因のウイルスに対する特効薬はまだ開発されていませんが、熱や咳などを抑える薬が対症療法で用いられます。疾患の中には、まだ原因がよくわからないものも多く、そうした場合も対症療法が治療の柱になります。

３つ目の「**予防療法**」は、将来、疾患にかかることを防いだり、かかっても症状を軽減する目的で行う治療法です。インフルエンザ

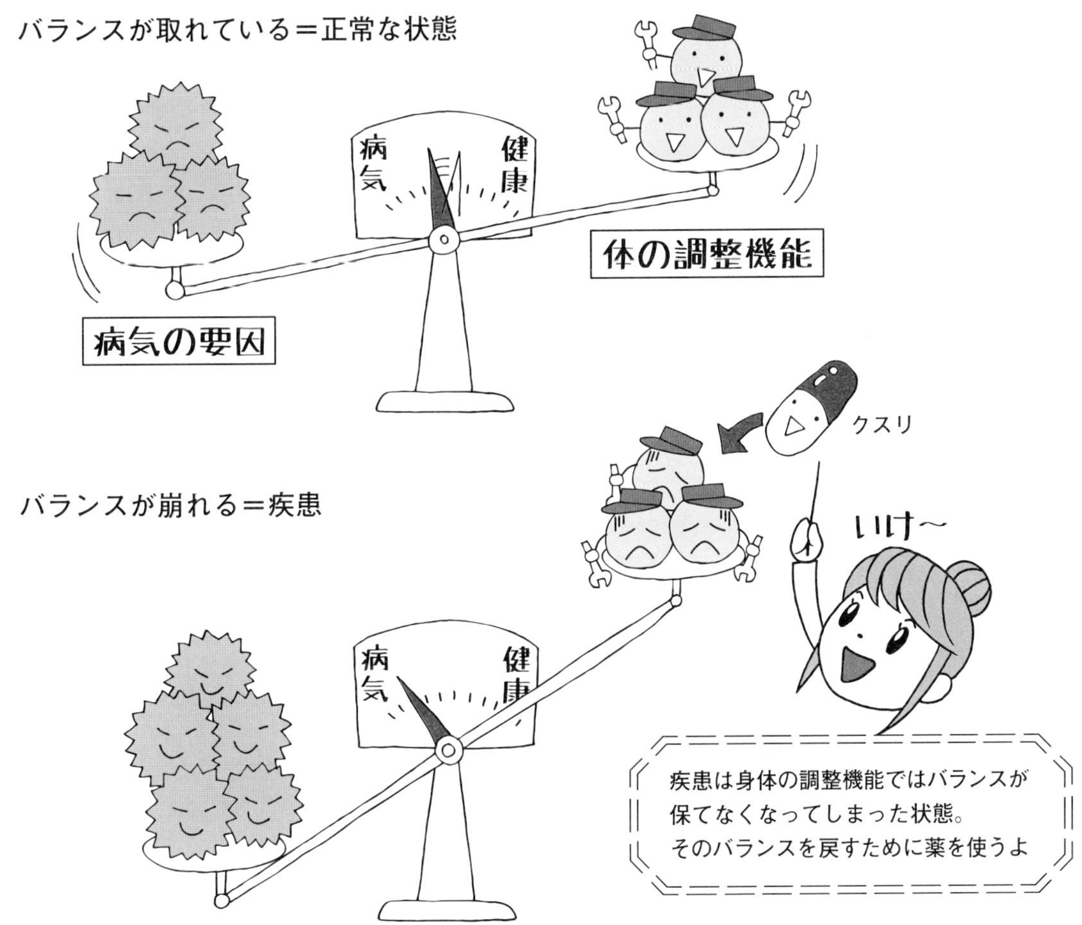

の予防接種に代表される、ワクチン接種が予防療法に当たります。また、薬は使用しませんが、食事療法で血糖値を改善し糖尿病を防ぐのも予防療法といえます。

薬のいろいろな投与経路

薬には、内服薬（飲み薬）、注射薬、外用薬など、さまざまな形（剤形）があります。同じ成分でも、内服薬と注射薬など異なる剤形がある薬も多くあります。

多くの薬は、体内に取り入れて成分が血液中に入ることで、ターゲットとする臓器・組織まで届けられます。その**ルート（経路）**は多様です。食べ物と同様に、口から薬を服用して消化管で吸収する「**経口投与**」、口から吸い込み気道や肺から吸収させる「**吸入投与**」、皮膚から貼付剤などで吸収させる「**経皮投与**」、血管内に直接注射で投与する「**静脈内投**

与」、お尻から薬を入れる「**直腸内投与**」など――。入り口だけをみても、口、目、鼻、耳、皮膚、筋肉、血管などとバラエティに富んでいます（13ページ）。

投与経路は、患者の状態や薬の特性、疾患、治療の目的などにより選択されます。同じ薬でも投与経路が違うと、作用が現れるまでの時間や、投与した量のうち血液中に入る薬の割合、副作用などは変わります。

作用の早さでいえば、注射による静脈内投与がダントツ１位です。血管内に直接薬を入れるため、血液に乗って目的とする組織に速やかに運ばれます。加えて投与した量がロスなく血液中に入ります。

反対に、口から投与される内服薬は小腸で吸収され、さらに肝臓を通って血液中に入ります。そのため、作用を発揮するまでに時間がかかりますし、小腸で吸収されなかったり、肝臓で一部が無効化（代謝）されるなど、投与した成分すべてが血液に達するわけではありません。

次ページから、最もよく使用される内服薬の身体の中での“旅”を見てみましょう。

●薬の投与経路●

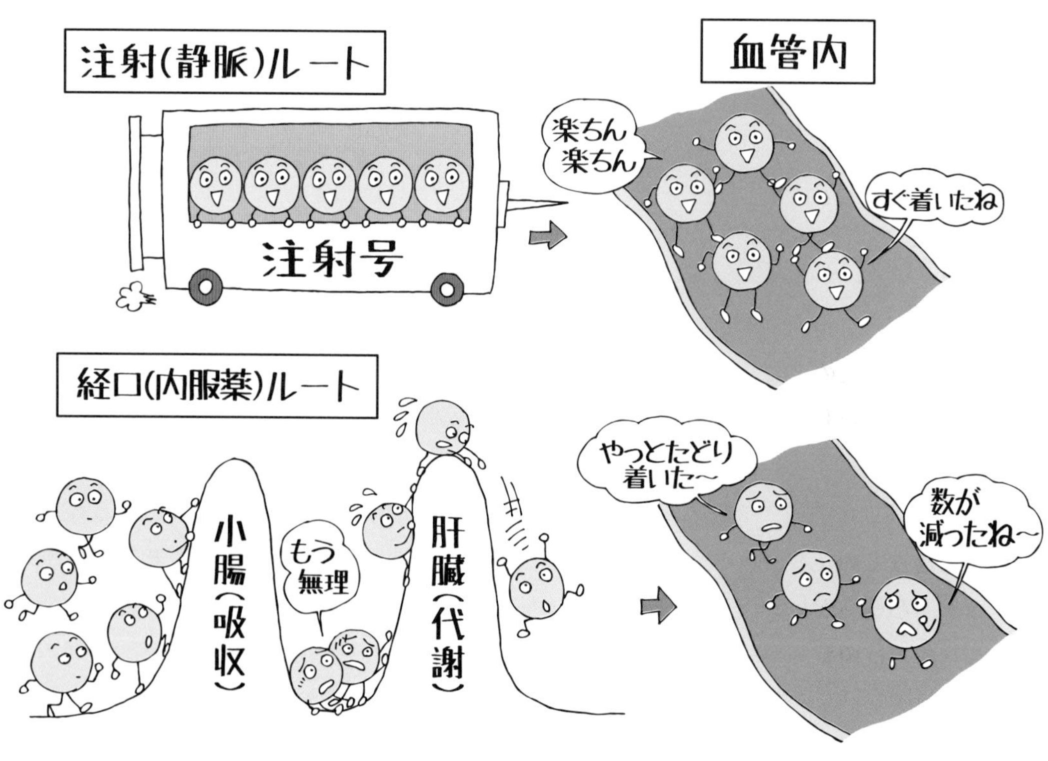

❷ 体内での薬の旅

薬と食事が通る道——吸収

内服薬が、ターゲットとする組織にたどり着くまでにはいくつかのプロセスを乗り越えなければなりません。最初に口から服用されると、薬は食道を通って胃に到達します。

胃では強い酸が分泌され、薬はそこで溶けてバラバラになります。そして小腸に送られ、吸収されて血液中に入ります。

薬の中には胃酸で効力を失うものもあります。そこで、胃酸から保護し、腸に運ばれてから溶けるように特殊コーティングをした腸溶剤などもあります。よく薬剤師が「薬を自己判断で割らないでください」などと言うのは、こうした特殊な工夫が錠剤に施されているからなのです。

なお、内服薬が身体の中でたどる道は食べ物と同じです。そのため、食事の影響を受ける薬もあります。胃腸の中に食べ物が一緒に存在することで、薬の吸収が阻害されたり、反対に吸収が進んだりすることもあります。そのため、一部の薬では「食前」「食直後」「食間」など、食事のタイミングを踏まえて服用時間を設定しています（**20ページ**）。

特定の食品と相性が悪い薬もあります。例えば、ある種の抗菌薬は、牛乳に含まれるカルシウムと結び付くことで吸収されなくなってしまうため、牛乳と一緒に飲まないように指示されます（**27ページ**）。

内服薬の最初の“関門”「肝臓」

小腸から吸収されて血管（門脈）に入った薬は、目的の組織に運ばれる前に必ず肝臓を通らなければなりません。“人体の工場”といわれる肝臓では、「**代謝**」と呼ばれる解毒作用などが行われています。

口から飲んだ薬はここでまず代謝を受け、一部は効力を失ったり排泄されたりします（初回通過効果）。この段階で全体の７割以上が代謝され効力を失ってしまう薬もあれば、ほとんど影響を受けない薬もあります。

そして、肝臓を経た薬だけが、血液とともに心臓まで運ばれ、組織まで行く“全身循環便”に乗ることができるのです。なお、この仕組みを利用し、代謝を受けることで初めて作用を持つように設計された薬もあります。

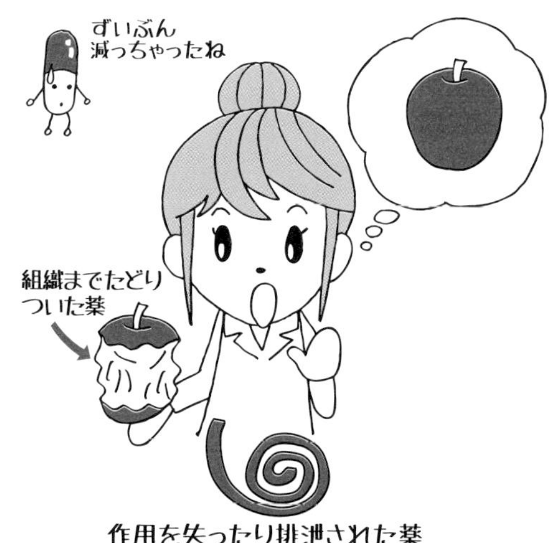

●薬の旅●

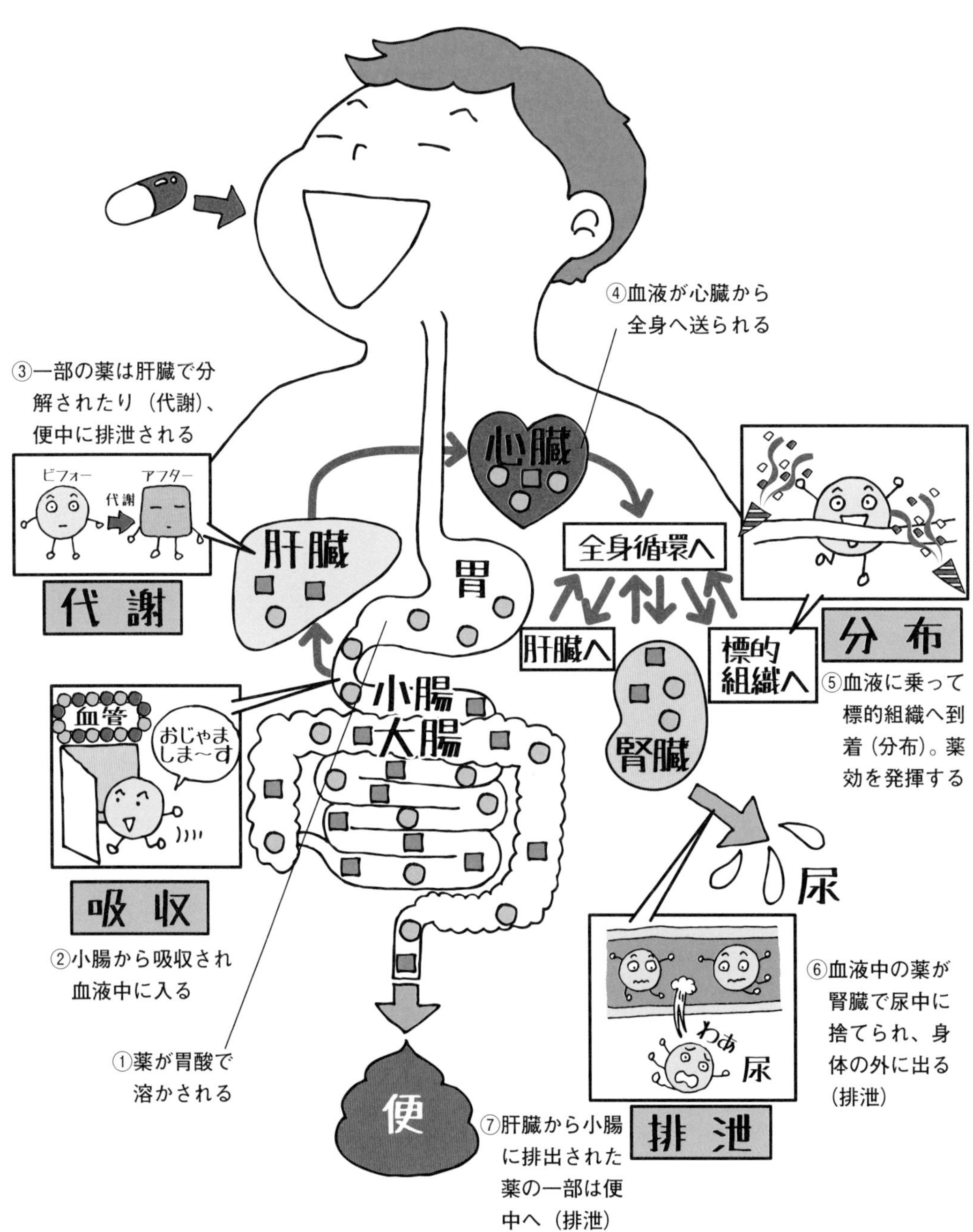

④血液が心臓から
全身へ送られる
③一部の薬は肝臓で分
解されたり（代謝）、
便中に排泄される
ビフォー
代謝
アフター
代謝
肝臓
胃
心臓
全身循環へ
肝臓へ
標的組織へ
分布
⑤血液に乗って
標的組織へ到
着（分布）。薬
効を発揮する
血管
おじゃまします〜す
小腸
大腸
腎臓
吸収
②小腸から吸収され
血液中に入る
尿
①薬が胃酸で
溶かされる
わぁ
尿
⑥血液中の薬が
腎臓で尿中に
捨てられ、身
体の外に出る
（排泄）
便
⑦肝臓から小腸
に排出された
薬の一部は便
中へ（排泄）
排泄

血液中でフリーの薬のみ効果を発揮――分布

心臓から送り出される血液に乗った薬は、目的とする組織に運ばれます。ただし、脳の入り口には防御壁があり、選別された薬だけが脳内に入れる仕組みになっています。

血液中では、多くの薬はアルブミンなどのたんぱく質と結合したり、離れたりした状態で存在します。このうち、アルブミンから離れたフリーの状態の薬だけが、組織に入って作用を発揮することができます。というのも、アルブミンと結合したままだと、サイズが大きすぎて組織の中に入れないためです。

アルブミンに結合した薬と、フリーの状態の薬は、一定の割合でバランスを保っています。フリーの薬が組織に入って少なくなると、アルブミンに結合していた薬の一部がそこから離れてフリーになり、順次組織に入っていきます。

そして組織内で、薬は多くの場合、ターゲットとする細胞の「**受容体**」に結合して作用を発揮します。受容体は、細胞の働きをコントロールするスイッチのようなもの。受容体を刺激することで細胞の反応を促したり、反対に抑制したりするのです。また、本来は生体内の物質が結合する受容体を、薬が塞いでしまうことで、細胞の反応にブレーキをかけ薬効をもたらす場合もあります。

薬の効き目を左右する酵素――代謝

組織に薬が運ばれるのと併行して、薬を体内から排泄する動きもスタートしています。

●アルブミンと薬●

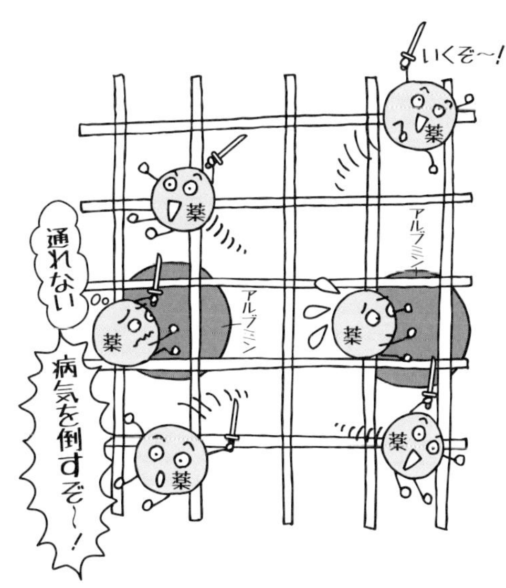

血液中にある薬は、肝臓などを通過するたびに代謝を受けます。そして、最終的には主に腎臓から尿として、また肝臓から小腸を経由して便として排泄されます。

代謝は、身体に入った異物を解毒・排泄するためのプロセスです。薬を分解したり性質を変化させて、薬効を無くし体外に排泄しやすい構造にします。

代謝の主役は、肝臓などにある「**酵素**」で、「**薬物代謝酵素**」とも呼ばれます。さまざまな種類があり、どのような物質を代謝できるか種類ごとに能力が異なります。

個人や人種などにより、持っている薬物代謝酵素の種類や量などに違いがあり、それが薬の効きやすさ、副作用の現れやすさを決める１つの要因にもなっています。

例えば、抗結核薬のイソニアジドは、白人と同量を日本人に投与しても、多くの日本人では十分な効果がありません。日本人には、この薬を代謝する酵素の活性が高い人が多いためです。最近では、こうした酵素の個人差を踏まえ、リスクの高い薬では事前に遺伝子検査をして薬の量を決めることもあります。

また、この酵素は、薬の相互作用にも関わっています。多くの薬を併用することで不適切な状態が生じていることを意味する「**ポリファーマシー（多剤併用）**」が、最近注目されていますが、一般的に薬が多くなるほど、代謝を担う酵素が重複しやすくなります。それにより、一部の薬の代謝が遅れてしまい、血液中に留まる薬の量が増え、効き目が過剰になったり副作用を起こすこともあります。

一方で、特定の酵素を増やすように誘導する薬もあります。その結果、増えた酵素に別の薬が早く代謝されすぎてしまい、効果が弱まることも。よくお酒を飲む人では麻酔が効きにくいといいます。これは酵素の誘導が起きることに由来します。毎日飲酒することで特定の酵素が誘導されて多くなり、一部の麻酔薬や鎮痛薬の分解スピードが速くなるのです。しかし、特に全身麻酔の場合は状態を見ながら投与量を調整しているため、それで麻酔が効かないということはありません。

酵素を介した薬との相互作用は、食品や嗜好品でも見られます。一部の降圧薬の服用時には、グレープフルーツジュースを飲むのを避けるよう指導されます。グレープフルーツの成分が、降圧薬を分解する酵素を阻害し、薬が通常より多く血液中に留まって効き目が強く現れることがあるためです。

主役は腎臓——排泄

薬を体外に**排泄**するのが、腎臓と肝臓です。肝臓は代謝を担うだけでなく、胆汁中に薬やその代謝物を排出する役割も持っています。胆汁は肉など脂分の多い食べ物を吸収するた

◆◇ コラム ◇◆　薬の効きやすさが人によって違う理由

一般的に高齢になると、身体の変化から副作用が現れやすくなりますが、年齢や肝・腎機能、性別などの他にも、薬の作用に影響する要因があります。それは遺伝的要因です。

肝臓などで薬を代謝する「薬物代謝酵素」や、薬が細胞に反応を起こさせるスイッチとなる「受容体」などにも、遺伝的な多様性（遺伝子多型）があることがわかっています。そして、それが薬の効果などに影響することもあるため、最近では抗がん薬を中心に投与前に遺伝子検査が行われています。

例えばイリノテカンという抗がん薬では、その代謝に関わる薬物代謝酵素（UGT1A1）の遺伝子検査を実施しています。その酵素の遺伝子タイプの違いで、重篤な副作用の起こりやすさが変わってくるためです。

●代謝と排泄の流れ●

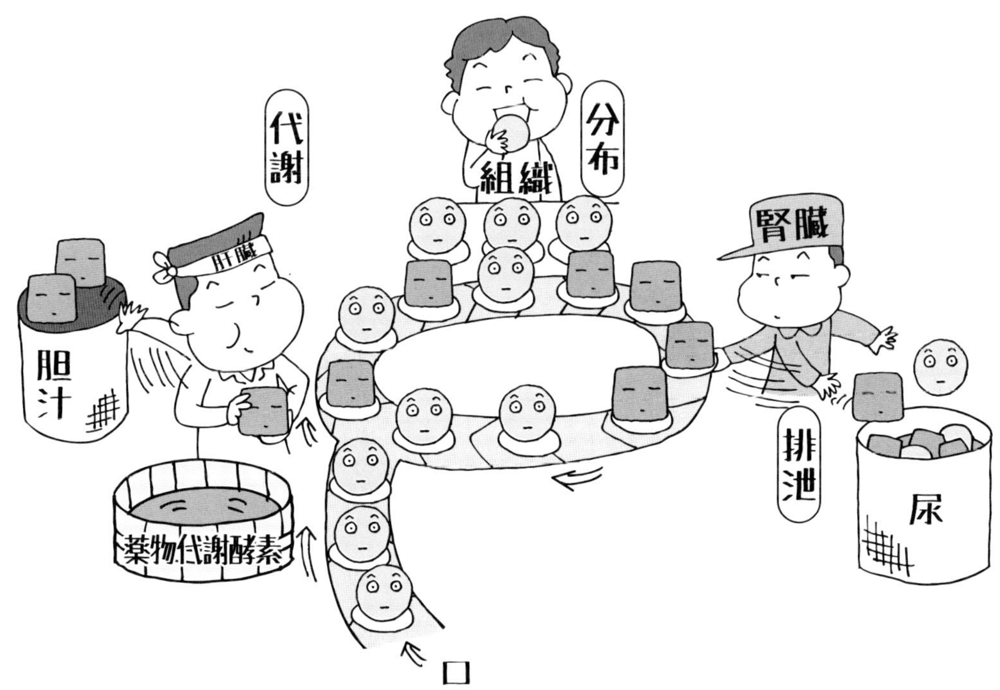

口から入った薬は血液に乗って全身をぐるぐると回りながら、代謝、排泄されていきます

めに、小腸で分泌されます。胆汁とともに分泌された薬の一部は、小腸で再び吸収され残りが便として排泄されます。

一方、腎臓は血液中の老廃物などをろ過して尿を作ります。その時に薬の一部も尿中に出され、そのまま排泄されます。

腎臓ルート、肝臓ルート、どちらの経路からどのような割合で排泄されるかは薬ごとに違いますが、薬が水に溶けやすい（水溶性）場合は主に腎臓でろ過されます。多くの薬は腎臓から排泄されます。**代謝の主役は肝臓**ですが、**排泄の主役は腎臓**というわけです。

薬は代謝を受けるか、排泄されるかのどちらかで身体への作用を失います。つまり、腎臓や肝臓は、異物を無毒化し身体の外に排泄するための安全弁ともいえる臓器なのです。ですから、病気や加齢などで肝腎の機能が低下すれば薬の処理能力も落ち、体内に薬が長く留まって効き目が強くなりすぎたり、副作用が起こりやすくなったりします。

Note

- 内服薬の体内の旅は「吸収」「分布」「代謝」「排泄」の４ステップ
- 肝臓などの薬物代謝酵素は薬の効きやすさ、副作用の現れやすさの決め手
- 薬の多くは腎臓で尿中に排泄されて体外に出る

❸ 高齢者の身体と薬

加齢の影響が大きい代謝と排泄

薬は、実際に人に使用して効果や副作用などのデータを集め（臨床試験）、国から有用性や安全性が認められてはじめて製造・販売されます。しかし、薬の試験は比較的若い人を対象に行われているため、そのデータが必ずしも高齢者にも当てはまるわけではありません。同じ用量を使用しても、薬が効き過ぎる、副作用が起こる、予想外の症状が現れるといったこともあります。

高齢者における反応の違いの背景には、加齢に伴う身体の変化（**表 I**）があります。なかでも、薬の作用に影響を与えやすいのは肝臓と腎臓の機能低下です。代謝、排泄を担うこれらの臓器の働きが落ちれば、身体の中に作用を持ったままの状態で薬が長く残存することになり、薬の効き過ぎや副作用などを引き起こします。

長く同じ薬を同量で服用している人でも、加齢に伴う身体の変化により、薬に対する反応などが変わることがあります。そのため、腎臓や肝臓の検査を定期的に実施し、機能をチェックすることが大切です。

薬の多さや身体機能低下もリスクに

高齢者は、生理機能の変化以外にも、薬のリスクを高める要素が多くなります。**ポリファーマシー（多剤併用）**もその１つです。

高齢者では、慢性的な疾患を複数持つ人が少なくありません。１疾患当たりの薬の数は若い世代とさほど変わりはないという調査報告もあり、疾患が増えることで薬も多くなるという状況がうかがえます。

身体の中での薬の動きから考えると、薬の種類が増えるほど肝臓での代謝にも、腎臓による排泄にも負担がかかります。もともと薬に長くさらされる腎臓や肝臓は、薬による障害を受けやすく、多くの薬を服用するほどそのリスクも増し、それが代謝、排泄能力の低

表 I ●薬に関わる高齢者の身体の変化●

吸収	消化管機能の低下	薬の吸収にはあまり影響しない
分布	アルブミンなどたんぱく質の量の低下	血液中でアルブミンに結合していない薬の濃度が上昇。一部の薬で作用が増強することも
	体内の水分量の減少	水溶性の薬では、血液中の濃度が上昇しやすくなる
	体脂肪の増加	脂溶性の薬は、脂肪組織に蓄積しやすくなる
代謝	肝臓の機能低下	薬の代謝が遅れる
排泄	腎臓の機能低下	薬の排泄が遅くなる

日本老年学会編集「高齢者の安全な薬物療法ガイドライン2015」p13を参考に筆者作成

下につながることもあります。また、肝臓では薬を代謝する酵素が重複し、相互作用が起こるリスクも高まります。ポリファーマシー対策は重要な課題なのです。

その他、薬のリスクを高める要因として、認知機能や視力、動作能力の低下などによる**服薬管理能力の低下**も挙げられます（**表2**）。

薬を決められた用量、用法通りに服用できなければ、作用の低下や副作用のリスクも高まります。多剤処方や、服用回数が多く用量も毎回異なるといった服用指示の複雑さなど、医療側の要因もそれを助長しています。

服薬管理能力が低い人では、家庭環境もリスク要因になります。独居や老々介護の高齢者で、代わりに薬を管理できる人がいない場合、支援が必要になります。利用者の自宅での生活状況をよく知っているケアマネジャーには、服薬のリスクを意識してその様子を観察し、必要時には他の職種と連携して支援できる体制を整えることが求められます。

Note

- 高齢者の薬のリスクには、加齢に伴う代謝・排泄能力の低下や薬の種類の多さ、服薬管理能力低下などがある
- 服薬指示が複雑なことも服薬管理能力低下を助長
- 服薬管理能力が低く、家庭に管理できる人がいない場合は、介護支援も必要

表2●服薬コンプライアンス低下の要因●

- ●服用管理能力低下
  1. 認知機能の低下
  2. 難聴
  3. 視力低下
  4. 手指の機能障害
  5. 日常生活動作（ADL）の低下
- ●多剤服用
- ●処方の複雑さ
- ●嚥下機能障害
- ●うつ状態
- ●主観的健康感が悪いこと
  （薬効を自覚できない等、患者自らが健康と感じない状況）
- ●医療リテラシーが低いこと
- ●自己判断による服薬の中止
  （服薬後の体調の変化、有害事象の発現等）
- ●独居
- ●生活環境の悪化

いっぱいあるね
降圧薬
胃薬
鎮痛薬
薬
薬

天気が悪いし
薬を飲む気分じゃ
ないな～

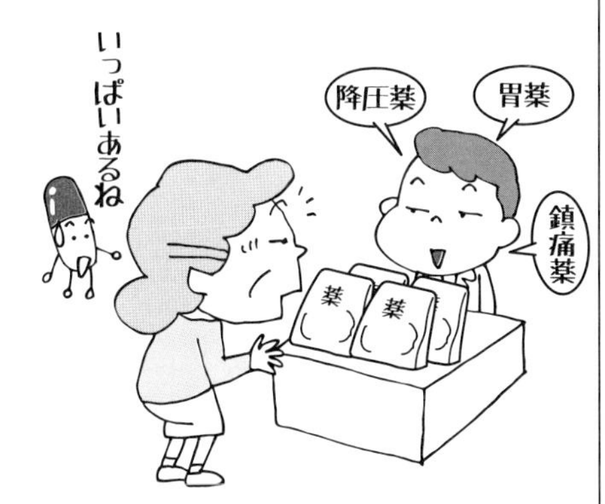

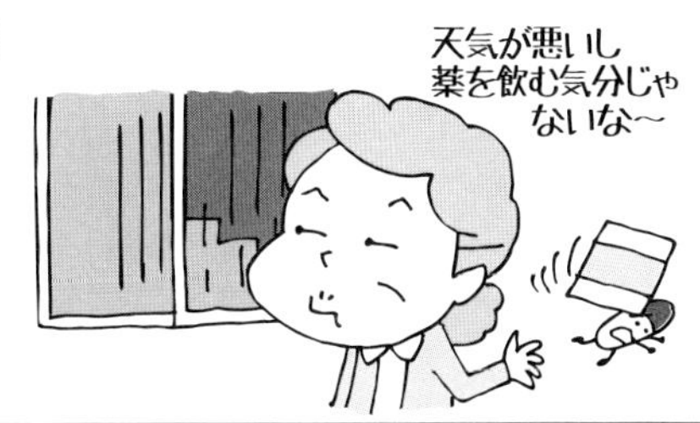

厚生労働省「高齢者の医薬品適正使用の指針 総論編」p15

2 さまざまな薬の形

薬の形

薬は、どこから身体に入るかによって大きく３つ（内服薬、注射薬、外用薬）に分類されます。内服薬は、口から飲む薬で、注射薬は注射により血管や皮膚、筋肉に入る薬、外用薬は皮膚、目、鼻、口、耳、肛門などの粘膜から体に入る薬です。

薬の形のことを「**剤形**（ざいけい）」と呼びます。薬の成分が効果を発揮しやすくて、使用しやすく、副作用が出にくいような工夫をして作られています。

内服薬

内服薬には、錠剤、カプセル剤、散剤、顆粒剤、水剤などの剤形があります。

錠剤は、薬を圧縮して形作っています。味の悪い薬の表面を砂糖で覆った糖衣（とうい）錠、胃酸で溶けないような工夫をした腸溶錠、少しずつ効き目が現れるように特殊加工した徐放錠、口の中に入れると唾液ですぐに溶ける**口腔内崩壊錠**（OD錠）などがあります。

カプセル剤は、液体や顆粒、粉末の薬をカプセルに入れたもので、味やにおいの悪い薬を飲みやすくしたり、効果を発揮する場所で溶けるようにしたりさまざまな工夫をしています。**散剤**（粉薬）は利用者に合わせて量を調整しやすい利点があり、**顆粒剤**は散剤を飲みやすく細かい粒状に加工したものです。

水剤、シロップ剤は飲みやすく吸収が早いのですが変質しやすいため保管に注意を要します。

注射薬

薬が直接血液中や体内に入るので、内服薬に比べ効き目が速く、在宅や介護施設ではインスリン自己注射、骨粗鬆症治療薬の自己注射、点滴や高カロリー輸液などがあります。

外用薬

外用薬にはさまざまな剤形があります。**吸入薬**は、口から薬を吸い込んで肺や気管支に

●薬のシカケ●

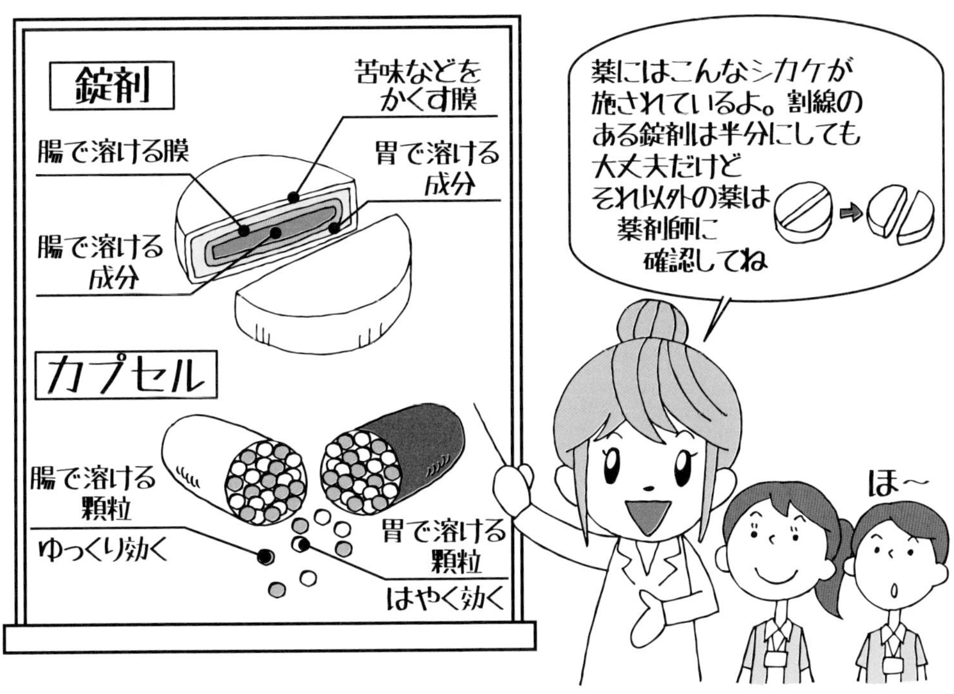

作用する薬で、喘息、COPD（慢性閉塞性肺疾患）、インフルエンザなどの治療に使われますが、少ない量の薬が直接作用するので全身への影響が少ない利点があります。

貼付剤（ちょうふ）は、薬の成分を皮膚から吸収して、シップ薬のように直接患部を治療するものと、全身への作用を期待するもの（狭心症治療薬、認知症治療薬）があります。**塗り薬**は、軟膏、クリーム、フォーム、ローションなどがあり、油性か水性かにより使用感が異なり、塗布する場所に合わせて選ぶことができます。

点眼薬はいわゆる目薬ですが、複数の点眼薬を間隔をあけずに続けて点眼すると効果に影響がある場合があるので、５分以上の間隔をあける必要があります。**坐薬**は肛門から挿入する薬で肛門内で溶けて効果を発揮します。痔など肛門の患部に効く薬、消炎鎮痛薬などの全身に作用する薬があります。

剤形による吸収ルートの違い

剤形によって、体内吸収ルートが変わる場合もあります。内服薬は飲み方が簡単で、一般的ですが、一方で食べ物の影響を受けやすく、服用してから小腸で吸収されるまでに一定の時間がかかる、嚥下困難な高齢者では飲みにくいなどの問題点があります。これがデメリットになる場合、内服薬とは違う体内吸収ルートの外用薬を選択します。

14ページで、外用薬で代表的なものを吸収という観点から解説します。

直腸からの吸収

坐薬は、直腸から吸収されます。以前は痔や便秘の治療を主としていましたが、全身への作用を目的に使用される薬も出てきました。直腸から吸収することで、内服薬のように吸収直後に肝臓で代謝されることがなく（**7ページ**）、素早く効く上に、胃を荒らさないという利点があります。口から飲めない疾患の人や消化管の手術後に適しています。熱さまし、吐き気止め、痙攣を抑える薬、抗がん薬、がんの痛みを和らげる薬（モルヒネ）などの坐薬があります。

皮膚からの吸収

貼付剤は、皮膚から吸収されます。以前は薬が皮膚を通りにくいために、シップなどのように痛い部分に貼ることが多かったのですが、全身に作用させることを目的にいろいろな工夫がされています。少しずつ長く薬が浸みだすような仕掛けで、長時間一定の効き目を得ることができます。副作用が出た場合は皮膚から取り除けば薬の作用を止めることができます。狭心症の薬、認知症の薬、パーキンソン病の薬、がんの痛みを和らげる薬、頻尿の薬などの貼布剤があります。

肺からの吸収

吸入薬は、肺や気管支から吸収されます。肺に効果的に薬を届けるために特殊な器具（スプレーやディスカス）を使用します。以前はフロンガスを使ったものが主流でしたが、最近では自分の力で吸入するドライパウダー吸入器が増えてきています。肺に届けるために薬の粒子をどのくらいの大きさにするか、薬が効く場所に、なるべく速く、効果的に届くよう考えて作られています。内服薬の喘息薬を飲んだ場合は、全身に作用するため動悸や手の震えなどの副作用が起こりやすいですが、吸入薬は呼吸器周辺だけに作用するので、副作用の発現を少なくすることができます。

その他の場所からの吸収

舌下錠といって口の中の粘膜から吸収する薬であるニトログリセリン（狭心症の発作の薬）は、途中で肝臓を通らず直接心臓に届くので、吸収が速くすぐに効果を発揮します。

鼻粘膜から吸収する薬は、以前は、花粉症やアレルギー性鼻炎の治療が主でしたが、飲み薬では効きにくい薬を鼻の粘膜から吸収する片頭痛の薬などがあります。

剤形別の使用法の注意点

薬は、剤形によっても注意点が変わります。各剤形の特徴や注意点は次の通りです。

①錠剤

苦みやにおいを抑えて飲みやすくしたり、徐々に成分が出て長く効かせたり、胃を荒らすような副作用を少なくしたりするため、錠剤はさまざまな工夫が凝らされています。そのため意図した効果が得られないことがあるので、潰したり、噛んだりせずに飲みます。半分に割れる割線がついた錠剤や潰せる錠剤、ぬるま湯で溶かして飲む方法もあるので薬剤

●投与経路と薬の形（剤形）●

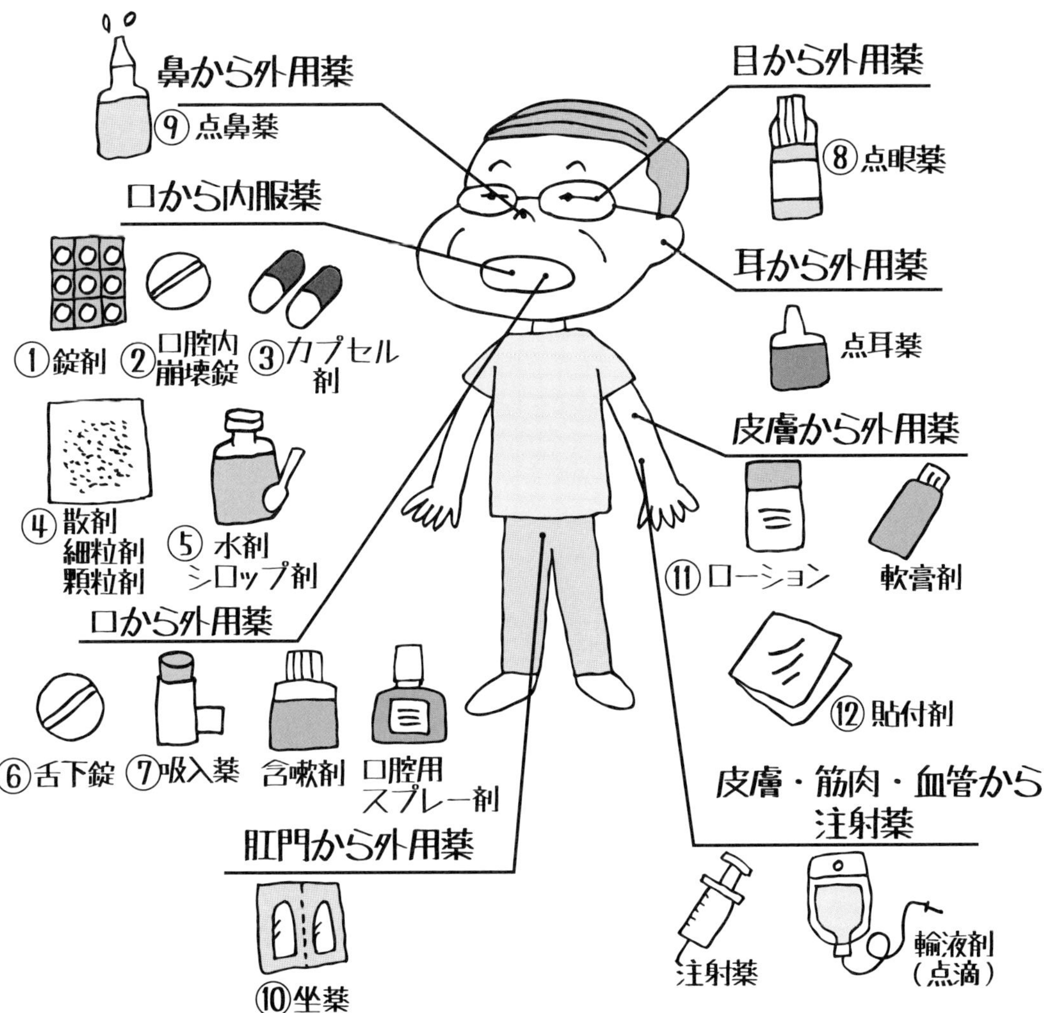

師に相談してください。

②口腔内崩壊錠

嚥下機能が低下している高齢者や水分制限のある人でも唾液や少量の水で溶けるよう工夫された錠剤です。

③カプセル剤

苦みやにおいを抑えて飲みやすくするため、効き目の時間を調節するため、油状薬剤を飲みやすくするためカプセルに薬を充填したり、包み込んだりしています。意図した効果が得られないことがあるので、カプセルを外したり、噛んだりせずに飲みます。

④散剤（粉薬）、細粒剤、顆粒剤

粒の大きさにより呼び方が違います。２種類以上の薬を混ぜることができ、体重に応じた量を調整することができます。湿気に弱い面もあるので、乾燥剤を入れて保管したり、使用期限が短いものがあるので、古いものは廃棄するなど注意が必要です。

⑤水剤（すいざい）、シロップ剤

液状の飲み薬です。２種類以上の薬を混ぜることができ、体重に応じた量を調整することができます。飲みやすいように甘みのついたシロップ剤があります。メモリやキャップを使用し必要な量を測り飲みます。２種類以上の薬が混ざっていたり、成分の一部が沈んでいることがあるので軽く振って飲みます。変質しないように冷蔵庫などに保管し、長期間の保管は避けましょう。

⑥舌下錠（ぜっか）

舌の下に置いて溶かすことで、粘膜から吸収され、素早い効き目を発揮する薬です。飲み込んでしまわないよう気をつけます。

⑦吸入薬

口から吸い込んで、気管支や肺で効き目を発揮する薬です。直接作用することで全身性の副作用を避けることができます。粉末吸入剤は吸い込む力やスピードが必要なので、高齢者の場合、上手に吸えるかどうか確認が必要です。吸入液剤はネブライザーなどの機器を用いて吸入するので機器の準備や充填操作を誰がするのかという課題があります。

吸入エアゾール剤はマウスピースを口にくわえエアゾール缶の底を押すことで一定量の薬が出てくる仕組みです。吸引回数を確認できるように数字が示されるものもあります。

ステロイド含有の吸入薬は、口内に薬が残ってカンジダや声のしゃがれといった副作用を防ぐために使用後のうがいが必須です。

⑧点眼薬

決められた量を守り点眼しますが、確実に点眼できれば１滴で十分です。２種類以上の点眼薬が処方された場合は５分以上の間隔をあけましょう。先に点眼した薬液が後に点眼した薬液により洗い流されてしまい効果が十分に出ないことがあります。点眼の順番は医師や薬剤師に確認します。

⑨点鼻薬（てんび）

使用する前に鼻をかみ、鼻が上を向くように頭を傾け、容器の先を少し鼻の中に入れて薬を滴下します。薬が鼻の中によく行き渡るよう２、３分間そのままの姿勢を保ちましょう。使用後は点鼻薬の先をティッシュで拭き清潔を保ち細菌汚染を防ぐことが必要です。スプレーで噴霧するタイプもあります。

⑩坐薬

横向きに寝た状態で肛門に指の第１関節が入るくらいまで挿入し、出てこないように４、５秒ティッシュなどで押さえます。排便を誘発することがあるので、できれば排便後に坐薬を使用するようにします。挿入直後に坐薬が溶けずに出た場合は再度入れます。体温で溶けて直腸から吸収されるように作られているので、保管時に溶かしてしまわないようできるだけ涼しく、直射日光の当たらない場所に保管します。

⑪軟膏剤・クリーム剤・ローション剤

皮膚に塗って使います。軟膏剤は保湿力が高く、皮膚を保護する効果がありますが、べたつきが気になることがあります。クリーム剤は水分が含まれているためさらっとしていて、効率よく吸収されますが、汗で流れやすいこともあります。ローション剤は爪や頭皮などに塗布しやすい剤形です。1回の使用量や使用回数、やさしく塗るのか擦り込むのか塗り方を医師や薬剤師に確認します。

⑫貼付剤

皮膚や筋肉など直接患部を治療する貼り薬には、冷シップや温シップがあります。温シップはトウガラシエキスなどを含み刺激性があるので入浴の30分〜1時間前にはがしておくことをお勧めします。ただし、冷シップも温シップも、皮膚などの温度に変化を与えないため、その効果は同じです。

一方、全身作用を目的とした貼り薬は、効き目を長く維持する、副作用が出た時にははがすことで吸収を止められる利点があります。ただし、効果を出すためには、すき間が生じないように貼る必要があります。また、皮膚刺激によりかぶれる場合があるので、毎回貼る場所を変えましょう。

がなかなか飲み込めない
カプセル
散剤
という方法もあるよ

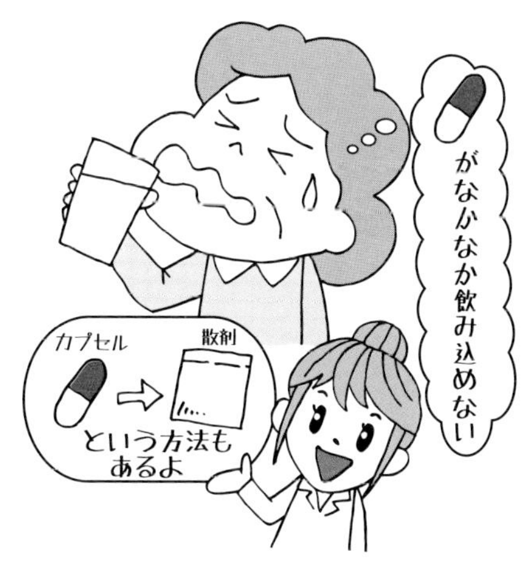

認知症の利用者に気管支を広げて呼吸を楽にする貼り薬が処方されたのですが、痛み止めの湿布と間違えて膝に貼っていたということがありました。簡便に使える貼付剤ですが、使用方法を間違えないように注意が必要です。

このようにさまざまな剤形がありますので、薬が大きすぎて飲めない、貼り薬でかぶれてかゆみが我慢できないから貼りたくないなどの不都合があれば、薬剤師に相談してください。同じ成分でも他の剤形を医師に提案し使いやすい薬に変えてもらうことができます。

Note

- 薬の形のことを「剤形」という
- 薬は効果を発揮しやすく副作用を防ぐ形に作られている
- 薬が飲みにくい、使いにくい場合は薬剤師に相談し、剤形の変更も検討

3 薬の服用のルールとその理由

薬を定期的に服用する理由

1日1回、2回、3回服用など、定期的に飲む薬があります。

服用し体内に入った薬は、小腸で吸収され血液中に入り、肝臓で代謝を受けながら全身を巡ります。そして腎臓から尿として、あるいは肝臓から小腸を経由し便として外に排泄されます（**5ページ**）。

薬は血液の流れに乗り、目的の臓器などに届けられます。そのため、薬の血液中の濃度（**血中濃度**）が効果や副作用の発現に関わります 。ここで、薬の血中濃度と時間の関係を見てみましょう。服用後、時間が経つにつれて薬は小腸から吸収されます。一方、吸収が一段落し排泄が始まると、徐々に血中濃度が下がります。

図1のグラフは、薬の血中濃度（縦軸）が時間（横軸）の経過とともにどのように変化するかを表したものです。薬を飲むと、血中濃度は右肩上がりに上昇し、ピークに達した後、緩やかに下降していきます。

この曲線が示す薬の血中濃度が、低すぎると効果が現れず（**無効域**）、高すぎれば副作用が発現し危険です（**副作用域**）。その中間の治療域に曲線が入るように、薬の血中濃度を保つことが大切です。

図1●薬の血液中の濃度と効果●

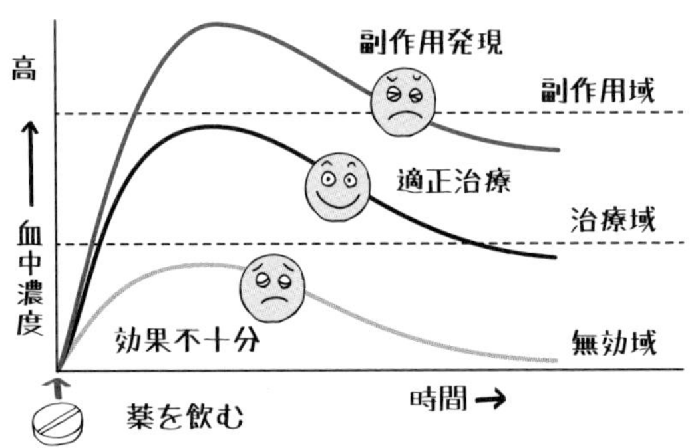

無効域⇒血中濃度が低すぎて効果がない
副作用域⇒血中濃度が高すぎて、薬が強く効き過ぎたり副作用が起きたりする
治療域⇒無効域以上、副作用域以下で、本来の薬の効果を発揮する

図2●繰り返し飲むことで薬の血中濃度を治療域に保つ●

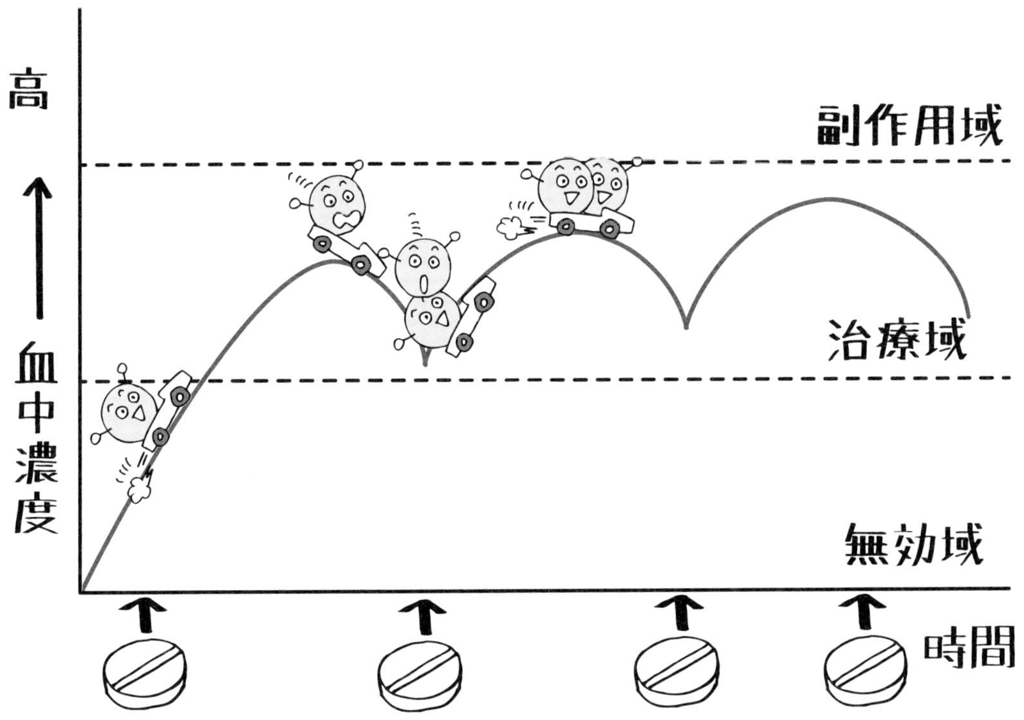

そのためには、**治療域**でピークを迎えた血中濃度が無効域まで下がらないタイミングで、次に薬を飲むことにより血中濃度を上げることが必要です。このサイクルが次々と繰り返されると、血中濃度は一定の治療域内で増減を繰り返すようになり、治療域に保つことができます（**図2**）。次の服用のタイミングは、薬が胃や腸で溶けて吸収される速度によってそれぞれ異なり、服用回数が１日１回あるいは２回、３回と設定されています。曲線の描かれ方は、腸での吸収や肝臓・腎臓の代謝・排泄等の個人差によっても影響されます。

なお、きちんと服用してもらうために、服用回数を減らす工夫が施された薬もあります。例えば、骨粗鬆症の薬には、朝起きてすぐにコップ一杯の水で服用し、その後30分間は飲食禁止、さらに食道の壁に付着し潰瘍を起こさせないために、身体を横にしてはいけない薬があります。このような服用のしづらさを勘案し、１週間あるいは４週間に１回服用とした薬もあります。

薬の服用時点が薬によって異なる理由

薬の服用時点には、以下があります。

食前	食事をする約30分前
食直前	食事をする直前
食直後	食事をした直後
食後	食事をした約30分後
食間	食事をした約２時間後

服用時点ごとに、代表的な薬の例を挙げて、その理由を説明します。

【パターン①】食後服用（食後30分後）

多くの薬は食後服用です。これはまだ胃に食べ物があるので、薬が胃粘膜へ直接作用し胃を荒らすことを防ぎます。さらに食後に一息ついている時、という生活パターンに合わせることで飲み忘れを防ぎます。

【パターン②】食直後服用

脂質異常症治療薬イコサペント酸エチル（エパデール）の吸収には、食事をすることで胆のうから分泌される胆汁が必要です。

【パターン③】「食間（食後約２時間後）」

【パターン④】食前（食事の約30分前）

パターン③④は、空腹時に服用すると効果が高い薬です。どうしても「食間」の指示の薬を飲み忘れる場合は「食前」に変更できないか、医師や薬剤師に相談してください。

胃粘膜保護薬（マーロックスなど）は、胃粘膜に直接働きかけ胃の粘膜を保護をします。食前や食間で胃がカラのほうが胃粘膜にたどり着きやすいからです。

漢方薬は、一般に空腹時に服用すると食物の影響を受けず吸収されやすくなります。また、麻黄（まおう）や附子（ぶし）のような作用が強い成分は、食前で豊富にある胃酸によって吸収が抑えられるため、作用が穏やかになります。食間に服用することもあります。

【パターン⑤】「食直前」

食後血糖上昇抑制薬（α-グルコシターゼ阻害薬）は、腸で炭水化物の吸収を遅らせることで、食後の急激な血糖値上昇を防ぎます。薬の効き始めと食べ物が腸に到達するタイミングを合わせるために、食直前に服用します。

【パターン⑥】起床時

骨粗鬆症治療薬（ビスホスホネート製剤）は、食事やミネラルウォーターに含まれる鉄やカルシウムなどと結合すると、小腸からの吸収がほとんどできなくなります。そこで起床時に水で服用し、その後、横にならず30分は食事をしません。

【パターン⑦】就寝前

下剤（翌朝の排便のため）や、睡眠薬は就寝前に服用します。眠気の副作用のある抗アレルギー薬なども就寝前に服用します。

喘息発作やリウマチの痛みなど、夜半から明け方に出やすい症状を抑える薬も、就寝前に服用します。

飲み忘れへの対応

薬を飲み忘れた際の対応は、１日の服用回数や薬の種類によって異なります。

①服用回数が決まっている場合の対応

基本は飲み忘れに気がついたらすぐに飲みます。しかし、次に飲むまでの時間が短かい場合、薬の血中濃度が高くなり過ぎて、効果が強く現れたり副作用が現れやすくなったりします。次回服用まで下記の時間の間隔がある場合は服用の目安してください。

1日3回服用→次回服用まで4時間以上
1日2回服用→次回服用まで6時間以上
1日1回服用→次回服用まで8時間以上

飲み飛ばした分の薬は服用せず、次の服用時点から指示通りに1回分の量の薬を服用します。どのような場合でも決して2回分の量を一度に飲んではいけません。思わぬ副作用等が現れることがありますので、絶対にやめましょう。

1日1回服用の場合は、薬の種類により対応が異なります。1日1回就寝前服用の便秘薬や睡眠薬の場合は、飲み忘れた分は飛ばして、翌日就寝前に1回分を飲んでください。

1日1回起床時服用の骨粗鬆症治療薬の場合は、気がついた時までに何も飲食物を摂っていなければ、できるだけ早く飲みます。飲食物を摂った後ならば、毎日服用の場合は飲み忘れた分は飲まないで1回分を飛ばします。週1回あるいは月1回の場合は、翌日起床時に1回分を飲み、その後は通常の定められた日に1回分を飲みます。

漢方は効果を高めるため、一般に吸収がよい食間や食前の服用となっていますが、服用を忘れた時は食後服用でも問題はありません。例えば1日2回服用の漢方薬を飲み忘れた場合では、次の服用時間まで6時間程度はあけて、食後でもよいので服用してください。

朝の薬、
飲み忘れ
ちゃった！
朝薬

昼に
朝の薬も
まとめて
飲めば
いいわね
だめ～!!
朝薬
昼薬

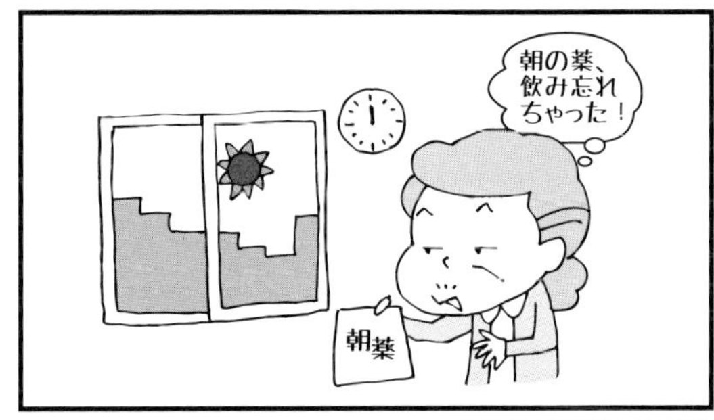

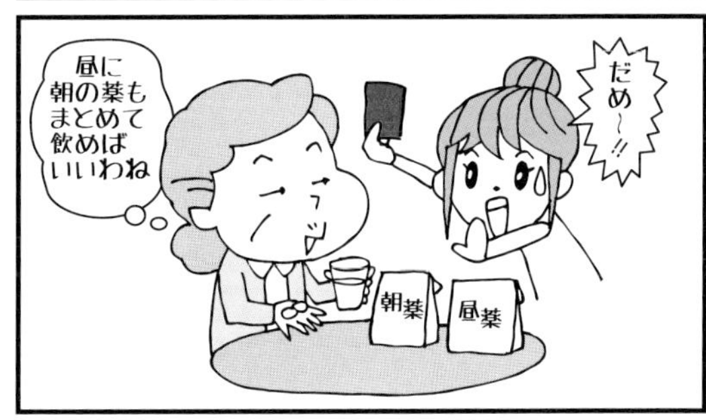

なお、抗菌薬など一定の間隔（例えば6時間おき）で服用する薬は、そのことにより治療に必要な血中濃度を維持しますので、くれぐれも飲み忘れに注意しましょう。もし飲み忘れた場合は、時間をずらしてもよいので1日に決められた量を服用します。

鎮痛薬などの症状を軽くする薬は、症状が強くてつらい時には、次の服用時間が迫っている場合は服用して構いません。その場合には、次の服用までの時間を多く取ります。

②食事が摂れなかった場合の「食後服用薬」の対応

「食事をしなかったから薬を飲まなかった」という話を時々耳にします。胃を守る、あるいは飲み忘れを防ぐために食後服用の指示となっている場合が多く、絶対に食事をしてから服用しないといけないという意味ではありません。胃が荒れるのが心配な場合は、多くの水と一緒に、あるいは何か軽く食べて、該当する時間に飲みます。牛乳などでも構いませんが、薬の中には乳製品との相性が悪い薬もあるので確認が必要です。

１日２食の食習慣にもかかわらず、毎食後服用の指示が出されているなど、生活習慣と服用時点が合わない場合は、持続時間の長い薬に変更できることもありますので、医師や薬剤師に相談してみましょう。

③よく飲み忘れる利用者への対応

ついつい昼食後の薬を飲み忘れる――この“ついつい”が常習化してしまった場合には、対応が必要です。

対応①お薬カレンダーやお薬ボックスを利用

飲み忘れを可視化できます。

対応②服薬介助者を探す

家族、ヘルパー、通所サービスのスタッフ等による見守り、声かけ、手渡し等をケアプランに盛り込みます。

対応③服用回数を減らす

主治医に相談し可能ならば薬を減らす、あるいは服用回数を減らしてもらいます。

残薬が目立つなど利用者が薬を飲み忘れが多い場合、薬の整理ができなくなった、服薬を忘れる、薬が飲みづらい、飲む理由を理解していないなど、さまざまな理由が考えられます。なかには、手指の機能障害などで、薬の封が切れない、薬をこぼしてしまうといった人もいます。飲み忘れに気づいた時には、その背景を分析し、対応策を考えます。

また、飲み忘れとは異なりますが、独居の利用者がデイサービスで飲む薬を持参するのを忘れて、デイサービスからケアマネジャーへ電話がかかってくることがあります。

対応法としては、ヘルパーが前日に入った際に、かばんに入れる、デイサービスが前日に迎えの時間を電話連絡する際に、「薬をかばんに入れてください」と言葉を添える、当日の朝、迎えのスタッフが確認する、などが考えられます、また、薬は薬局で一包化し、名前と日付を印字してもらうとよいでしょう。

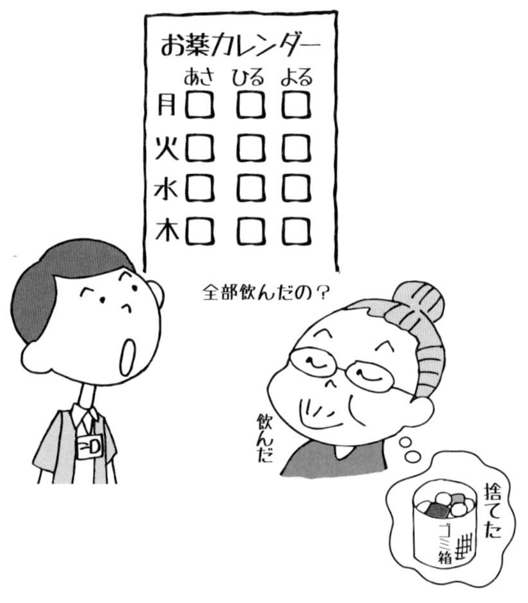

●●・Note・●●

- ○薬の血中濃度を治療域で維持するために、１日の服用回数が決まっている
- ○食事は薬の胃からの吸収や胃粘膜の保護等さまざまな影響を与える
- ○薬袋に書かれた服用方法には意味があるので必ず守ること

◆◇ コラム ◇◆　手指の機能障害を見逃していたAさん

薬を一包化していたAさんについて、残薬が多いこともあり、理由を尋ねたところ、Aさんから「これでは飲めない」と言われてしまいました。

利用者は両手に軽い機能マヒがあり一包化の袋が破れなかったのです。一包化の袋をツルツルのプラスチック材質から手で破りやすい紙の材質に変更したところ、服用できるようになりました。

これはAさんを「薬を飲み忘れる人」としか捉えておらず、他の要素についてアセスメントしていなかったことが原因でした。

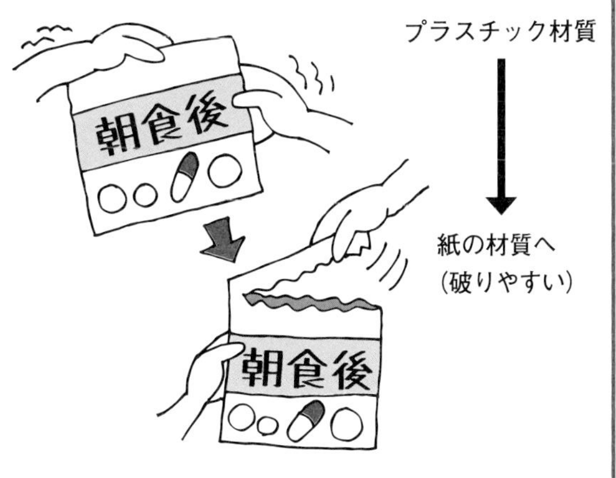

◆◇ コラム ◇◆　よく飲み忘れる独居のBさん

主治医と相談し、降圧薬を中心に朝1回の内服に整理してもらいましたが、薬剤師が月1回訪問するたびに、お薬カレンダーに半分以上残薬がありました。一包化し日付を印刷しても、そもそも日付の認識がありません。それでも服薬の重要性を説き、飲み忘れないよう言い続けていました。

ある日、お薬カレンダーには飲み忘れが1つもありませんでした。実はBさんは薬を飲むことは忘れても、薬剤師に口うるさく言われることは忘れていませんでした。そのためBさんは薬剤師の「今から行きます」という電話を受けて薬を捨てたのでした。

主治医と相談し、週5回の小規模多機能型居宅介護のデイサービスに薬を預けて飲ませてもらい、この週5回の服薬で経過を見ることにしました。その後、Bさんの血圧は良好です。

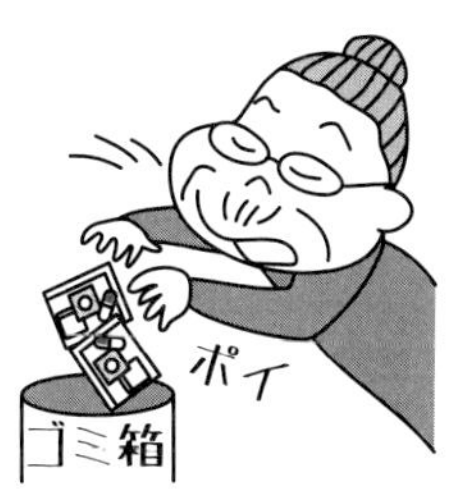

4 薬の作用と副作用、相互作用

主作用と副作用

クスリを逆さ読みするとリスクです。薬に期待する望ましい効果を「**主作用**」、想定外の悪い効果を「**副作用**」と言い、これらは「クスリはリスク」のように背中合わせの関係にあります。副作用には、口が乾く、便秘、下痢、眠くなる、太る、ふらつくという比較的軽いものから命に直結するものまで、さまざまあります。自分が飲む薬にはどのような副作用があるのかを知り、リスクを意識して治療にのぞむことも大切です。

副作用の主な原因には３つあります。

【原因①】薬の同一作用が、ある部位では主作用に、他の部位では副作用になる

薬は血管に入り全身を巡ります。例えば解熱鎮痛薬は、痛みを伝える神経系ではプロスタグランジンという神経伝達物質の働きを抑えて痛みを感じなくします（主作用）。しかし、同じプロスタグランジンが、胃では胃粘膜保護を促進する効果があるので、その働きを抑えることで胃を荒らします（副作用）。

【原因②】薬が原因でアレルギーが起きる

アレルギー反応とは、ある物質（＝アレルゲン）が体内に入るとその物質に対する抗体が作られ、次にその物質が体内に入ると抗体がアレルゲンを攻撃することで、さまざまな症状を引き起こすことです（**78ページ**）。人によっては薬が“アレルゲン”となる場合があります。アレルギー症状は、薬疹（発疹）から、呼吸困難、血圧の急降下などの命に危険が及ぶアナフィラキシーショックなど、さまざまあります。薬の量が少量でも重篤な症状を起こすことがあり、原因となる薬剤には抗菌薬、消炎鎮痛薬、抗痙攣薬、痛風治療薬など多く、症状には、個人差もあります。

【原因③】主作用が効き過ぎる

予想以上に薬が強く効いて有害な症状を引き起こすことがあります。例えば、降圧薬で血圧が下がり過ぎてふらつく、睡眠薬が効き過ぎて日中も眠い、糖尿病の血糖を下げる薬で低血糖発作を起こす、などです。

●主作用と副作用●

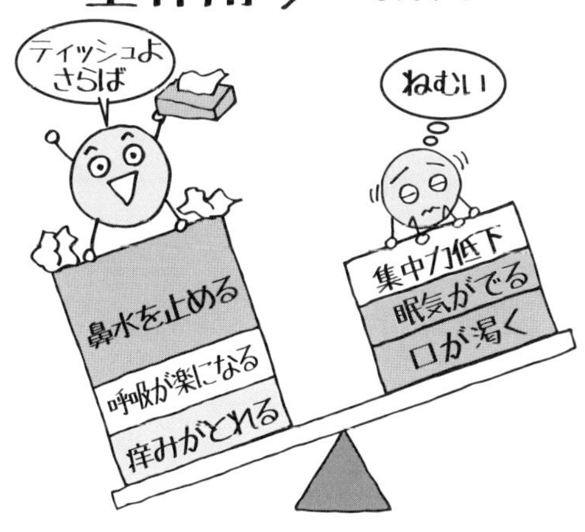

服用の継続

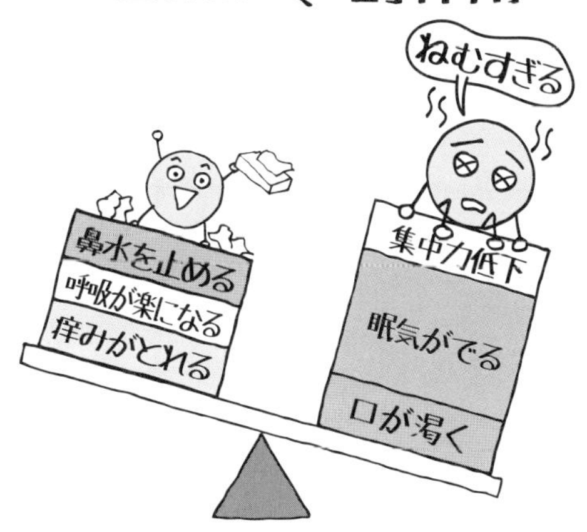

用量や薬の変更・中止を考える

副作用が起きても、主作用を重視し、そのまま服用する場合もあります。**主作用と副作用を天秤にかけて**判断します。例えば、抗アレルギー薬で集中力の低下、眠気、口の渇きが出ることがありますが、主作用と副作用のどちらの影響が大きいかで、服用を続けるかを決めます。

鼻水を止めるため 服用を継続	VS	眠気が出るため、 服用を中止

相互作用

相互作用とは

相互作用（飲み合わせ）とは、２つの薬を一度に服用した場合にお互いに影響し合い、組み合わせによっては、効果が強く出たり逆に弱まったり、あるいは副作用が出やすくなったりすることです。

相互作用の起きるメカニズム

５ページで薬の体内での動きを、吸収、分布、代謝、排泄の４つの場面で説明しました。相互作用はその各場面で起きます。それぞれ典型的な例を挙げて説明します。

【例①】薬が小腸で吸収される時…かさ高型

薬が他の薬の成分と結び付きより大きな分子になってしまったために、小腸からの吸収が悪くなり治療に支障が出ることがあります。

ニューキノロン系の抗菌薬と制酸薬を一緒に飲むと、制酸薬に含まれるアルミニウムなどとニューキノロンが結合して吸収が悪くなり、そのため、抗菌薬の効きが悪くなって細菌感染の治療に支障が出ます。

【例②】薬が運ばれる（分布する）時…いす取りゲーム型

吸収された薬の多くは、血液中のアルブミンというたんぱく質と結合して体中を巡ります。血液中の薬は、アルブミンと結合した状態（結合型）と、結合していない状態（遊離型）のものに分かれます。薬が効果を示すには、アルブミンと離れて遊離型にならないといけません。アルブミンと結び付きやすい薬を２つ同時に飲むと「アルブミンいす」を巡るいす取りゲーム状態となり、もし負けると「アルブミンいす」に座れず遊離型となった薬の効果が予想外に強く出ます。

例えば、血液が固まるのを防ぐワルファリンを、よりアルブミンと結合しやすい薬（消炎鎮痛薬のアスピリンなど）と一緒に飲むと、ワルファリンの遊離型が増え、効果が強く出て脳出血を引き起こすおそれがあります。

【例③】薬が代謝される時…薬物代謝酵素型

薬が肝臓で分解されるには薬物代謝酵素が必要です。薬によっては対応する薬物代謝酵素が重なり、一方の薬が他方の薬物代謝酵素の働きを妨害して分解されにくくし、いつまでも体内に薬が滞在して効果や副作用が強く出たり、逆に薬物代謝酵素の働きを強めていち早く分解して効かなくしたりします。薬物代謝酵素に影響する薬はたくさんあり、一緒に飲んだ薬の代謝に影響します。

消化性潰瘍治療薬（シメチジン）が喘息治療薬（テオフィリン）の薬物代謝酵素の働きを妨げると、その薬の血液中の濃度が高まり、悪心、嘔吐、痙攣、不整脈という副作用の発現を高めます。シメチジンは、市販薬の胃薬にも含まれる成分ですので注意が必要です。

【例④】薬が排泄される時…排泄妨害型

代謝された薬は主に腎臓から尿中に排泄され体外に出ます。薬の中には、別の薬の排泄を邪魔して体内に留め、その作用を過剰にするものがあります。

シメチジンが酵素の働きを妨げると……

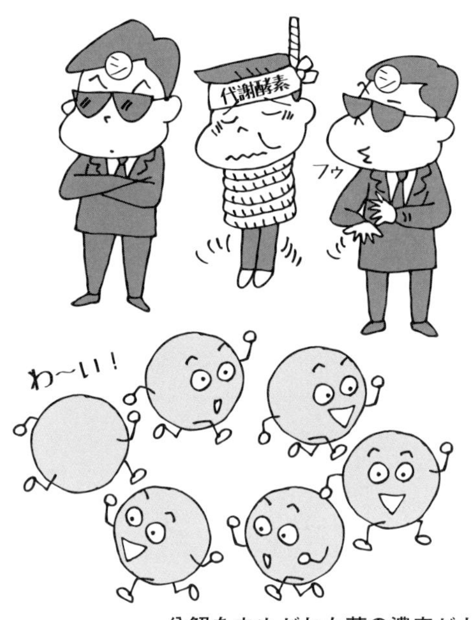

分解をまぬがれた薬の濃度が上昇

糖尿病治療薬（クロルプロパミド）と痛風治療薬（プロベネシド）を一緒に飲むと、痛風治療薬が、薬を排出する尿細管の機能を抑制します。そのため、糖尿病治療薬が長く体内に留まり低血糖症状を起こす可能性があります。

医療機関や薬局では、相互作用が起きないように万全の注意を払っていますが、複数の医療機関から処方された場合、チェックができないことがあります。かかりつけ薬局を１か所決め、すべての処方薬と市販薬も管理してもらいましょう。

薬と食べ物の相互作用もあります。**表１**は主な例です。薬と相互作用があるといわれても、好物は少しだけでも食べたいという人もいるでしょう。服用中は完全にその食べ物を控えたほうがいいのか、時間をずらせば摂食できるのか、薬剤師に確認してください。

●●・Note・●●

○薬には、期待する「主作用」と想定外の「副作用」の両面がある
○２つの薬を一度に服用すると、効き過ぎたり逆に効果が弱くなったり、あるいは副作用が出たりする
○市販薬や食べ物とも相互作用が起きる可能性がある

表Ｉ●薬と食品等の相互作用●

食品等	薬の種類（主な成分名）	メカニズム
グレープフルーツ（ジュース含む）	降圧薬／カルシウム拮抗薬（フェロジピン・ニフェジピン・ニソルジピン） ※降圧薬すべてが該当するわけではない	代謝酵素を阻害し、薬が効き過ぎて低血圧になる。頭痛、めまいなどの副作用が強く出る
納豆・青汁・緑黄色野菜	抗血栓薬（ワルファリン）	ビタミンKを多く含む納豆の摂取は、ワルファリンの効果を弱め、血液凝固が起こりやすくなる。青汁や緑黄色野菜にもビタミンKが多く含まれるが、納豆ほどではない
牛乳	ニューキノロン系抗菌薬（ノルフロキサシン・シプロフロキサシン）、テトラサイクリン系薬（テトラサイクリン・オキシテトラサイクリン）、セフェム系薬（セファレキシン・セファクロル）	薬の吸収を遅らせ、抗菌薬の効果を低下させる
チーズ	MAO-B阻害薬（セレギリン）、消化性潰瘍治療薬（シメチジン）、抗結核薬（イソニアジド）、三環系抗うつ薬（イミプラミン）	薬剤がチーズに大量に含まるチラミンの分解を妨害するため、チラミン中毒（顔面紅潮、頭痛、急激な血圧上昇など）が発現する
カフェイン	抗うつ・不安薬（フルボキサミン）	体内におけるカフェインの分解を抑制することで中枢神経刺激作用（神経過敏、いらいら、不眠など）が発現する
カフェイン	サリチル酸系解熱鎮痛薬・抗血栓薬（アスピリン）	血中濃度が上昇し鎮痛効果や出血傾向が強まる
カフェイン	キサンチン系気管支拡張薬（アミノフィリン・テオフィリン）	ともに中枢神経刺激作用を増強する
アルコール	ベンゾジアゼピン系睡眠薬・抗不安薬、抗てんかん薬、三環系抗うつ薬（アミトリプチリン）、糖尿病治療薬（アセトヘキサミド）、解熱鎮痛薬（アセトアミノフェン）	アルコールにより薬剤の血中濃度が高まり、作用が増強し副作用も発現する
たばこ	気管支拡張薬（テオフィリン）	酵素誘導により効果を弱める

5 薬にまつわるQ&A

Q1 普通の薬とジェネリック（後発）医薬品の違いは何ですか？

A 新薬（先発医薬品）の特許期間などが終わった後、先発品と同じ有効成分を用いて製造された薬をジェネリック（後発）医薬品といいます。先発品とは、薬としての作用を持たない添加剤が異なったり、錠剤がカプセルになるなど剤形が違ったりすることもありますが、有効成分は同じですから、先発品と同等の治療効果を持つとされています。

ゼロから有効成分を開発する先発品に比べると、開発コストがかからないため、ジェネリックの価格は安くなります。医療費抑制にもなるため、国も使用を奨めています。使用したい場合は、薬局窓口で伝えてください。ただし、ジェネリックのない薬もあります。

また、先発品は１製品のみですが、ジェネリックには多くの製品があることもあります。薬局では複数の製品を揃えていることが一般的ですが、薬局が変われば扱う製品も異なります。どうしてもその製品がよい場合、同じ薬局を継続的に利用するといいでしょう。

Q2 薬の消費期限はどれくらいですか？

A 病院などで処方された医薬品は、未開封の状態で３～５年程度が使用期限です。薬品によっては使用期限の短いものもあります。また、PTP包装から出して１包化した場合には湿気や温度の影響を受けやすいので、消費期限は医師から処方された日数と考えるとよいでしょう。

点眼薬は１か月、シロップ剤や水剤は冷蔵庫で保管して１週間程度と考え、期限が過ぎたものは廃棄しましょう。

Q3 飲み過ぎた場合、どうすればよいですか？

A 薬を飲み過ぎた場合、まず体調の変化を観察します。例えば、気分が悪くなったり、発疹が出てきた時には迷わず医師に連絡しましょう。何も変化がなくても心配な場合は、念のため主治医か薬局に相談しましょう。なお、２回分の服用ならば、生命にすぐ関わることは少ないと思われますが、大量に服用した場合は、主治医に連絡し、救急搬送が必要か、判断を仰ぎましょう。

Q4 余った薬はどうすればよいですか？他の人にあげてもよいですか？

A 病院などで処方された薬は、医師がその時の病状や症状に合わせて処方したものなので、指示通り飲み切ることが原則です。余った場合は、自己判断で別の時に服薬させることは避けて薬剤師に相談してください。また、その利用者には合う薬でも、他の人にとっては害を及ぼす危険性があります。薬のやり取りをすることは健康を害する危険があるので絶対にやめましょう。

Q5 PTP包装ごと薬を飲んでしまう利用者の対応について教えてください。

A こうした事故は高齢者に多く、服用する薬剤の多さがその１つの理由になっています。１錠単位で切り離したPTP包装のまま飲み込んでしまうと、自力で取り出すことは難しい上、レントゲンにも写りにくく、内視鏡で取り出さざるをえないこともあり、身体への負担も大きくなります。

PTP包装のまま飲まないための予防策として、以下のようなことが考えられます。

●PTP包装は誤飲防止のために１方向のみにミシン目が入っていますが、１錠ずつに切り分けないようにする

●高齢者が１人で薬を飲む場合に事故が起こりやすいので、家族や周りの人が気を配るようにする

●誤飲したと思った時、自覚がなくてものどや胸に違和感がある場合は受診する

●薬局で１包化してもらうよう医師や薬剤師に相談する

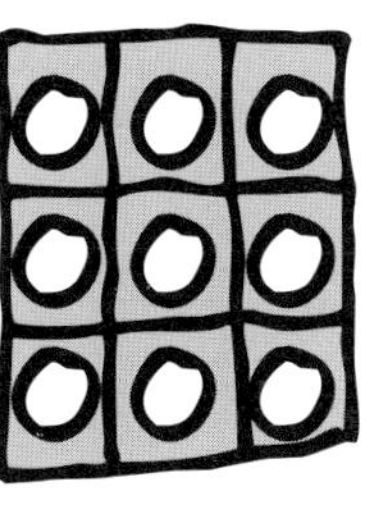

PART2

薬を観察するポイント

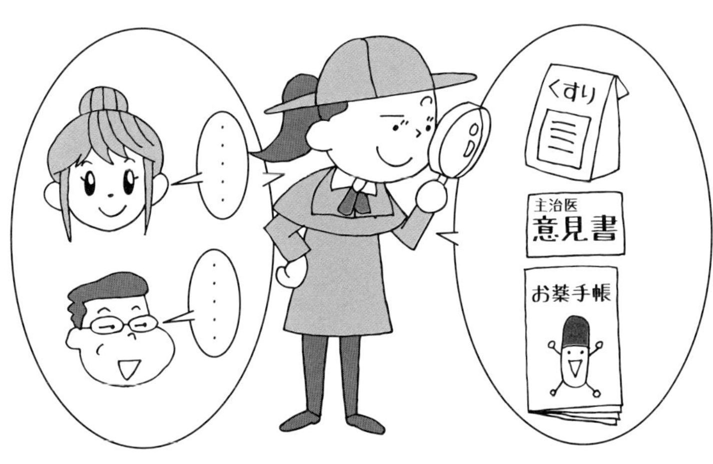

PART 2

1 副作用と高齢者に現れやすい症状

❶ 高齢者と副作用

高齢者で副作用が起こりやすい理由

【理由①】高齢者はたくさんの薬を飲んでいる

加齢に伴い持病が増え、さらに１つひとつが慢性化しやすいのが高齢者の特徴です。在宅医療における治療の中心は薬物治療であり、処方薬も多くなる傾向があります。全国の保険薬局における処方調査の結果、60歳を超えると１か月に１薬局で７種類以上の処方薬を受け取る人の割合が増え、75歳以上では４人に１人となります（**図１**）。高齢者の場合、薬が６種類以上になると副作用を起こす人が増えることがわかっています（**図２**）。

【理由②】高齢者は服薬管理能力が低下する

処方薬が増えると、それに伴って飲むタイミングが複雑になったり（食前・食間、食後、○時間毎等）、１回の服用量が増えたりします。一方、高齢になると認知機能が低下し飲み方が理解できなくなる、意欲が低下し服用そのものを拒否する、視力が低下する、手指振戦やマヒにより薬を取りだしにくくなる、等の問題も起こりやすく、正しい服用がしにくくなる可能性があります。

独居や老々世帯で服薬を介助する家族が不在の場合は、多職種と連携し適切な服薬支援が必要です。

【理由③】高齢者は加齢による機能低下がある

高齢者は、肝臓や腎臓の機能が低下し、代謝や排泄に時間がかかるようになる場合があります。その結果、腎機能が低下した人が腎臓から主に排泄される薬を服用した場合、あるいは肝機能が低下した人が肝臓から主に排泄される薬を服用した場合、排泄が遅れ体内に留まる時間が長くなることで、薬が効き過ぎたり、副作用がより出やすくなります。

図1●年代別にみた薬剤の種類数●

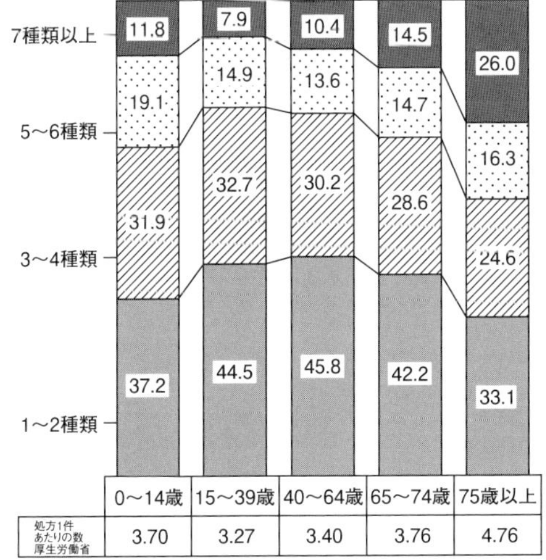

75歳以上では
7種類以上の
薬を処方される人の
割合が多くなる
傾向があるね

図2●多剤処方と薬の副作用（有害事象）および転倒の発生リスク●

1）薬物有害事象の頻度

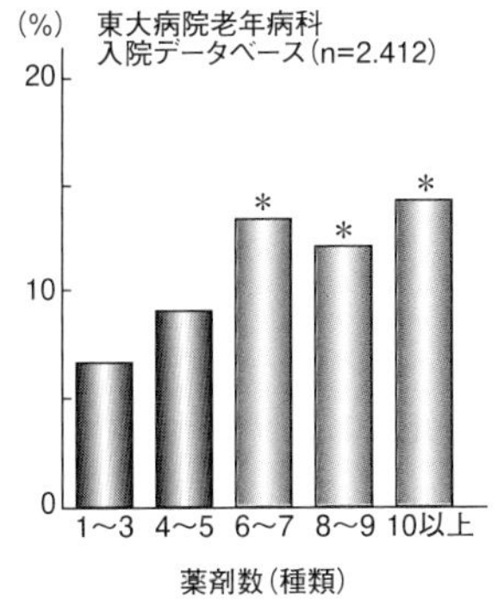

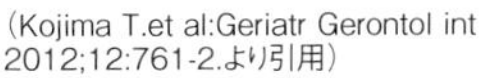

（Kojima T.et al:Geriatr Gerontol int 2012;12:761-2.より引用）

2）転倒の発生頻度

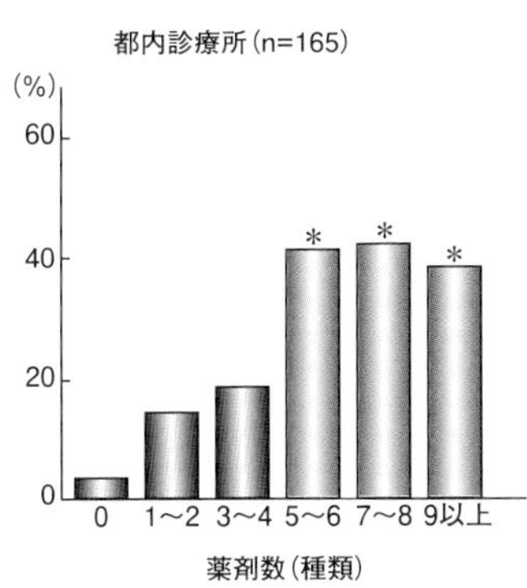

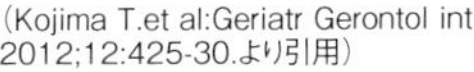

（Kojima T.et al:Geriatr Gerontol int 2012;12:425-30.より引用）

薬が5、6種類
以上になると
転倒が起こる
頻度がぐっと
増えていますね

主な副作用と症状

先述したとおり、高齢者は、一般的に疾病を複数抱え服用する薬の数が多くなり、加えて加齢に伴う身体的あるいは認知機能の低下により副作用が発現しやすくなります。高齢者によく見られる副作用は、歩行障害や認知機能障害など加齢に伴う疾病や症状（**老年症候群**（**37ページ**））と似ている場合が多く、薬の副作用が原因であることが見過ごされがちです。

34ページでは、患者の訴えや症状から推測される疾患と、副作用として潜んでいる可能性のある薬剤、そしてケアマネジメントのポイントを整理しました。それぞれほんの一例にすぎません。ケアマネジメントを展開する時には、症状の原因には薬の副作用が潜んでいる可能性があることを意識してください。もし、薬の副作用かな、と思った場合には、医師や薬剤師に連絡してください※。

薬の副作用は、医療機関の処方医や薬局の薬剤師の目の前ではほとんど起こりません。多くは生活の場で起きます。在宅で生活支援を行うケアマネジャーの皆さんには、副作用の早期発見や適切な対応の支援をお願いします。

高齢者に多い症状と考えられるさまざまな原因

●移動・運動機能関連の問題

訴え・症状	原因疾患等の例	副作用を起こす薬の例
ふらつき、まっすぐ歩けない、転倒	フレイルによる筋力低下、腰痛、膝痛、パーキンソン病等神経難病など	睡眠薬、抗不安薬、抗うつ薬、てんかん治療薬、抗精神病薬、パーキンソン病治療薬（抗コリン薬）、抗ヒスタミン薬（H_2受容体拮抗薬を含む）、認知症治療薬（メマンチン）など
手足が震える	パーキンソン病など	抗精神病薬、制吐薬など
立ちくらみ	貧血、脱水、突発性めまいなど	高血圧治療薬全般、抗うつ薬（三環系）など

ケアマネジメントのポイント

本人の訴えや転倒回数の確認のみならず、訪問時には歩行状態、署名時の手の震え等を目視で確認します。

ケアプランでは、訪問系や通所系の事業所に、副作用によって転倒等のリスクが増加したことを伝え、見守りや一部介助を増やしてもらいます。必要に応じて必要な期間、福祉用具貸与を検討します。

●食欲低下

訴え・症状	原因疾患等の例	副作用を起こす薬の例
吐き気・むかつき	胃腸風邪、偽膜性大腸炎など	抗菌薬、抗うつ薬（SSRI、SNRI）抗がん薬、強心薬（ジギタリス製剤）、パーキンソン病治療薬（抗コリン薬）、認知症治療薬など
胃痛、口が酸っぱい、口が苦い	胃炎、逆流性食道炎など	非ステロイド性抗炎症薬（NSAIDs）、ビスホスホネート製剤、ステロイド薬、抗血栓薬（アスピリン）、苦みの強い薬（ゾピクロン、レバミピト等）
口が乾く	シェーグレン症候群、糖尿病、脱水症、歯肉肥厚など	パーキンソン病治療薬（抗コリン薬）、第一世代抗アレルギー薬、過活動膀胱治療薬、三環系抗うつ薬など
おいしくない、味がおかしい	味覚異常（亜鉛不足）、口内炎、口腔カンジダなど	ステロイド吸入薬、パーキンソン病治療薬、抗菌薬など

ケアマネジメントのポイント

「食べたくない」あるいは「配食サービスの弁当がおいしくない」と言われた場合、左記の医療的な理由も考えられます。医療職と連携しより深くアセスメントします。

通所系サービスやショートステイでは、食事量を「主食○割、副食○割」と連絡帳に記載してもらいましょう。経時変化が確認できます。

●排泄異常

訴え・症状	原因疾患等の例	副作用を起こす薬の例
尿が出にくい	前立腺肥大症、前立腺がんなど	抗うつ薬（三環系）、過活動膀胱治療薬（ムスカリン受容体拮抗薬）、腸管鎮痙薬（アトロピン、ブチルスコポラミン）、抗ヒスタミン薬、睡眠薬・抗不安薬（ベンゾジアゼピン系）、抗精神病薬（フェノチアジン系）など

ケアマネジメントのポイント

利用者の尊厳を保ちつつ、排泄状況や失敗の状況を確認します。通所サービスやショートステイの記録も貴重なデータです。必要に応じポータブルトイレ購入や手すりの設置、尿瓶購入等を検討します。

●排便異常

訴え・症状	原因疾患等の例	副作用を起こす薬の例
便が出にくい	加齢による腸管蠕動運動の低下など	抗うつ薬（三環系）、過活動膀胱治療薬（ムスカリン受容体拮抗薬）、腸管鎮痙薬（アトロピン、ブチルスコポラミン）、パーキンソン病治療薬（抗コリン薬）など
下痢・軟便が続く	食あたり、腸炎など	抗菌薬、抗がん薬、便秘薬の多量使用、脂肪分の多い経腸栄養剤、抗うつ薬（SSRI）など

ケアマネジメントのポイント

利用者の尊厳を保ちつつ、排便状況や失敗の状況を確認します。通所サービスやショートステイの記録も貴重なデータです。便秘の際、下剤の適量が確立するまで試行錯誤の期間があります。訪問看護等医療職と連携し、カレンダーなどに、下剤の服用量と排便状況を記入する等の記録の工夫をします。

●記憶障害

訴え・症状	原因疾患等の例	副作用を起こす薬の例
物忘れ	認知症	睡眠薬、抗不安薬、抗うつ薬、てんかん治療薬、パーキンソン病治療薬、胃薬（H_2受容体拮抗薬）、抗ヒスタミン薬など

ケアマネジメントのポイント

訪問時に会話の内容の変化を確認します。部屋の状況の変化、例えば、いつも整理整頓できているのに最近できなくなったなどは、有効な情報です。

ケアプランでは、できれば通所系サービスを位置づけ、多くの目で見守ります。

●せん妄

訴え・症状	原因疾患等の例	副作用を起こす薬の例
幻聴・幻覚、見当識障害、気分障害、感情や人格の変化	認知症、パーキンソン病、神経変性疾患など	パーキンソン病治療薬、睡眠薬、抗不安薬、抗うつ薬、抗ヒスタミン薬、胃薬（H_2受容体拮抗薬）、強心薬（ジギタリス製剤）、抗不整脈薬（リドカイン、メキシレチン）、気管支拡張薬（テオフィリン、アミノフィリン）など

ケアマネジメントのポイント

脱水や便秘、睡眠不足により、せん妄の症状が起きることがあります。パーキンソン病治療薬の副作用による幻覚はとても鮮明に見えるので他との区別がつきやすいです。

不穏な言動や行動を無理に止めようとするとますます興奮することがあるので、名前を呼びかけ、介護している人の名前を知らせ、本人に安心してもらうことが大切です。関わるスタッフで対応方法を共有します。

●抑うつ

訴え・症状	原因疾患等の例	副作用を起こす薬の例
気分が落ち込む、何もやる気がでない	うつ病	抗ヒスタミン薬、抗精神病薬、抗甲状腺薬、ステロイド薬など

ケアマネジメントのポイント

早期発見が大切です。「おっくうになった」「眠れなくなった」など、いつもと違うなと感じたら、医師や薬剤師に相談します。薬が原因の場合もあります。無理の無い範囲で、ＡＤＬやＩＡＤＬなどで比較的容易に達成可能な短期目標を何か１つ立てて支援することが有効な時もあります。

上記以外にも、高齢者で注意したい症状と薬の副作用には、空腹、発汗、震え、口内炎、疲労、脱力感、思考力の低下等（糖尿病治療薬の低血糖症状）、消化管出血、皮膚の出血や鼻血などがあります。

以上のようにさまざまな症状がありますが、**図３**のように加齢が原因で起こる症状に対応して、ついつい一律の高齢者扱いをしてしまいがちです。例えば、耳が遠いと決めつけて、大きい声で話したり、ボディランゲージで伝えようとしたり……。耳が遠くない人には失礼な対応ですね。こうしたことも含めて、常に相手の尊厳を意識して話を伺う姿勢が重要です。

※2018年度の介護報酬改定で、ケアマネジャーから、医師、歯科医師、薬剤師への情報提供が規定されました（54ページ、表２参照）。

老年症候群の訴えや症状を確認し、薬の副作用ではないかと少しでも疑問を持った場合には、速やかに情報提供しましょう。

●•• Note ••●

- ○高齢者は、処方薬の数が多く、生理機能の低下や薬の管理能力の低下により副作用が発現しやすい
- ○高齢者の副作用は、加齢に伴う症状と似ているので、薬が原因であることが見過ごされがち
- ○副作用の早期発見のために、日常的に関わるケアマネジャーや介護職と医師、薬剤師とのより緊密な連携が大切

図3●加齢で起こるさまざまな症状●

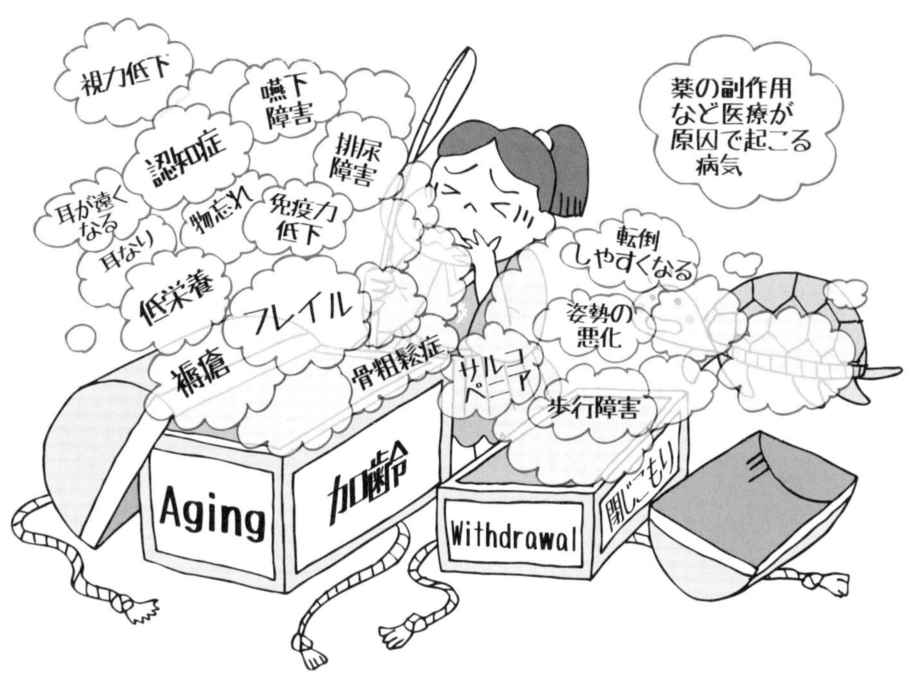

◆◇ コラム ◇◆ 老年症候群

老年症候群とは、加齢に伴い高齢者に多く見られる症状が重なった状態のことです。その特徴は、生理的老化（加齢により比較的誰にでも起きる変化。例えば、耳が聞こえづらくなる、時々物忘れする等）と病的症状（疾患やケガなど）が混在することです。ある老年症候群の症状が現れた時、その症状が病気の治療により改善するものであるのか、それとも生理的老化や元の病気が治せないために改善が期待できないものであるのかを正しく理解することが重要です。

老年症候群の主な症状

歩行障害、言語障害、骨粗鬆症、骨関節変形、難聴、耳鳴、視力障害、尿失禁・排尿障害、認知機能障害、せん妄、嚥下障害・誤嚥、フレイル、サルコペニア、褥瘡、廃用症候群など

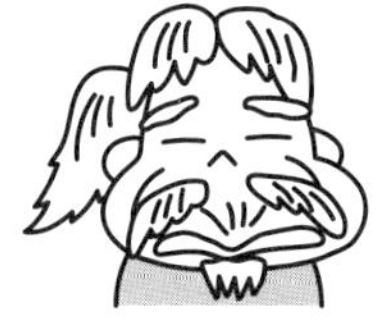

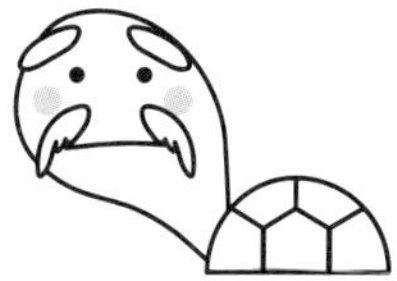

❷ 薬の重大な副作用

お店で買える市販薬で重い副作用が起こることも

薬の副作用の中にはまれにしか発生しないものの、症状が重篤化する副作用もあります。疾患があった臓器とは違う場所で症状が現れることもある上、本人また医師や薬剤師もあまり経験したことのない副作用のため、気づくのが遅れてしまうことも理由の１つです。

重大な副作用は、効き目の強い薬を使った時や、用法を守らずに服用した時に現れるものと思われがちですが、必ずしもそうではありません。ドラッグストアで購入できる市販薬を適切に使用していて起こることも。他の人にとっては何でもない薬なのに、その人の体質や体調、薬の飲み合わせなどさまざまな要因から、重大な副作用をもたらすこともあるのです。

ケアマネジャーの役割

副作用が重篤化する前に適切な治療につなぐのは医師や薬剤師の役割ですが、自宅での様子には目が届きにくく、症状に気づくのに遅れることもあります。2018年度の介護報酬改定に伴って、ケアマネジャーにはかかりつけの医師や薬剤師などに対し、必要に応じて利用者の服薬状況や心身状態などの情報を提供することが求められるようになりました(**54ページ**)。気になる症状や状態の変化、利用者

図4●重大な副作用の原因となった薬の種類●

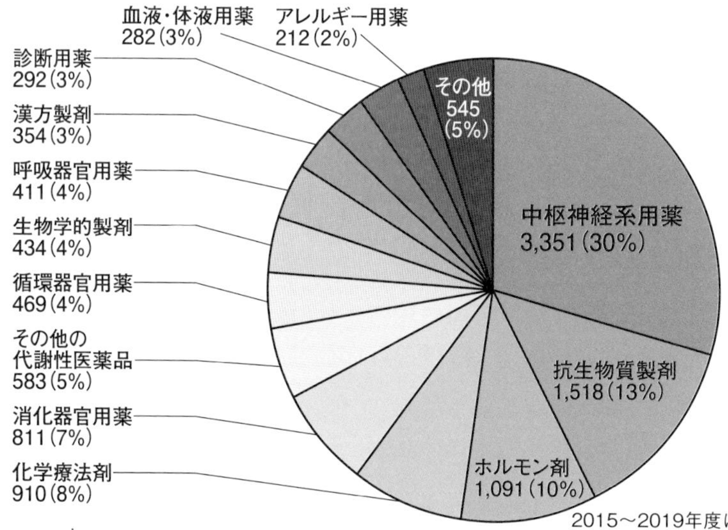

2015〜2019年度に医薬品副作用被害救済制度の支給対象となった6,472件の原因薬（のべ11,263品目）を集計したもの

独立行政法人医薬品医療機器総合機構「令和元事業年度業務実績（数値データ集）〈健康被害救済業務関係〉」

表1●重大な副作用の症状と原因となりうる薬の例●

	重大な副作用	早期発見のための症状のポイント	原因として考えられる薬
全身症状	悪性症候群	高熱（37.5度以上）、汗をかく、手足の震え、身体のこわばり、ぼやっとする、話しにくい、よだれ、飲み込みにくい、脈が速くなる、呼吸数の増加など	主に抗精神病薬。ほか、抗うつ薬、抗不安薬、パーキンソン病治療薬など
	セロトニン症候群	不安・混乱・イライラの3症状に加え、興奮、動き回る、手足・眼が勝手に動く、震え、身体が固くなる（筋剛直）、汗をかく、発熱、下痢、脈が速くなるなど	抗うつ薬など
	アナフィラキシー	皮膚・のどのかゆみ、皮膚の赤い腫れ、腹痛、吐き気、蕁麻疹、声のかすれ、くしゃみ、息苦しさ、動悸、意識の混濁など（医薬品投与後5～30分以内に起こる過敏反応）	造影剤、抗がん薬、解熱鎮痛薬、抗菌薬、血液製剤など多様
呼吸器	間質性肺炎	空咳、息切れ（階段をあがる時、早歩きの時など）、発熱などの症状が薬を服用してから急に現れたり持続する場合	抗がん薬、抗菌薬、抗不整脈薬、抗リウマチ薬、漢方薬、総合感冒薬など（※関節リウマチなどの疾患で起こることも）
筋・骨	横紋筋融解症	手足・肩・腰などの筋肉の痛み、手足のしびれ、手足に力が入らない、全身がだるい、赤褐色の尿など	脂質異常症治療薬、抗菌薬など（※脱水や熱中症で起こることも）
	顎骨壊死・顎骨骨髄炎	歯ぐきやあごの腫れ・痛み、下唇のしびれ、歯ぐきに白色か灰色の硬い物（骨）が見える、抜糸後の治りが悪い、歯がぐらつき自然に抜けるなど	骨粗鬆症治療薬（ビスホスホネート製剤、デノスマブ）など
皮膚や目	スティーブンス・ジョンソン症候群（SJS）	高熱（38度以上）、目の充血、まぶたの腫れ、唇や陰部のただれ、排尿・排便時の痛み、のどの痛み、皮膚の広い範囲が赤くなるといった症状が持続・急激に悪化する	抗菌薬、解熱鎮痛薬、抗痙攣薬など多様

厚生労働省「重篤副作用疾患別対応マニュアル」をもとに筆者作成

の訴えなどがあった場合に、医師や薬剤師などと情報を共有し、疾患や副作用の悪化を防ぐ“サポーター”になることが期待されているのです。

なお、適切に薬を使用していたにも関わらず、入院治療を必要とするなどの重い健康被害を受けた場合、費用が国から助成される「医薬品副作用被害救済制度」の対象になることもあります。詳しくは、医師や薬剤師に聞いてみてください。

Note

- 重大な副作用は、市販薬でも、また適切に使用していても起きることがある
- 利用者から症状の訴えなどがあった場合は、医師や薬剤師に情報提供することが大切
- 重い健康被害を受けた場合は、「医薬品副作用被害救済制度」を受けられることも

PART 2

2 薬の管理のポイント

薬を知る

ケアマネジャーはケアマネジメントプロセスの中で、利用者の生活全体をアセスメントしますが、薬については健康状態に関する項目の中で調べます。どのような病気があり、どこの病院、クリニックにかかり、どんな薬が処方されているのかを調べます。

薬を知る方法

具体的に利用者に処方されている薬を知るためには、利用者や家族と面談して聞くのが基本ですが、利用者や家族は、薬を整理しきれていなかったり、把握できていない場合もあります。そのため、薬と一緒に渡される薬情（薬の情報）やお薬手帳から情報を得る場合が多いと思いますが、それ以外にも、医師や薬剤師などの専門職に直接聞いたり、主治医意見書、薬袋などの文書から情報を得ることも方法の１つです。

服薬状況をアセスメントする

処方されている薬を確認できたら、次は実際にその薬が飲めているかどうか服薬状況をアセスメントします。利用者や家族に薬の保管場所や管理の仕方を聞く際、「薬はどうやって飲んでいるのですか？」と問いかけると、さまざまな答えが返ってくるでしょう。服薬状況は人それぞれです。以下、ＡさんとＢさんの場合から考えていきます。

【Aさんの場合】

Ａさん（70代・男性・要介護１・独居）は、アルツハイマー型認知症で、４週間に１回娘さんが同行して専門医を受診しています。認知症の薬が２種類処方されていて、薬はPTP包装で28錠ずつ薬袋に入れて出されます。

Ａさんは自分で薬袋の隅に日付を書き込み、毎日飲むたびに日付を×で消していきます。薬袋は無造作に食卓の上に置いてあります。

月１回のモニタリング訪問のたび、Ａさん、

●薬の管理のポイント●

・利用者、家族から飲んでいる薬について聞く
・実際に居宅にある薬を見る
・主治医から既往歴、病気、処方している薬について聞く
・主治医の意見書から病名、薬に関する記載を読む
・お薬手帳から情報を得る
・薬袋に書いている情報から薬を知る
・薬を調剤している薬局から情報を得る

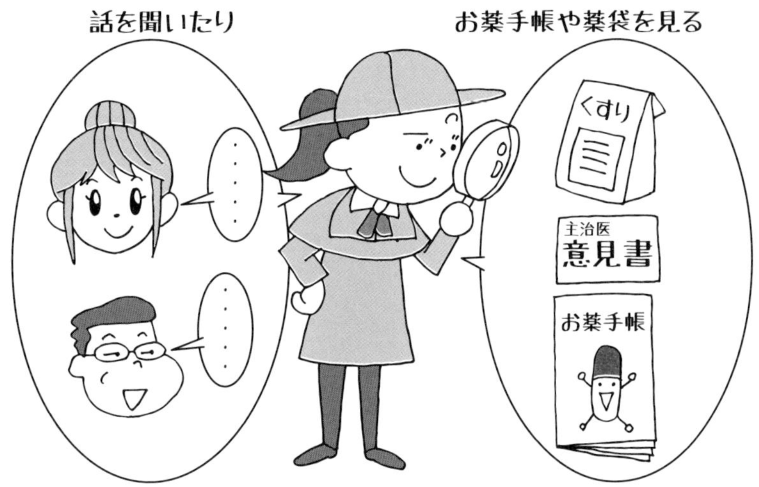

娘さんと面談しますが、その中で「薬を見せてくださいね」と声をかけ薬袋の中の残薬を確認します。自分でふらっと近くの内科を受診し、薬を処方されたり、電話の勧誘でサプリメントを購入していることもあります。今のところＡさんの日付の×と残薬は合致しており服薬は守れています。

【Bさんの場合】

Ｂさん（80代・女性・要介護２）は、夫と長男と３人暮らしです。脳梗塞後遺症、Ｃ型肝炎、骨粗鬆症、貧血があります。Ｃ病院の脳外科、消化器内科、血液内科、皮膚科、眼科、Ｄ病院の内科、整形外科を受診し、合計16種類の内服薬、吸入薬、シップ薬、点眼薬が処方されていました。

Ｂさんは右片マヒがあり車いす状態で、障害高齢者の日常生活自立度はＢ１、認知症高齢者の日常生活自立度はⅡｂで薬の自己管理は難しい状態です。家事全般は高齢の夫が担っていますが、薬に関しては管理できず、同居の長男は会社員で受診には同行しますが、薬の管理までは手伝えない状態です。その結果、多くの残薬があり、どの薬を飲んでどの薬を飲んでいないか本人も家族もわからない状態です。

守れない原因をアセスメントする

Ａさんの場合、今のところ服薬は守れていますが今後、物忘れが進行し薬を飲み忘れる可能性があります。Ｂさんの場合、多くの診療科を受診しており、薬が整理できないために服薬が守れていません。服薬が守れない原因をアセスメントすることが対策を講じる上で必要です。

服薬が守れない原因には次のようなことが考えられます。

①服薬を忘れてしまうので飲めない
②薬の整理がつかなくなったので飲めない
③何の薬かわからないので飲めない
④副作用が怖くて飲めない
⑤体調が悪くないので飲まない
⑥錠剤、カプセル剤、散剤が飲みにくいため、飲まない

服薬の工夫を考える

服薬が守れない原因がわかったら、それに対処していきます。

服薬を忘れてしまうので飲めない場合

お薬カレンダーなどの活用

服薬の管理では以下の方法が考えられます。

・PTP包装で出された錠剤に日にちを書く、日にちのシールを貼る
・薬の１包化を薬剤師などに相談し、分包紙に日にちと朝食後などの服用時を印字する
・お薬カレンダーを利用し、１週分または２週分の薬を服用時に合わせてセットする

お薬カレンダーでなくても、通常のカレンダーに１包化した薬をテープで貼ったり、ホワイトボードに曜日と時間の罫線をひきマグネットを使用し１包化した薬を貼り付ける等の工夫もできます。

また、変形性膝関節症などで移動するのが難しい利用者には、卓上に薬整理箱を置き、日にちと服用時に合わせた仕分けをしてもよいでしょう。

ただし、お薬カレンダーにセットしても服用したのを忘れて２回分服用してしまったり、セットした薬を自己判断で入れ替えるなど、利用者や家族の管理能力が低い場合、薬を安全な場所に保管し、介護者（家族やヘルパー）が１回分を手渡す介助が必要です。服薬支援ロボットの活用も検討します。

なお、１日３回服用や食前、食後、食間の服用など、頻回に介助が必要になると家族の手間や介護サービスの調整が負担になるため、服用回数や薬の種類を減らすといった処方の簡素化が必要です。簡素化については、主治医や薬剤師との連携が必要です。

錠剤、カプセル剤、散剤が飲みにくい場合

服薬支援グッズの活用

飲み忘れ以外にも身体機能の問題などで薬が飲めないこともあります。例えば、PTP包装から錠剤を取り出すことができない場合は、錠剤取り出し器というグッズが利用できます。薬によってはPTP包装から出して分包することも可能です。散剤やカプセルが飲みにくい場合は、オブラートを利用したり、嚥下補助

ゼリーを使用します。

お薬手帳の活用

お薬手帳は、いつ、どこで、どんな薬を処方してもらったかを記録する手帳のことです。複数の診療科を受診していても、お薬手帳を医師や薬剤師に提示することで、同じような薬の処方が防げ、薬の飲み合わせについてもチェックしてもらえます。災害時や救急時に医療関係者に服用している薬やアレルギーを正確に伝えることができます。飲みにくい剤形なども、記録しておくとよいでしょう。

薬の整理がつかない場合

薬剤師の活用

高齢になると複数の疾患のためBさんのように複数の医療機関や診療科を受診することで薬が増え、服用回数も多く、整理できない状態になることがあります。かつ通院困難である場合、薬剤師による居宅療養管理指導が有効です。

居宅療養管理指導では、薬剤師が医師の指示により利用者宅を訪問し、利用者や家族の状況、受診している医療機関や服用薬、残薬について調べ、薬学的管理指導計画を作成して介入します。複数の医療機関から同じような効き目の薬や、飲み合わせの悪い薬が処方されているのを医師と相談して整理し、薬剤数を減らしたり、服用回数がシンプルになるような工夫をします。また、1人で受診できる方であれば、薬局のカウンターで薬を整理してもらうこともできます。

こうした**ポリファーマシー（多剤併用）**による**薬物有害事象**が問題になっており、今後、ケアマネジャーのモニタリングで問題に気づき、そこから、薬剤師の介入へとつなげることが望まれます。

また、薬が飲みにくいから飲めない場合にも薬剤師の活用が可能です。医師と連絡を取り、同じ成分でも口の中で溶ける口腔内崩壊錠やゼリー剤に処方変更したり、消化管に通過障害がある場合には坐薬や経皮吸収型の貼り薬への変更も考えます。

◆◇コラム◇◆ 服薬支援ロボット

介護現場にもロボットやAIが進出し、数年前から服薬支援のロボットが販売され、高齢者の生活を支えています。

一包化された薬をロボット内にセットすると、服用時間になったら「声」や「光」で知らせ、スイッチを押すと薬が出てくる仕組みです。定時以外にスイッチを押しても薬は出ないため、余分に飲む心配はありません。専用アプリや電子メールと連携し、遠方の家族が服薬状況を知ることができます。飲み忘れや飲み間違いを防ぎ、生活リズムを確立し、そして遠方の家族の安心感につなげます。

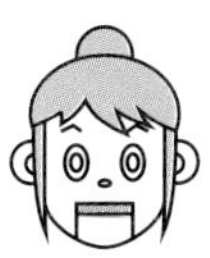

薬を飲むことを拒否している場合

かかりつけ薬局を持つ

薬と副作用の説明、体調が悪くなくても飲む必要性についてケアマネジャーが説明できることも大切ですが、飲むことを拒否している利用者に対してすべてを把握して説明するのは難しいことです。こうした時に気軽に相談できるかかりつけ薬局（薬剤師）を持っておくと利用者や家族の安心につながります。

薬の管理の事例

以下の事例は、薬の管理に関して、ケアマネジャーの関わりを示す事例です。

【事例】 Ｅさん（80代前半・女性・要介護１）は、糖尿病や脂質異常症の生活習慣病がありました。統合失調症の娘と２人暮らしでしたが、娘は精神科病院への入退院を繰り返し、数年前から治療を中断していました。

Ｅさんは通院していましたが、いくら薬を増やしてもHbA1cやコレステロール値が改善せず徐々に薬の量が増えていきました。娘は人が家に入ることを望まずＥさんの服薬介助は自分でするというものの実際にはできていませんでした。

ケアマネジャーは娘の主治医である精神科病院と連携し治療を再開する道筋をつけました。娘の治療が軌道に乗り、Ｅさんのケアプランを練り直し、サービス内容に通所介護、ヘルパーによる服薬の声かけを盛り込みました。これにより確実に服薬が守れるようになりＥさんのHbA1cやコレステロール値は基準値まで下がり、薬の量も種類も減りました。

【事例２】 Ｆさん（80代前半・女性・要介護３・独居）はアルツハイマー型認知症です。同居していた50代の息子は若年性認知症で、徘徊が激しくなり介護老人保健施設に入所しています。

薬の管理は、当初ケアマネジャーが毎朝電話をかけ「お薬飲んでくださいね」と声をかけると「うん、わかった。あんたに迷惑かけるね」と応じて、服薬は守れていましたが、次第に受話器を置いた途端に会話の内容を忘れるようになり、電話だけでは服薬を守れなくなりました。そこで、薬剤師による居宅療養管理指導を依頼し、お薬カレンダーに薬をセット、薬は毎日ヘルパーが手渡すようにしました。

また、Ｆさんは主治医以外の医療機関を受診するもののお薬手帳を提出しないため、多剤併用のおそれがありました。これには、ヘルパーなどからの他科受診の情報を得て、その都度医療機関に連絡することで対応し、多剤併用を防いでいます。

このように家族と同居、独居の場合でそれぞれ薬の管理の難しさがありますが、家族への丁寧なアプローチや多職種連携がカギとなることは確かです。

●•• Note ••●

- 利用者の服用薬および服薬状況を確認
- 利用者に合わせた服薬の工夫
- 薬剤師による居宅療養管理指導の活用（通院困難な場合）

●主治医・薬局・ケアマネジャー等の連携●

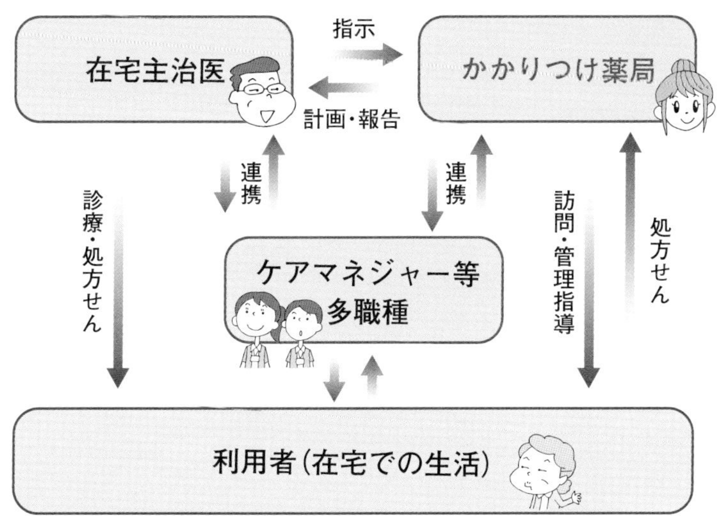

◆◇コラム◇◆　ポリファーマシー（多剤併用）の現状

現在私が担当している利用者の内服薬の数を数えてみました。６剤以上をポリファーマシーとすると70％の利用者が当てはまりました。さらに10剤以上の薬を飲んでいる利用者は25％でした。薬の数が増える原因は、利用者の訴えに対し医師が処方薬をその都度増やしていく場合、症状が改善したにも関わらず漫然と処方が継続されている場合などが考えられます。

ケアマネジャーはこうした状況に直面した時、多剤併用や薬の副作用も念頭に置いてモニタリングを行い、医師や薬剤師への情報提供へとつなげましょう。

Ｇさん（70代・男性・認知症・要介護１）は、不眠や下痢などの症状を訴え、主治医はそれぞれの症状に対して薬を処方していました。Ｇさんが食欲不振を訴えたところ、スルピリド錠が処方されました。しばらくすると、Ｇさんから「歩けんようになった」と訴えがあり、実際、小刻み歩行で、スピードが制御できず、つんのめるような状態でした。スルピリド錠の副作用（歩行障害）が疑われたので、主治医に伝え、食欲が改善し体重が増加してきたことを確認の上、スルピリド錠を減らしてもらったところ、歩行障害は改善されました。

医療機関３か所から計19剤も処方されていたＧさんの場合には、薬剤師に居宅療養管理指導を依頼。お薬カレンダーの利用で確実な服薬を提案し、その後、各医師に薬剤師から減薬の提案をしてもらい、最終的な減薬へとつなげました。

PART 2

3 薬とICFとケアプラン

ICFとケアマネジメント

2001年世界保健機関（WHO）総会で、ある健康状態の人に関連したさまざまな領域を系統的に分類し記録する方法として、ICF（国際生活機能分類）が採択されました。このICFの持つ特徴が、ケアマネジメントに大いに役立っています。そのポイントを３点挙げます。

①ICFでは、高齢者の生命、生活のみならず人生を総合的に理解することができます。

②ICFは、それまでの国際障害分類（ICIDH）が、文字通り障害というマイナス面のみを分類する考え方であったのに対し、マイナス面を含んだプラス面も捉えています。そのことで、利用者のストレングス（生きていく力）を見い出し、エンパワメント（力を引き出す）することに役立ちます。

③ICFは、基本となる健康状態と３つの生活機能（「心身機能・身体構造」「活動」「参加」）、そして２つの背景因子（「環境因子」「個人因子」）から構成され、お互いに双方向の矢印で関連し合うことで、より多角的に現状を分析できます。特に背景因子は、プラス面を活かすことで自立支援に役立ちます。

将来を見通す際に有効

ケアマネジャーは、将来を見通す力が求められます。ケアプランは、要介護者等の心身の状況や置かれている環境、要介護者本人や家族などの希望を勘案して作成し、各事業者に連絡調整をします。その際、プラスの面に着目して見通せば、本人のより自立した生活の目標を描くことができ、その実現に向けケアマネジメントを行えます。マイナス面では、リスクに気づき悪化防止についてケアプランに反映できます。

課題整理総括票に当てはめる

2014年に厚生労働省が発表した「課題整理総括表」（**図２**）にICFの考えを当てはめてみましょう。これは、ケアマネジャーが「生活全般の解決すべき課題（ニーズ）」をどのよう

図1●環境因子などが加わり、相互作用しあうICFモデル●

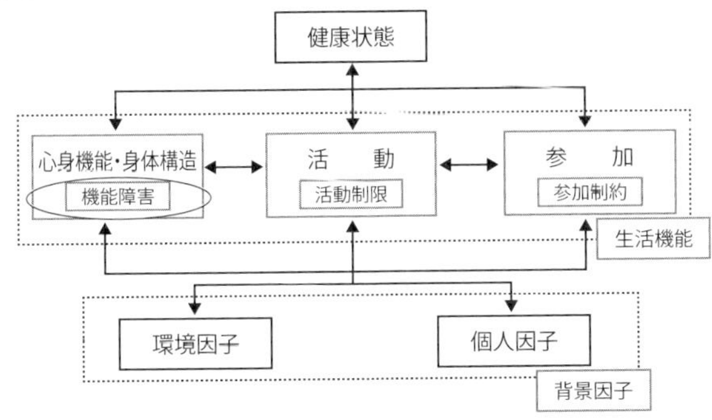

障害者福祉研究会編「ＩＣＦ国際生活機能分類－国際障害分類改定版―」中央法規出版、2002.

図2●課題整理総括表（抜粋）●

利用者名　　　　　　　　　　殿　　　　作成日

自立した日常生活の阻害要因（心身の状態、環境等）		①		②	③
		④		⑤	⑥
状況の事実 ※1		現在 ※2	要因 ※3	改善／維持の可能性 ※4	備考（状況･支援内容等）
移動	室内移動	自立 見守り 一部介助 全介助		改善 維持 悪化	
	屋外移動	自立 見守り 一部介助 全介助		改善 維持 悪化	

利用者及び家族の生活に対する意向		
見通し ※5	生活全般の解決すべき課題（ニーズ）【案】	※6

に導き出したのかを、明確に多職種に説明することを目的に作成されました。

この様式のポイントである「改善／維持の可能性」では、ICFで整理した各生活機能のプラス面に着目し記載します。そして「見通し」の項目では、例えば、適切な支援を受けることで制限を受けているICFの「心身機能・身体構造」の項目が改善され、そのことによってどの「活動」機能が改善され、そして何の「参加」が可能になるのか、ICFで情報が整理できていれば、ポジティブな将来を見通しやすくなります。その繰り返しで、より自立した生活の目標が本人そして多職種間で共有でき、その実現に向けた「生活全般の解決すべき課題（ニーズ）」が明確になると考えます。

なお、出発は「心身機能・身体構造」ばかりではありません。うつ病の場合は、「活動」や「参加」を支援することで「心身機能・身体構造」の障害である心の病が改善する可能性があります。

あるいは、片マヒの歩行障害の場合、玄関アプローチに手すりを取り付ける、歩行器をレンタルするなど環境因子に働きかけることで「活動」の屋外歩行が可能となり、「参加」の買い物に行けるかもしれません。どちらもケアマネジャーが重要な働きを担います。

一方、ネガティブに予想することはリスク管理では重要です。生活の障害は、心身機能低下やケガ、マヒによる運動機能低下、そして認知機能低下等、医療的な障害が直接的あ

図3●薬とICF●

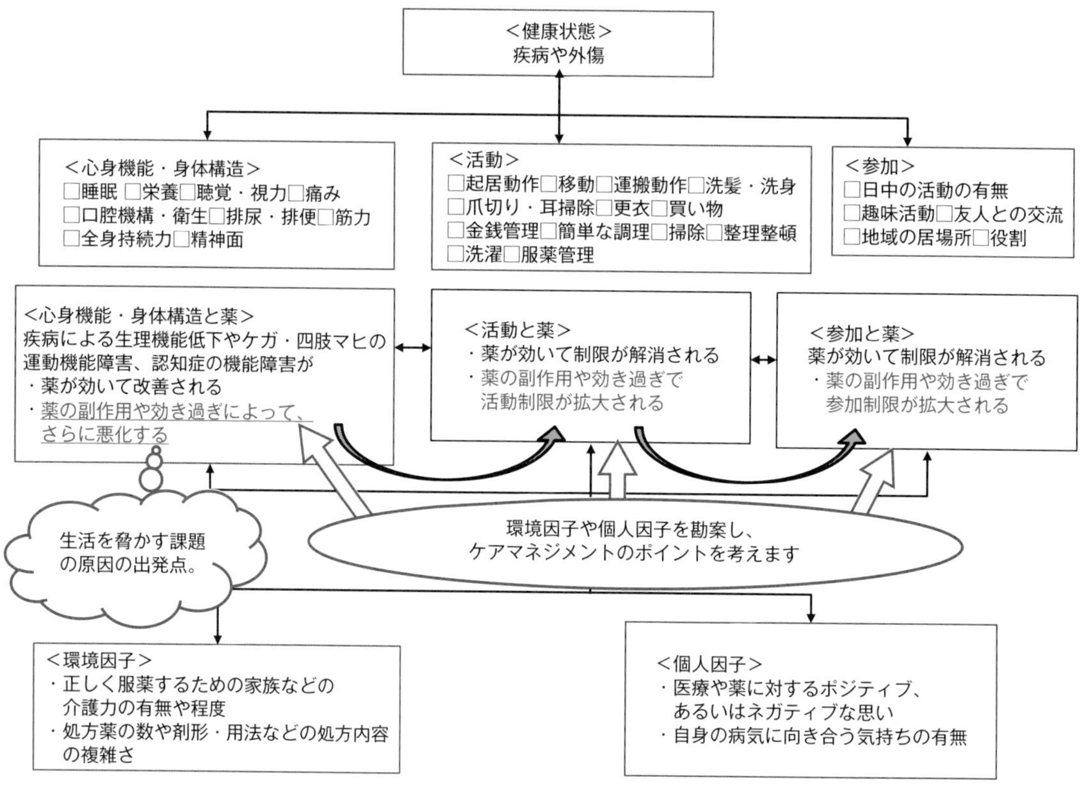

るいは間接的な原因となっていることが多く、それらを放置すると、ICFの「活動」や「参加」に悪影響を及ぼします。それを予想して、悪循環が起きないように有効な対策を立てます。リスク管理を疎かにしては、せっかくのポジティブプランも、ちょっとした体調変化で土台から崩れる砂上の楼閣となります。

ICFと薬

高齢者医療において、薬物治療は大きな役割を果たしています。薬は、主に阻害要因に挙げられる「心身機能・身体構造」の「機能障害」(例えば「パーキンソン病で小股歩行である」)というマイナス面に直接働きかけ、治療効果をあげること(「小股歩行が少し改善した」)によって、活動制限(「屋外を歩行できない」)や、参加制限(「買い物に行けない」)を解消して自立した生活を支援します。

ところで、薬とICFとの関係を考慮するのは、ケアプラン作成時のみではありません。薬は毎日飲みます。日々の生活の中で、薬の効き方次第で活動や参加に変化が起きます。薬がよく効いた場合には、活動や参加の幅を広げる可能性について勘案してください。逆に副作用などが起きた場合には、活動や参加の制限が起きないように、医療職と連携しケアプランを見直す場合もあります。

生活機能・背景因子と薬

具体的にICFと薬を関連づけてみましょう（**図3**）。

心身機能・身体構造への薬の影響

プラス 病気に薬が効いて「機能障害」が改善する。

マイナス 薬の副作用や効き過ぎ、あるいは正しく服用しないことで「機能障害」がさらに悪化する。

「活動」や「参加」への薬の影響

プラス 薬が効いて「機能障害」が改善することにより「活動制限」や「参加制限」が解消する。

マイナス 薬の副作用や効き過ぎ、正しく服用しないことで、「機能障害」が悪化しさらに「活動制限」や「参加制限」が拡大する。

薬の関連する「環境因子」

○正しく服薬するための家族などの介護力の有無や程度

○処方薬の数や剤形・用法などの処方内容の複雑さ

薬の関連する「個人因子」

○医療や薬に対するポジティブ、あるいはネガティブな思い

とりわけ、状態が改善しないのではないかという思いは、治療への意欲に関わる。

○自身の病気に向き合う気持ちの有無

まずは、こうした、「薬の影響」と「環境因子」「個人因子」の正確な把握が大切です。

薬による好循環と悪循環の例

【事例】　Aさんはパーキンソン病でパーキンソン病治療薬を服用しています。最近、足がうまく前に出せず、躓きやすくなり、転ぶのが怖いと買い物や通院を控えるようになりました。また、薬の効果が突然切れたこともあり、自宅にいても不安があるようです。

この事例について、薬が効いた場合の好循環と、薬の副作用や効き過ぎによって悪化していく悪循環についてみていきましょう。

好循環の場合～薬がしっかりと効いた場合

心身機能・身体構造では、パーキンソン病治療薬を調整し、薬の効果が切れる時間が短くなり、すくみ足歩行が少し改善、躓きが減りました（**50ページ、図4**）。

個人因子では、本人の病気に立ち向かう意欲が出てきたことで、ケアプランに訪問リハビリテーション（以下、訪問リハ）を導入しました。

さらに**心身機能・身体構造**では、リハビリ職の観察評価が医師にフィードバックされ、さらに処方薬を調整。その結果、治療効果が上がり、躓きが減っていきました。

そして**活動**では、杖歩行で長い距離の移動

図4●好循環の場合●

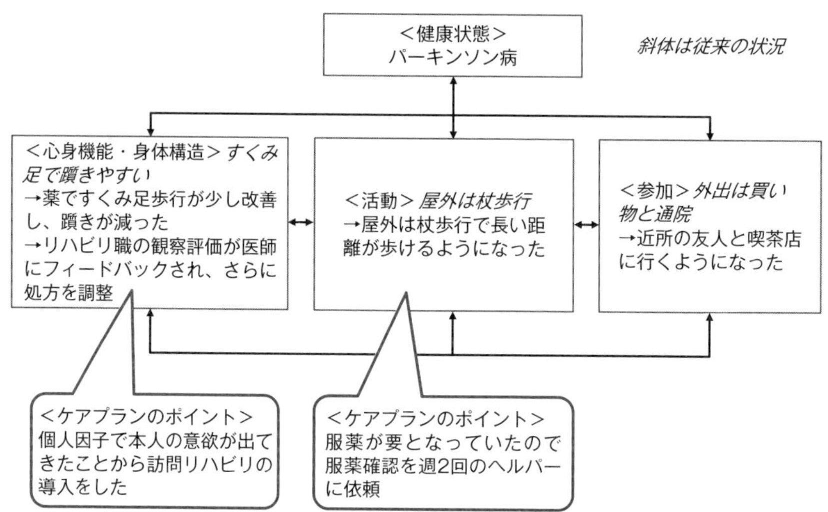

ができるようになりました。

なお、服薬が重要なので、ケアプランに、ヘルパーの服薬確認を追加しました。

そして、**個人因子**では、生活意欲が出てきたことを確認し、**活動**ではケアプランに通所サービス利用やヘルパー同行での通院や買い物支援を組み込みました。**参加**では、近所の友人と喫茶店に行くようになりました。

このような好循環では、エンパワメントできそうな生活機能があれば、短期目標見直し→評価を繰り返し、生活の目標をより高め、自立した在宅生活の支援をしましょう。

悪循環の場合～薬が逆効果の場合

心身機能・身体構造では、パーキンソン病治療薬の副作用で手足の不随意運動が起き、歩行がさらに不安定になり、薬が効かない時間が長くなって、本人の不安が強まりました（**図5**）。そこで、転倒防止のため住宅改修を行い、歩行機能維持のため訪問リハを勧めましたが拒否されました。

個人因子では、病気に立ち向かう意欲、外出意欲、生活意欲が低下し、そもそも大人しい性格だったので、1日ぼうっと過ごすようになりました。

活動では、室内歩行は体幹をしっかり支える介助が必要となり、外出時は歩行器を利用しても、すぐ横について見守りや介助が必要となりました。また、手が震え、錠剤を落とすようになり、箸も持ちづらくなりました。

さらに**心身機能・身体構造**では、食べづらさから食欲がなくなり、アルブミン値が低下しました。薬の効き方が不安定になり、体の動きが一層悪くなりました。

参加では、外出を怖がり、月1回の通院のみの外出となりました。食事とトイレ以外は

図5●悪循環の場合●

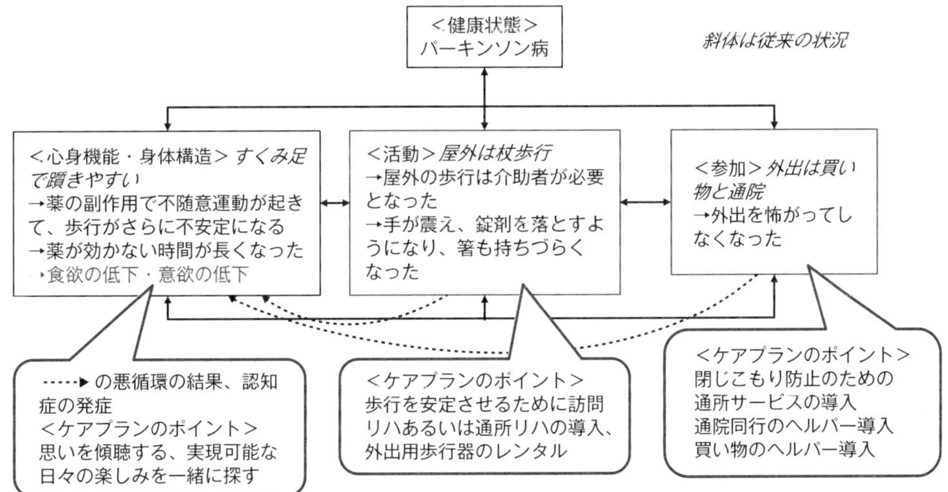

横になっている状況です。これらがさらに悪循環となり、**心身機能・身体構造**で認知症の症状が発現するようになりました。

ここでは、極端な悪循環の例を挙げましたが、こうした悪循環に陥った場合のケアプランのポイントを考えてみましょう。

まず、訪問看護を導入し医師に報告書を通じて正確な症状を伝え、薬剤師が服薬指導と管理を行い症状の軽減を図ります（**心身機能・身体構造**）。さらに、各スタッフが利用者の話を傾聴し、実現可能な楽しみを見つけ意欲向上を図り（**個人因子**）、こうした働きかけにより、意欲向上の兆しが見えたら、訪問リハや通所リハを導入、福祉用具貸与等で環境整備を行い、歩行の安定を目指します（**活動**）。

そして、ヘルパーによる買い物同行や患者会参加など外出の機会を増やし（**参加**）、家族に地域の家族会を紹介してストレス緩和と対応法を学ぶなど**環境因子**にも働きかけます。

このようにICFを用い、好循環、悪循環のパターンを予想し、早めに対応を検討しておくことが大切です。また、何らかの生活機能の悪化をいち早く発見できるのは、日常的により利用者の近くにいる介護職やケアマネジャーです。悪化に気づいた場合には、医師や薬剤師に変化を連絡してください。

●• Note •●

○ICFでは、健康状態と生活機能、背景因子がお互い関連し合っている

○ICFと薬を関連づけて好循環と悪循環のパターンを作成することで、現状や将来の課題や支援の方向性が整理される

PART 2

4 薬と介護に関連する法律

❶ 介護サービスにおける服薬介助の範囲

医行為の解釈見直しで可能な服薬介助が明確化

急速な高齢化とともに、医療ケアをより必要とする高齢者が地域で生活するケースも増えています。その中で薬剤管理に関しても、高齢者の生活を間近で見ている介護・福祉職の積極的な関与が必要とされ、法整備も進んでいます。

2005年には、厚生労働省の通知で医療行為（医行為）の解釈が見直され、それまで医師や看護師など以外では患者・家族にしか認められていなかった医療に関わる身近なケアの一部を、介護職が行えるようになりました。その中で、介護職ができる服薬介助の内容が具体的に示されています（**表1**）。

また、服薬介助からは少し外れますが、軽い切り傷や擦り傷、火傷などで消毒する、絆創膏を貼るなどの応急手当をすることや、市販のディスポーザブルのグリセリン浣腸器を用いた浣腸も、介護職が実施できます。

ケアプランに服薬介助を入れる時のポイント

介護職がこれらの薬の介助を行えるのは、利用者の容態が安定していて専門的な管理が必要ない場合とされています。ケアプランにこれらの介助を取り入れたい時は、サービス担当者会議などで医師や歯科医師などに対し、介護職がそれらのサービスを行うことに問題がないか確認しておくとよいでしょう。

さらに、病状の急変時など必要時に、処方した医師などにどのように連絡をすればよいのか、緊急時の連絡体制についても事前に相談しておくと安心です。なお、看護職が配置されている介護施設では、その指導の下で介護職が実施するべきであり、できれば看護職が実施することが望ましいとされています。

●介護職ができる薬の使用の介助●

軟膏を塗る
湿布を貼る
点眼する
鼻への薬の
噴霧の介助
一包化された
薬の服用の介助
坐薬の介助

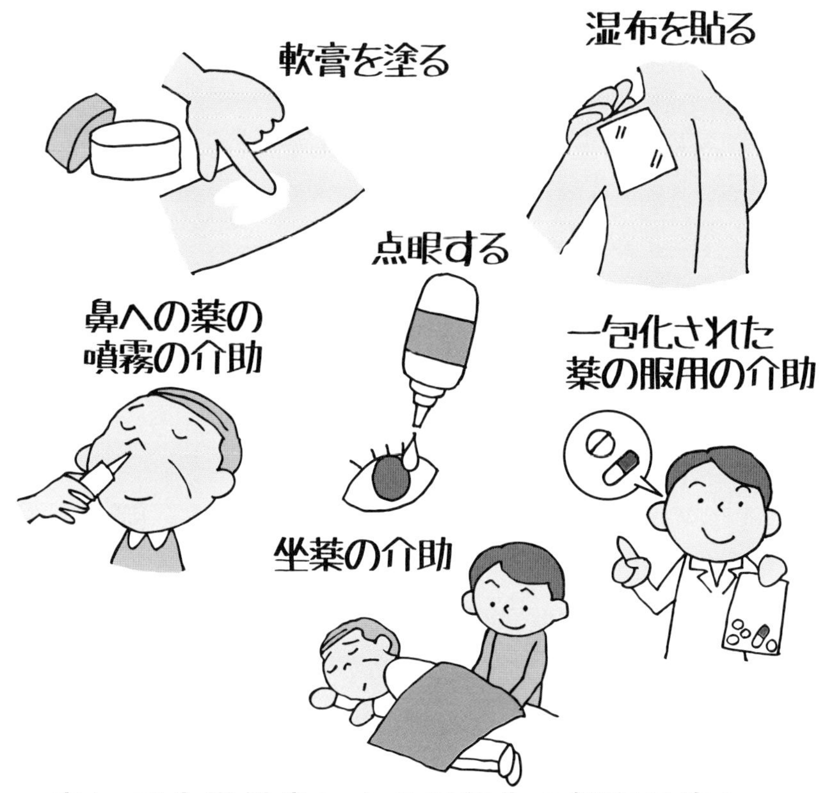

表1●厚生労働省による医行為の解釈見直し●

患者の状態が下記の3条件を満たしていることを医師、歯科医師または看護職員が確認し、これらの免許を有しない者による医薬品の使用の介助ができることを**本人または家族に伝えている場合に、**事前の本人または家族の具体的な依頼に基づき、医師の処方を受け、あらかじめ薬袋等により患者ごとに区分し授与された医薬品について、**医師又は歯科医師の処方および薬剤師の服薬指導の上、看護職員の保健指導・助言を遵守した医薬品の使用を介助すること**が認められています。具体的には、**皮膚への軟膏の塗布（褥瘡の処置を除く）、皮膚への湿布の貼付、点眼薬の点眼、一包化された内用薬の内服（舌下錠の使用も含む）、肛門からの坐薬挿入または鼻腔粘膜への薬剤噴霧を介助すること**、が挙げられています。 介護職による医薬品の使用介助が可能とされる３つの条件 ①患者が入院・入所して治療する必要がなく容態が安定していること ②副作用の危険性や投薬量の調整等のため、医師又は看護職員による連続的な容態の経過観察が必要である場合ではないこと ③**内用薬については誤嚥の可能性、坐薬については肛門からの出血の可能性など、**当該医薬品の使用の方法そのものについて**専門的な配慮が必要な場合ではない**こと

厚生労働省医政局通知「医師法第17条、歯科医師法第17条及び保健師助産師看護師法第31条の解釈について」（平成17年７月26日医政発第0726005号）より筆者作成

② 医師や薬剤師などへの情報提供

ケアマネの判断で医師などに情報を提供

2018年度の介護報酬改定で、ケアマネジャーには、かかりつけの医師や歯科医師、薬剤師に対し、必要に応じて「利用者の服薬状況、口腔機能その他の利用者の心身又は生活の状況に係る情報」の提供が求められることになりました（**表2**）。

同様に、訪問介護事業所のサービス提供責任者にも、サービス提供時に気づいた利用者の服薬状況、口腔機能などの情報を、ケアマネジャーに提供することが義務づけられています。どのような情報なのかについては、**表3**のような例が挙げられています。薬に関していえば、用法通りに服薬されていない、病状悪化や副作用などが疑われる症状がある、薬の使用法に関わる食事回数など生活習慣の変化があるといった情報です。

ただし、入手した情報すべてを提供しなければならないというわけではなく、主治医や薬剤師などの助言が必要だとケアマネジャー自身が判断したものについて、利用者の同意を得た上で情報提供することとされています。さらに、情報提供する内容は**表3**の例に限らず、ケアマネジャーに判断が任されています。

薬の情報が必要とされる理由

ケアマネジャーやサービス提供責任者に、こうした情報提供が求められた背景には、医師や薬剤師が利用者の服薬状況や、それに伴う症状の変化などについて把握しにくいという事情があります。特に通院している場合、医師は診察室で月１、２回しか顔を合わせない上、本人からは「薬を飲んでいない」といっ

表2●医師や薬剤師への情報提供について●

介護支援専門員は、**指定居宅サービス事業者等から利用者に係る情報の提供を受けたときその他必要と認めるときは、利用者の服薬状況、口腔機能その他の利用者の心身又は生活の状況に係る情報のうち必要と認めるものを、利用者の同意を得て**主治の医師若しくは歯科医師又は薬剤師に提供するものとする。

「指定居宅介護支援等の事業の人員及び運営に関する基準　第13条第13号の２」より

表3●医師や薬剤師などへの情報提供の例●

- 薬が大量に余っている、または複数回分の薬を一度に服用している
- 薬の服用を拒絶している
- 使いきらないうちに新たに薬が処方されている
- 口臭や口腔内出血がある
- 体重の増減が推測される見た目の変化がある
- 食事量や食事回数に変化がある
- 下痢や便秘が続いている
- 皮膚が乾燥していたり湿疹等がある
- リハビリテーションの提供が必要と思われる状態にあるにも関わらず提供されていない

老企第25号厚生省老人保健福祉局企画課長通知第三の一の１（16）より

たことは言い出しにくいものです。

その結果、高いお金を払って飲まない薬を購入し、捨てるに捨てられず、自宅に山のように薬がたまっていくという悪循環が生まれます。何より薬を服用しないことで、医師が「この薬では効き目が十分ではない」と考えて薬の量や種類を増やし、それにより副作用などが起こることが心配されます。

最近では、残薬があるか確認する薬局も多くなっていますが、まだまだ医師や薬剤師には打ち明けにくいという人は少なくありません。認知機能の低下などのため、本人に服薬できていないという自覚が全くない場合もあります。薬に関して問題があると感じたり、症状の変化に気づいたりした場合は、情報を共有し課題の解決につなげたいものです。

この薬苦くて飲みにくいから
朝夕でなく朝だけ
飲んでおけばええか

薬はきちんと飲んでいますか
ハイッ

検査値が改善していない。
薬の量が十分でないのかな
今日は
少し薬の
量を増やして
みましょう

医療費がかかるから少し節約しなきゃ
いけないな
数十万円分の薬

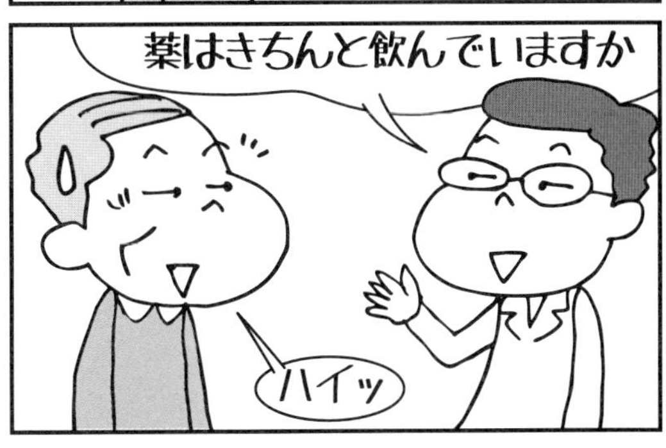

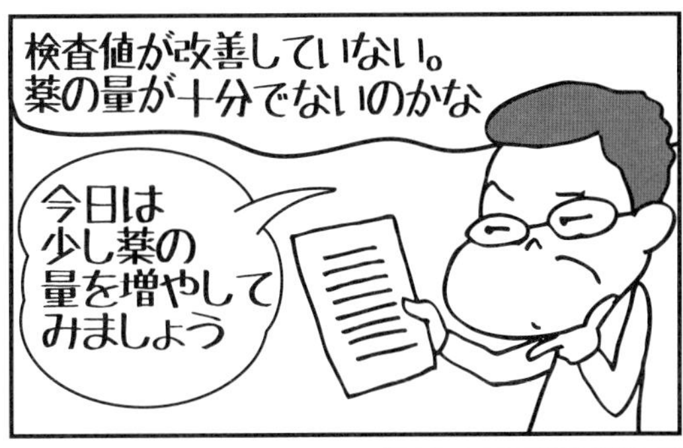

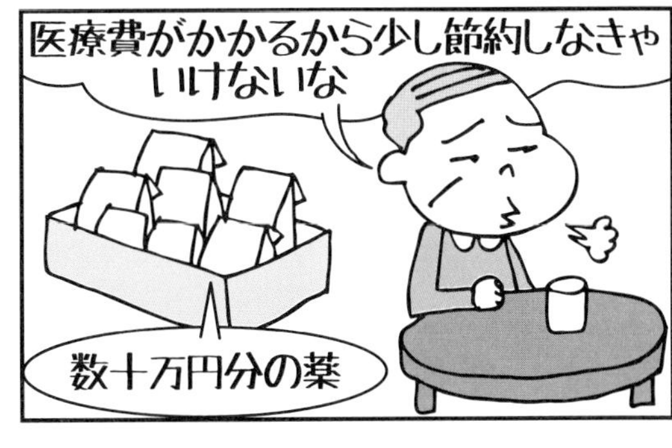

●●• Note •●●

- 2005年の医行為の解釈の見直しにより、軟膏を塗る、坐薬の介助など介護職に可能な服薬介助が明確にされた
- 2017年の介護保険法改正でサービス提供責任者からケアマネジャーへの、またケアマネジャーから医師や薬剤師への服薬情報などの提供が義務化された

◆◇コラム◇◆　薬剤師は見た！①脳梗塞を起こした利用者の支援

年末に、１人暮らしの右片マヒの利用者Ａさんを訪問しました。

Ａさんはかなりの肥満で、高血圧、糖尿病、脂質異常症など複数の疾患を持っていました。それらが原因で昨年、脳梗塞で倒れ入院しました。入院前は服薬も不規則で、食事も店屋物の丼ものを好んで食べていました。杖歩行で、秋に退院したばかりです。

８畳一間のアパートですが、食事の用意、１日３回の服薬など、年末年始を１人で過ごすのは難しいとの判断でショートステイの予約をしました。

しかし、クリスマスの頃から発熱し、お正月を自宅で迎えることとなったため、ケアマネジャーが急ぎ、臨時のヘルパーを組み込みました。薬は、いつもの高血圧、糖尿病、脂質異常症の薬、抗血小板薬の他、解熱鎮痛薬、咳止め、痰切りの薬が追加されていました。

発熱からの脱水のために、血糖値も上がり気味です。ヘルパーも年末、年始をまたぐので、１日１回１時間をお願いするのがやっとでした。そこで、急遽、手すりのレンタルと緊急通報装置の設置と２週間用のお薬カレンダーを用意しました。また、臨時薬は発熱や咳などの症状が治まったらすぐに中止できるように別包として、常に医療職と連携を取って、服薬介助をしてもらいました。

年始の訪問では、症状も治まり、介護者が用意したおせち料理を楽しみ、脳梗塞後初めてのお正月を無事に迎えることができたようです。

今後、ますます医療ニーズが高く、多くの薬を処方されている利用者が増えてきます。服薬グッズなどを使いながら、在宅でその人らしい生活を支えていきたいと思います。

PART3

それぞれの薬の特徴と疾患

君たち！そこどいて！
血管に抵抗を
かけないで
CCB
血　圧
血管

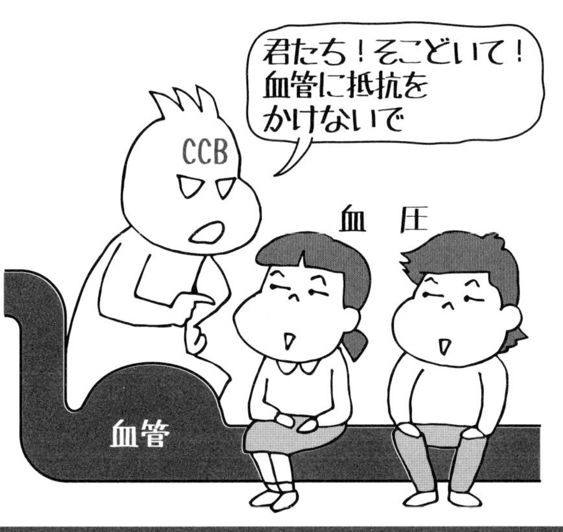

PART 3

1 感染症の薬

❶ 感染症はどんな病気？

ウイルスと細菌、カビの違い

感染症はウイルスや細菌、真菌（カビ）、寄生虫などの病原体（微生物）が身体に侵入し、引き起こす病気のことです。冬になると流行するインフルエンザやノロウイルス感染症、エイズを引き起こすのも**ウイルス**です。新型コロナウイルスもその仲間です。

一方、結核や破傷風、ペスト、食中毒の腸管出血性大腸菌（O157）感染症などを引き起こすのは**細菌**で、水虫（白癬）やカンジダなどの原因となるのは**真菌**です。**寄生虫**には、マラリア原虫や赤痢アメーバなどの他、皮膚に寄生するダニやシラミなども含まれます。

これらはひとまとめに微生物といっても、全く異なる生き物です。大きさは、種により違いはあるものの、最も小さいのがウイルスでその直径は1mmの1万～10万分の1（10～100nm）ほど。普通の顕微鏡では見ることのできない極小サイズです。ヒトの細胞と同じくらいの大きさの真菌は、その100～1000倍になります。

人の身体でどのように増殖するのかも異なります。最も小さいウイルスは、ヒトの細胞に入り込んで増殖します。ウイルスは自分だけでは増えることができないため、他の生物の細胞に侵入してその仕組みを乗っ取り、自分のクローンを作るのです。自分だけでは増殖できないウイルスは、“生物”ではないという見方もあります。

細菌や真菌には、自分自身で増殖できる機能が備わっています。ただ、ヒトの細胞と構造が同じというわけではありません。

細菌の細胞は、細胞壁に覆われていて、細胞内には「核」がありません。遺伝情報が記されているDNAはむき出しのまま存在しています。真菌も同じく細胞壁を持ちますが、

●ウイルスや細菌の大きさ●

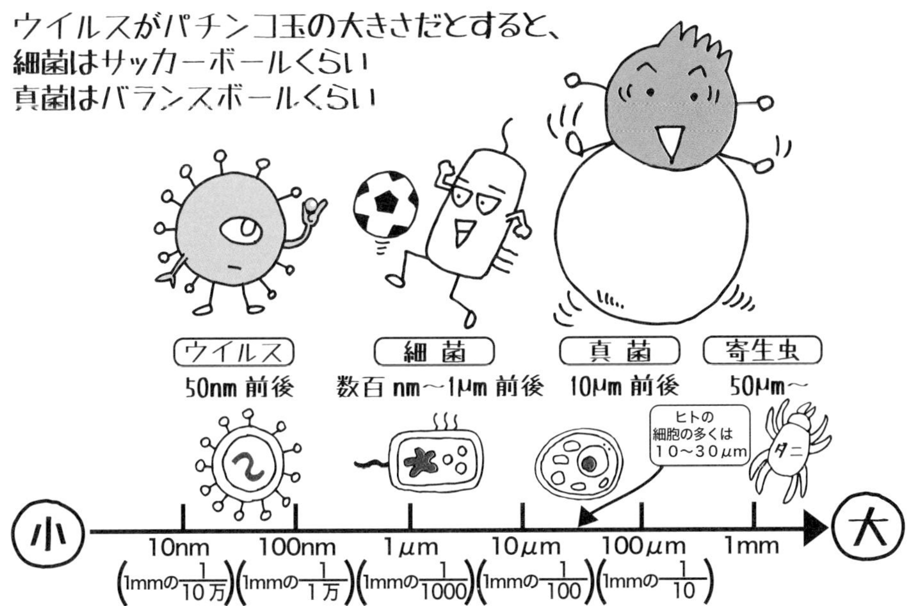

核があり、細菌に比べるとヒトの細胞により近くなっています。寄生虫ではさらに類似点が多くなります。

薬はヒトとの違いをターゲットにする

　薬は、ヒトの細胞に作用せず、病原体の細胞だけに作用するものがベストです。そのため、ヒトの細胞と違うほど、薬もその違いをターゲットにできるため、人体への影響も少なくなります。

　例えば、抗菌薬は、細胞壁や、細菌特有のたんぱく質の合成を妨げるなど、細菌ならではの仕組みに働くため、人体にはほとんど毒性を示しません。真菌や寄生虫のようにヒトの細胞に近づくほど、薬の効果と毒性のバランスを取るのが難しくなります。

　一部の感染症では、**ワクチン**接種による予防法も確立されています。ワクチンは抗菌薬などとは違い、ウイルスや細菌などの一部分や、病原性を弱めたものなどをあらかじめ投与し、身体に免疫をつけさせます。身体の免疫システムを活用した予防法なのです。予防接種をしたからといって必ずしも感染しないわけではないのですが、症状を軽減させる効果があります。

　ウイルス、細菌など感染症を引き起こす微生物は、それぞれ生物学的に大きなへだたりがあります。そのため、基本的には使用する薬も作用のメカニズムも異なります。

「風邪には抗生物質（抗菌薬）は効かない」というのも、風邪の原因であるウイルスには、細菌の薬である**抗菌薬**が効かないためです。ここからは、ターゲットとする病原体別に、感染症の薬を見ていきます。

❷ 細菌に対する薬（抗菌薬）

薬の特徴

細菌の細胞はヒトの細胞とは違いがあり、抗菌薬はそこに作用します。例えば、ヒトにはない細胞壁や、ヒトとは違った細菌特有のたんぱく質、DNAなど核酸の合成を阻害します。細菌に選択的に作用しヒトの細胞には毒性をもたらさないため、使いやすい薬です。

なお、抗生物質とは、微生物が産生する物質をもとにして作られた薬で、抗菌薬とほぼ同じ意味です。抗ウイルス薬とは違い、抗菌薬は特定の細菌だけでなく広く効果を示します。ただ、それぞれ得意領域、苦手領域があり、ターゲットとする細菌に応じて使い分けられています。

なかには、幅広い領域の細菌に効く抗菌薬（広域抗菌薬）もありますが、そうした薬ばかり使用すると、身体に共生する無害な細菌が死に、病原性を持つ菌が代わりに台頭してしまったり（菌交代症）、抗菌薬の効かない「**薬剤耐性菌**」が生じやすくなります。そのため、原因の細菌を特定し、その細菌にできるだけピンポイントで効く薬を使用することが求められるようになっています。なかには結核の薬のように、複数の薬を組み合わせ長期間継続的に使用するものもあります。

感染症の薬の中で、最も種類が多いのが抗菌薬ですが、最近は、新しい薬があまり開発されていません。莫大なお金と時間をかけて薬を開発しても、すぐに耐性菌が生まれ、イタチごっこになってしまうからです。そのため、耐性菌をできるだけ作らず、今ある限られた抗菌薬をいかに効果的に用いるかがテーマとなっています。

抗菌薬は、種類によって血液中の薬の濃度が大きいほど有効性が高まるもの（濃度依存）と、一定の濃度以上を長い時間維持することで効果が高まるもの（時間依存）があります。こうした特徴に合わせて、各抗菌薬の服用方法が設定されているので、指示をきちんと守って使うことが大切です。

気をつけたい症状

抗菌薬にはさまざまな種類があります（**62ページ、表1**）。**βラクタム系抗菌薬**では重い副作用は少ないものの、発疹、発熱、アナフィラキシーショックなど過敏反応には注意が必要です。

アミノグリコシド系の副作用では耳への障害や、腎障害が知られています。最近、耳が遠くなってきた、耳鳴りが起こるという訴えがあった時には、医師や薬剤師にも伝えてください。

マクロライド系の薬は、高齢者でも安全に使用できますが、発疹などの過敏症や下痢などが起こることがあります。

テトラサイクリン系の抗菌薬では、薬が食道内に残っていると、潰瘍を起こすことがあ

●細菌と抗菌薬の攻防●

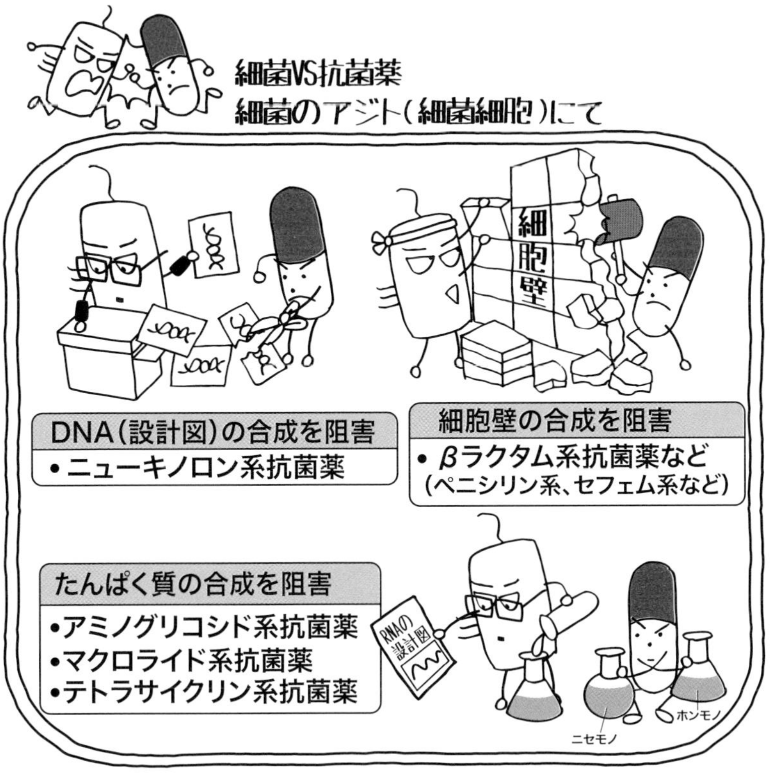

るため、多めの水で服用します。また、カルシウムやマグネシウムなどが薬の吸収を妨げるので、**牛乳**や**制酸薬**、**鉄剤**などと一緒に服用するのは避けます。

ニューキノロン系の薬は、抗菌薬の中でも多様な細菌に効果を持つ上、安全性にも優れ、よく使用される抗菌薬です。ただ、高齢者では腎機能が低下し、薬の排泄が遅れるため、副作用が現れやすいので注意が必要です。いつもと違う症状が見られたら、医師や薬剤師と情報を共有しておくと安心です。

糖尿病の人では、**低血糖**が起こることがあります。冷や汗が出る、手足が震える、いつもと違った異常な行動をとるなどの症状に気づいた場合、すぐに医師や薬剤師に連絡してください。

また、ニューキノロン系の薬では、**解熱鎮痛薬（非ステロイド性抗炎症薬；NSAIDs）**との併用で痙攣が起きることがあるので、服用中は市販薬にも注意が必要です。

テトラサイクリン系の薬と同様、牛乳や制酸薬などと同時に服用すると吸収が低下し、薬の効果が弱くなってしまいます。そのため抗菌薬の服用後、2時間程度空けてから制酸薬などを服用します。

表1●主な抗菌薬●

<table>
<tr><th colspan="4">種類</th><th>主な副作用</th><th>主な成分名（主な商品名）</th></tr>
<tr><td rowspan="6">細胞壁合成阻害薬</td><td rowspan="5">βラクタム系抗菌薬</td><td colspan="2">（広範囲）ペニシリン系</td><td>発疹や発熱などの過敏症、アナフィラキシー、下痢、食欲不振</td><td>アンピシリン（ビクシリン）、バカンピシリン（ペングッド）、アモキシシリン（アモリン、サワシリン、パセトシン）</td></tr>
<tr><td rowspan="3">セフェム系</td><td>第一世代</td><td>過敏症、下痢</td><td>セファレキシン（ケフレックス、センセファリン）、セファクロル（ケフラール、トキクロル）</td></tr>
<tr><td>第二世代</td><td>過敏症、ビタミンK・B欠乏症、肝障害、アナフィラキシー</td><td>セフロキシム（オラセフ）</td></tr>
<tr><td>第三世代</td><td>発疹など過敏症、胃腸障害、ビタミンK・B欠乏症、アナフィラキシー、菌交代症</td><td>セフジニル（セフゾン）、セフジトレン（メイアクトMS）、セフポドキシム（バナン）、セフカペン（フロモックス）</td></tr>
<tr><td colspan="2">カルバペネム系</td><td>過敏症、吐き気、下痢、ビタミンK・B欠乏症、アナフィラキシー</td><td>ファロペネム（ファロム）</td></tr>
<tr><td colspan="3">ホスホマイシン</td><td>発疹、吐き気、下痢、肝障害</td><td>ホスホマイシン（ホスミシン）</td></tr>
<tr><td rowspan="5">たんぱく合成阻害薬</td><td colspan="3">アミノグリコシド系</td><td>過敏症、食欲不振、下痢、難聴・耳鳴りなど聴覚障害、腎障害</td><td>カナマイシン（カナマイシン）、ゲンタマイシン（ゲンタシン）、フラジオマイシン（ソフラチュール）</td></tr>
<tr><td colspan="3">マクロライド系</td><td>発疹、吐き気、下痢、肝障害</td><td>エリスロマイシン（エリスロマイシン「サワイ」）、クラリスロマイシン（クラリス、クラリシッド）、ロキシスロマイシン（ルリッド）、アジスロマイシン（ジスロマック）、ジョサマイシン（ジョサマイ）</td></tr>
<tr><td colspan="3">テトラサイクリン系</td><td>発疹、むかつき・嘔吐、下痢、光過敏症</td><td>テトラサイクリン（アクロマイシン）、デメチルクロルテトラサイクリン（レダマイシン）、ドキシサイクリン（ビブラマイシン）、ミノサイクリン（ミノマイシン）</td></tr>
<tr><td colspan="3">リンコマイシン系</td><td>過敏症、胃腸障害、耳鳴り、めまい、偽膜性大腸炎（頻回の下痢に注意）</td><td>リンコマイシン（リンコシン）、クリンダマイシン（ダラシン、クリンダマイシン「タイヨー」）</td></tr>
<tr><td colspan="3">オキサゾリジノン系</td><td>めまい、呼吸困難、下痢、吐き気、骨髄抑制、発疹</td><td>リネゾリド（ザイボックス）</td></tr>
<tr><td>DNA・RNA合成阻害薬</td><td colspan="3">ニューキノロン系</td><td>発疹、頭痛、めまい、吐き気、食欲不振、下痢、光過敏症、低血糖</td><td>ノルフロキサシン（バクシダール、バスティーン）、オフロキサシン（タリビッド）、レボフロキサシン（クラビット）、シプロフロキサシン（シプロキサン、シバスタン）、トスフロキサシン（オゼックス、トスキサシン）、プルリフロキサシン（スオード）、モキシフロキサシン（アベロックス）、シタフロキサシン（グレースビット）</td></tr>
<tr><td rowspan="6">その他</td><td colspan="3" rowspan="6">抗結核薬</td><td>ビタミンB_6欠乏による末梢神経炎、肝障害、出血傾向、食欲不振、便秘、頭痛</td><td>イソニアジド（イスコチン、ヒドラ）、イソニアジドメタンスルホン酸（ネオイスコチン）</td></tr>
<tr><td>過敏症、胃腸障害、肝障害
※リファブチンは血液障害、発熱も
※尿・便や唾液、汗、コンタクトレンズなどが橙赤色に着色</td><td>リファンピシン（リファジン）、リファブチン（ミコブティン）</td></tr>
<tr><td>肝障害、間質性腎炎、尿酸値上昇、発熱</td><td>ピラジナミド（ピラマイド）
※他の抗結核薬と併用</td></tr>
<tr><td>視力障害、肝障害、胃腸障害、高尿酸血症</td><td>エタンブトール（エサンブトール、エブトール）
※他の抗結核薬と併用</td></tr>
<tr><td>肝障害、胃腸障害、手足の知覚異常、興奮、抑うつ、女性化乳房、脱毛</td><td>エチオナミド（ツベルミン）</td></tr>
<tr><td>過敏症、甲状腺機能障害、血液障害、胃腸障害</td><td>パラアミノサリチル酸（ニッパスカルシウム）</td></tr>
</table>

◆◇コラム◇◆ 抗菌薬と耐性菌

薬剤耐性菌は、薬に対する抵抗性を持った細菌などのこと。ウイルスや真菌、寄生虫でも薬の効果を弱める薬剤耐性（AMR）を持つものがあり、その対策は世界的に急務とされています。

介護現場でもよく知られているMRSA（メチシリン耐性黄色ブドウ球菌）は、健康な人には害はないものの、地域にも広がり、普通に生活する人にも保菌者がいることが明らかになっています。また、複数の抗菌薬が効かない多剤耐性菌や、既存の抗菌薬が効かないスーパー耐性菌も出現し、世界的に感染予防対策や、抗菌薬などの使い方の見直しが進められています。

耐性菌は、細菌の中では生存力が弱いのですが、抗菌薬を投与すると耐性菌が多く生き残り、結果として耐性菌が増えると考えられています。そこで、抗菌薬を過剰に使用しないこと、使用する時は菌を生き残らせないように集中的に治療することが基本戦略とされています。

耐性菌を増やさないために、抗菌薬などは指示された回数、用量を守り、きちんと飲みきることが重要です。飲み方や用量を守らないと、作用の低下を招くこともありますし、症状が改善したからといって服薬を途中で止めると、耐性菌をより多く生き残らせてしまうからです。それは抗ウイルス薬や抗真菌薬でも同じです。

また、余っていた抗菌薬を、自己判断で服用するのもNGです。薬が今感染している病原体に効くかわからない上、逆に体内で耐性菌などを押さえこんでいる善玉の細菌などを殺し、耐性菌を勢いづかせてしまうおそれもあるからです。

だからこそ、抗菌薬では“指示通り”の服薬がより大切になります。ただ、気になる症状が出たり、病気が治ってもずっと抗菌薬が処方され続けている場合などは、一度薬剤師に相談してみてください。

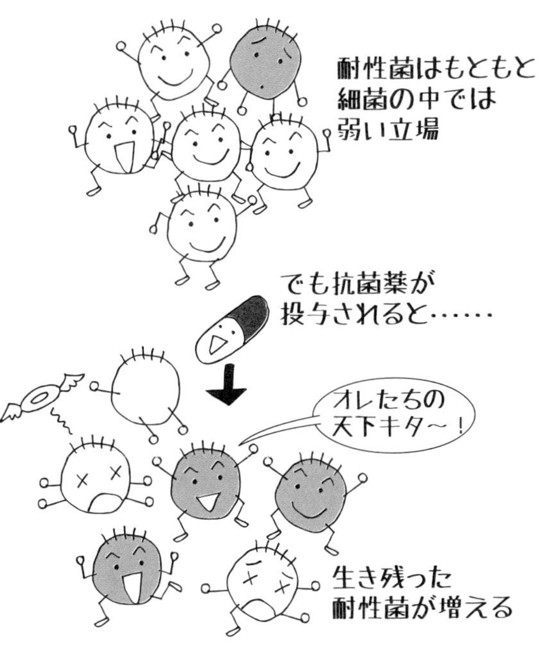

PART 3 1

❸ 抗ウイルス薬

薬の特徴

DNA（デオキシリボ核酸）は生命の設計図ともいわれます。細菌・真菌や寄生虫、また動物の細胞では遺伝情報はDNAにあり、それをコピー（転写）したRNA（リボ核酸）の遺伝情報に沿ってたんぱく質が合成されます。そのため、細菌から動物までの細胞は、DNAとRNAという核酸をセットで持っています。

ところが、ウイルスの場合はDNAかRNAのどちらかしか持っていません。そのため、単独では増殖できず、他の生物の細胞の“システム”を必要とするのです。

抗ウイルス薬は、ウイルスがヒトの細胞に侵入して、宿主の細胞のシステムを利用して増殖し細胞外に出ていくまでのプロセスを妨害します。感染した細胞にのみ作用するため、正常な細胞への毒性は比較的低いとされています。

抗ウイルス薬では、基本的にウイルスの種類に対応した薬が用いられます。現在のところ、インフルエンザやヘルペス、肝炎のウイルスやHIVなどに対する抗ウイルス薬があります。ただ、新型コロナウイルス感染症で、他の病気に対する薬が応用されたように、他のウイルスの薬が応用できることもあります。

気をつけたい症状

抗インフルエンザウイルス薬のオセルタミビルなどノイラミニダーゼ阻害薬の主な副作用は、下痢やむかつきなどです（**表2**）。吸入薬のザナミビルでは、喘息やCOPDなど慢性呼吸器疾患のある人で気管が狭まり呼吸が苦しくなることもあるため、事前に医師や薬剤師に使い方を確認してください。

抗ヘルペスウイルス薬は、帯状疱疹や、口

表2●主な抗ウイルス薬（内服薬）●

種類		主な副作用	主な成分名（主な商品名）
抗インフルエンザウイルス薬	ノイラミニダーゼ阻害薬	下痢、むかつき、頭痛、肝機能障害	オセルタミビル（タミフル）、ザナミビル（リレンザ）、ラニナミビル（イナビル）
	キャップ依存性エンドヌクレアーゼ阻害薬	下痢、頭痛、発疹、むかつき	バロキサビル（ゾルフーザ）
抗ヘルペスウイルス薬		内服薬：下痢、腎障害、発疹、精神神経症状 軟膏・クリーム：かゆみ、接触性皮膚炎	アシクロビル（ゾビラックス、ビクロックス、アストリック）、バラシクロビル（バルトレックス）、ビダラビン（アラセナ-A、カサール）、アメナメビル（アメナリーフ）

唇ヘルペスなどの単純疱疹、水ぼうそう（水痘）、性器や角膜のヘルペスなどで用いられます。単純疱疹などに用いられる軟膏やクリームでは、接触性皮膚炎やかゆみなどが見られることがあります。

抗ヘルペスウイルス薬の内服薬で特に注意したいのは、眠気やふらつきが出る、意識がもうろうとするなどの精神神経症状や、尿量が減る、むくみといった腎障害の症状です。高齢者や腎機能障害のある人、脱水症状を起こしやすい人ではリスクが高まるので、医師や薬剤師などと観察ポイントを共有しておく必要があります。

●ウイルスと薬の攻防●

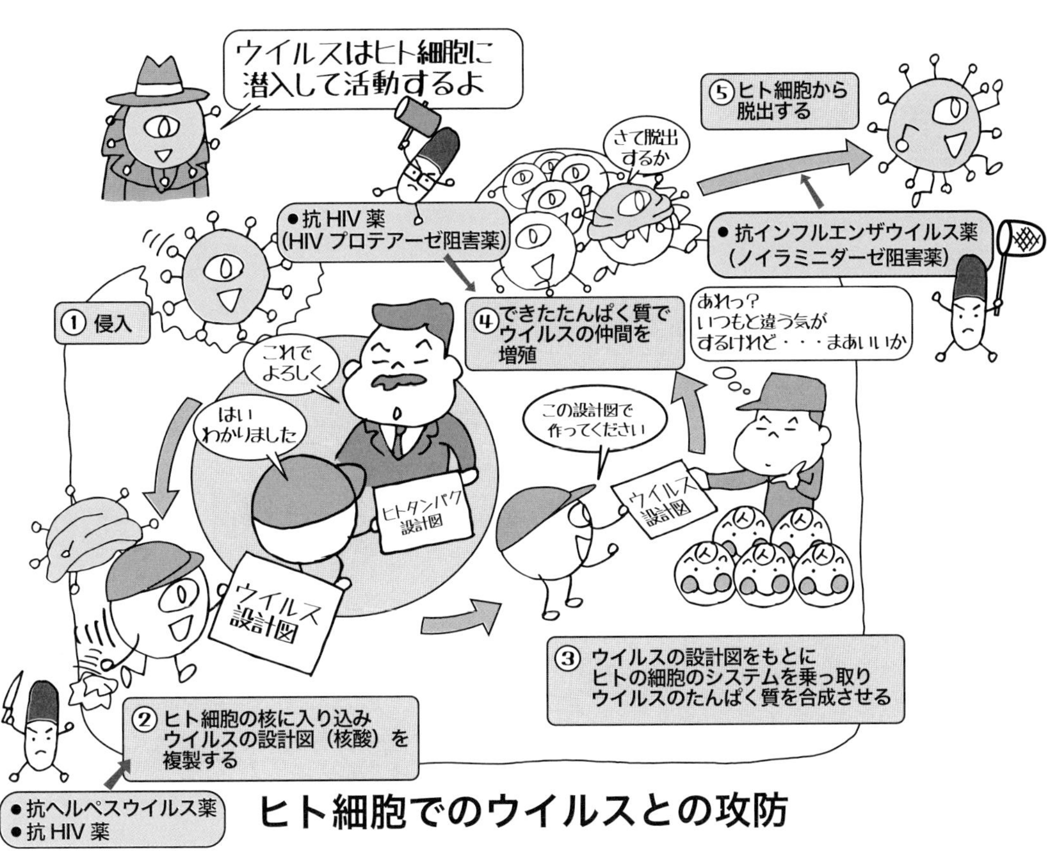

❹ 抗真菌薬

薬の特徴

真菌（カビ）による感染症（真菌症）では、水虫（白癬）、カンジダ症などがよく知られていますが、健康な人では重い病気はあまり引き起こしません。しかし、免疫機能の低下などを背景に**日和見感染**で起こることの多い、内臓など体の内部（深在性）での真菌症は重症化しがちで治療が困難なこともあります。

免疫機能の低下の原因として、エイズなどの病気や薬の副作用、体力の衰えなどに加え、**中心静脈栄養（TPN）**や**尿道カテーテル**留置などカテーテルを介した感染も問題になっています。深在性真菌症には、TPN実施中に発生しやすいカンジダ症や、結核後の肺の空洞で見られることのあるアスペルギルス症、エイズで多発するニューモシスチス肺炎などがあります。

抗真菌薬にはいくつかの種類があり、真菌の細胞壁や細胞膜の合成を阻害する、細胞膜に穴を開ける、DNAなどの合成を阻害するなどさまざまな方法で真菌にダメージを与えます。内臓などに起こる深在性の真菌症には、注射薬や内服薬の抗真菌薬が用いられます。一方、水虫や皮膚カンジダなど体表で起きる（表在性）真菌症には、軟膏やクリームなど外

◆◇コラム◇◆ 日和見感染

健康な人であれば病気を引き起こさない、病原性の弱い、あるいは無害な微生物が、免疫機能の低下により病気を引き起こすことを「日和見感染」といいます。日和見感染を起こす病原体には、**MRSA（メチシリン耐性黄色ブドウ球菌）**感染症やカンジダ症、クリプトコッカス症、エイズで多発するニューモシスチス肺炎などがあります。体力の衰えた高齢者や、エイズなど免疫機能が低下する病気を持つ人、免疫機能を抑制する薬を服用している人などでは、日和見感染が起きやすくなります。

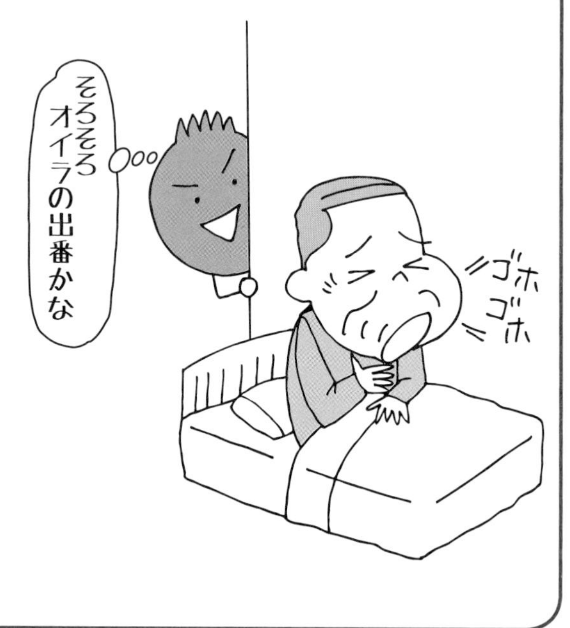

用薬がよく使用されます。

気をつけたい症状

在宅や介護施設で使用されることが多いのは液剤やクリーム、軟膏など外用薬の抗真菌薬です（**表3**）。外用薬については、接触皮膚炎や皮膚の赤み、刺激感などが主な副作用です。水虫、皮膚カンジダ症などに使用されますが、薬の刺激でただれなどが悪化することもあるため、使用して症状がよくならない場合は医師や薬剤師に伝えてください。

アゾール系の内服薬は、肝臓で一部の薬の代謝を妨げその作用を過剰にしてしまうなど、他の薬との相互作用の多い薬です。薬を処方してもらう時には、服用している他の薬の情報を必ず伝えましょう。服用後の症状の変化にも留意してください。

◆◇コラム◇◆ 人と共生する体微生物

微生物がすべて感染症を引き起こすわけではなく、なかには有益なものもあります。腸内細菌はその代表例です。

ヒトの腸管には約1,000種類もの細菌が住み、腸内細菌叢を形成しています。

腸内細菌叢は、腸内フローラ（“花畑”の意味）とも呼ばれ、そこには善玉菌と悪玉菌、それらの中間の菌が多種多様に存在し、互いにバランスを保っています。細菌の種類や分布などは人により違いがあり、食物吸収のサポートや、病原体の排除、免疫細胞の調節などに関わっていることが近年明らかになっています。

表3●主な抗真菌薬（内服薬、外用薬）●

種類		主な副作用	主な成分名（主な商品名）	備考
アゾール系	イミダゾール系	接触性皮膚炎、刺激感、かゆみ ※外用薬	ミコナゾール（フロリード、アムリード）、クロトリマゾール（エンペシド、エルシド）、オキシコナゾール（オキナゾール）、ケトコナゾール（ニゾラール、ケトパミン）、ラノコナゾール（アスタット）、ルリコナゾール（ルリコン、ルコナック）	イミダゾール系の薬は、ほとんどがクリームや膣錠など外用薬。水虫（白癬）や皮膚のカンジダなど表在性真菌症に使用
	トリアゾール系	発疹、むかつき・嘔吐 ※フルコナゾール（内服薬）は、しゃっくり、手足のこわばりも	フルコナゾール（ジフルカン）、イトラコナゾール（イトリゾール）、ホスラブコナゾール（ネイリン）	
アリルアミン系		発疹、肝障害、だるさ、味覚異常、頭痛、めまい ※外用薬では接触性皮膚炎、皮膚の赤み、刺激感	テルビナフィン（ラミシール）	
ベンジルアミン系		接触性皮膚炎、刺激感、かゆみ ※外用薬	ブテナフィン（メンタックス、ボレー）	外用薬のみ

◆◇コラム◇◆　抗寄生虫薬と疥癬

寄生虫はさまざまな種類があります。１つの細胞のみで生きている単細胞生物の赤痢アメーバやマラリア原虫、人間と同じく多細胞からなるアニサキス、体長10mにも及ぶひも状のサナダムシ（条虫）、そしてダニやシラミなども人の体表に住み着くので寄生虫に含まれます。

抗寄生虫薬は抗菌薬などとは違い、抗マラリア薬などそれぞれの寄生虫に対し特定の薬を使用するのが一般的です。その作用は、代謝や生殖を妨げて寄生虫を殺したり、体外に寄生虫を排出させるなどです。ただ、寄生虫の細胞はヒトの細胞と共通点も多く、人体への影響も大きいため、基本的に使用には十分な注意が必要です。

抗寄生虫薬には、高齢者施設で時に発生するヒゼンダニによる疥癬の薬も含まれます。疥癬そのものに働く唯一の内服薬が、ノーベル生理学医学賞を受賞した大村智氏が発見したイベルメクチン（商品名：ストロメクトール）です。

イベルメクチンは、寄生虫にマヒを起こさせ死滅させる薬です。主な副作用はむかつき・吐き気、肝機能障害、発疹などです。脂肪の多い食事の後に服用すると、体内への吸収量が多くなり副作用のリスクも高まるため、できれば空腹時に水のみで服用します。

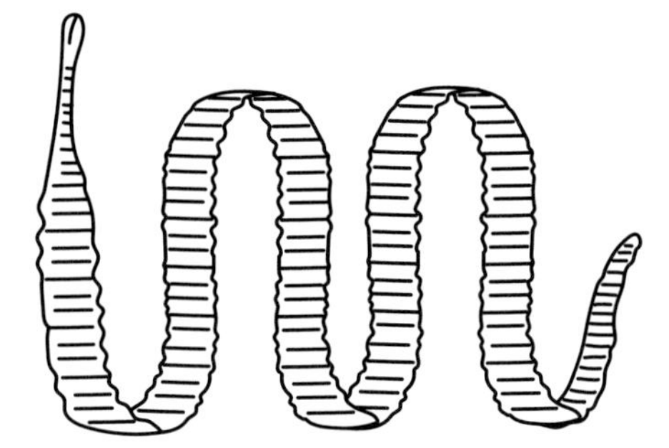

⑤ ケアマネジャーの支援のポイント（感染症の薬全般）

感染症の薬は、病原体を殺したり増殖などを抑制したりする薬です。それぞれの薬が病原体に作用する仕組みなどから、服用するタイミングや用量などが決められているため、医師の指示した用法用量を守ることが大切です。また、耐性を持つ病原体を生き残らせないために、症状が改善しても自己判断で中止せず、服用を続けます。

そのため、自分で指示通りに服薬できない人に対しては、薬の調整やお薬カレンダーの利用、介護職の見守りなどの支援を考える必要があります。なお、薬の服用を忘れた時には、思い出した時点ですぐに服用することが基本です。しかし、２回分の薬を一度に飲むと副作用のリスクが大きくなるため、次の服用時間が近い時は服用を控えます。薬によって対応が異なることもあるので、あらかじめ薬剤師に確認しておくといいでしょう。

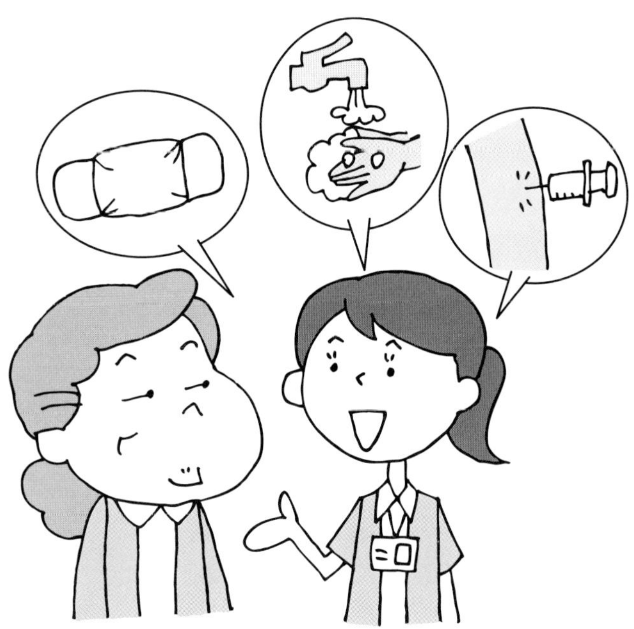

感染症の薬には、胃腸障害を起こしやすいものがあるため、多めの水と一緒に飲みます。牛乳などにより吸収が阻害される薬もあるため、水やぬるま湯での服用がよいでしょう。

治療終了後に薬が余ったとしても、自己判断で使用してはいけません。症状が似ていても原因となる病原体が違えば、薬の効果がなく、副作用のリスクだけ負うことになるからです。感染症の薬が残っているようであれば、一度薬剤師に相談して整理してもらってください。

また、高齢者は感染症にかかると症状が重くなるリスクも高いため、予防対策をしっかりすることも大切です。インフルエンザなどワクチンのある感染症に関しては、予防接種が重症化を防ぐために最も効果のある方法です。医師などと連携し、感染症の流行シーズン前に予防接種の情報を提供するのもよいでしょう。

生活面ではマスクの着用やこまめな手洗い、感染症の流行時にはできるだけ人の多い場所に行かないなどの対策も大切です。感染症の流行する時期には、ケアマネジャーからこうした予防策を伝えることが利用者への意識づけになります。

●•• モニタリングポイント ••●

- 感染症の症状の変化
- 服用するタイミング、飲み方を守ってきちんと継続的に服薬できているか
- 食事や水分が十分に取れているか
- 下痢や吐き気、発疹など気になる症状がないか

PART 3

2 痛みの薬

❶ 鎮痛薬（非麻薬性）

痛みはなぜ起こる？

神経は、身体中の隅々まで張り巡らされ、情報をやりとりして連絡を取り合うネッワークです。中枢神経と末梢神経があり、中枢神経は頭蓋骨の中の脳と脊柱の中の脊髄からなり中心的な働きをしています。身体の組織が損傷を受けると、その部分から痛みを伝達する物質が放出され、それが末梢神経を刺激し、中枢神経である脊髄に痛みの情報を伝えます。その情報が脊髄を上方に進み脳に到着し初めて「痛い」と認識されます。

痛みを感じると不快な気持ちになり、強くなると身体が思うように動かなかったり、気分がふさぎがちになったり、生活の質の低下につながります。そして自立した生活を送るには、さまざまな障害が起きます。

痛みが発生すると、起居動作、移動、家事などの活動が制限され、家庭での役割や趣味活動、地域活動などができなくなります。そのため、痛みを改善することが重要です。

痛みの作用機序

非ステロイド性抗炎症薬（NSAIDs（エヌセイズ））は末梢で炎症を引き起こす**プロスタグランジン**という物質を作り出すことを阻害して、痛みを起こすシステムを静めます。同時にこのプロスタグランジンは、胃では胃を保護する胃粘液を生み出す働きがあり、NSAIDsはそれも阻害することで、胃に障害を起こす副作用があります。

アセトアミノフェンが痛みを抑える仕組みは明らかになっていません。脳で痛いと感じる閾値（境界線）を高めることで、より痛みを感じにくくしているのではと考えられています。

●鎮痛薬が作用する仕組み●

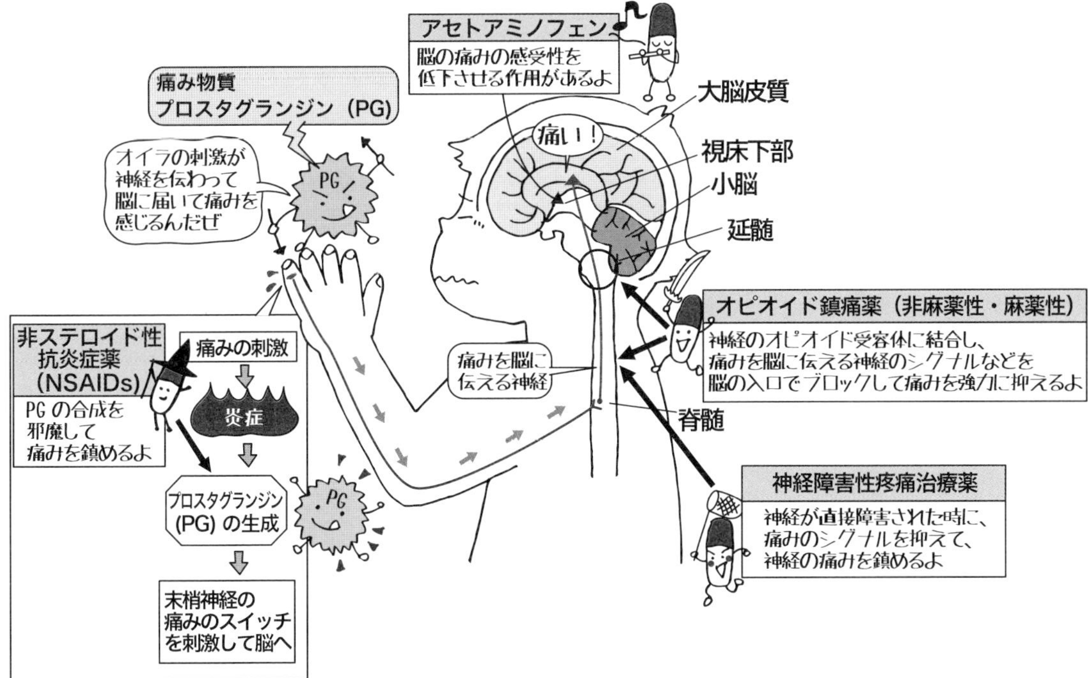

痛みの薬の特徴

非ステロイド性抗炎症薬（NSAIDs）は、外傷、頭痛、腰痛、膝痛、歯痛などに広く使われる痛み止めです。この薬は解熱作用と抗炎症作用もあります。錠剤、口腔内崩壊錠（唾液で溶ける、）散剤、カプセル剤、シロップ剤、坐薬など、たくさんの剤型があり、患者の嚥下状況等により使い分けます。

アセトアミノフェン（カロナール）は、錠剤、散剤、シロップ剤、注射薬、坐薬があります。また、多くの市販薬（一般用医薬品）の**総合感冒薬**にも同じ成分が含まれており、処方薬との重複を避けたり副作用チェックのため、医師や薬剤師に市販薬を服用していることを伝えるよう、本人に説明してください。

脊柱管狭窄やヘルニア、帯状疱疹ヘルペスなどのウイルスの感染、糖尿病などの代謝障害、がんの腫瘍などにより、神経が直接障害されて起こる痛みを**神経障害性疼痛**といい、「しびれる」「電気が走るような痛みを感じる」「強い針で刺したような痛みを感じる」と表現されます。

この痛みに作用する**神経障害性疼痛治療薬**にはプレガバリン（リリカ）、ミロガバリン（タリージェ）があります。これらは痛い時にだけに飲む屯用ではなく、原則1日2回定期的に服用します。効き目が現われるまでに時間がかかることがありますのでしばらく続けて服用します。

非麻薬性オピオイド（鎮痛薬）は麻薬指定にはなっていませんが、医療用麻薬のメカニズムと同じ「オピオイド受容体」に結合して鎮痛作用を発揮します。ブプレノルフィン（ノルスパン）やペンタゾシン（ソセゴン）、トラマドール塩酸塩（トラマール）などがあります。**医療用麻薬**のように強いがん性の疼痛には効果はあまり期待できませんが、副作用も依存性も弱く、変形性関節炎や腰痛などの強い慢性疼痛にも用います。

気をつけたい症状（副作用）

非ステロイド性抗炎症薬の副作用は共通して、消化器症状（胃痛、吐き気、食欲不振、胃潰瘍等）、腎機能低下（むくみ、尿量低下）、そして喘息症状などで、なかでも胃痛は頻度が高いので、予防のため空腹時の服薬は避け、多めの水で服用します。腎機能低下の場合は急性腎不全を起こすことがありますので、十分な注意が必要です。

アセトアミノフェンは消化器症状や腎機能低下がほとんどなく、小児用にも使われます。ただし、長期服用により肝機能障害が起きるリスクが高まります。

神経障害性疼痛治療薬の副作用には、眠気やめまい、便秘、口渇などがあります。服用は少量から開始し、副作用が起きないように経過を見ながら段階的に増量します。特に腎機能低下の場合は、慎重に服用します。なお、長期服用で体重が増すことがあります。

非麻薬性オピオイドは医療用麻薬より副作用、依存性ともに弱く、吐き気、食欲不振、便秘、眠気、めまい等があります。

ケアマネジャーの支援のポイント

処方された薬を飲み切っても痛みが治まらないため、処方箋なしで購入できる市販薬の痛み止めを長期に渡り使用し続けている場合があります。副作用の消化性潰瘍は、はじめは無症状でも、吐血して気づくこともありま

表1●主な鎮痛薬●

種類	主な副作用	主な成分名（主な商品名）
非ステロイド性抗炎症薬（NSAIDs）	消化器症状（胃痛、吐き気、食欲不振、胃潰瘍）	ロキソプロフェン（ロキソニン） イブプロフェン（ブルフェン） ジクロフェナク（ボルタレン、ナボール） インドメタシン（インテバン、インドメタシン） エトドラク（ハイペン、オステラック） メロキシカム（モービック） セレコキシブ（セレコックス）
アセトアミノフェン	長期服用で肝障害	アセトアミノフェン（カロナール）
神経障害性疼痛治療薬	めまい、眠気、便秘、口渇	プレガバリン（リリカ） ミロガバリン（タリージェ）
非麻薬性オピオイド鎮痛薬	吐き気、食欲不振、便秘、眠気、めまい	トラマドール（トラマール、ワントラム） ブプレノルフィン（ノルスパンテープ）

す。薬局では量が適正か副作用は出ていないか等を、市販薬も含めて一元的な管理を行います。市販薬の箱を見つけたら、お薬手帳にメモ書きする等、薬剤師に伝えてください。

多くの高齢者が、腰痛や膝痛に悩んでいます。一過性のケガや骨折と異なり、痛みが慢性化し、外出機会が減り、社会とのつながりがなくなって意欲を失い、閉じこもりになる、といった負のスパイラルの原因にもなります。消化性潰瘍などの副作用に十分注意することはもちろんですが、少しでも意欲的に「痛みとともに」生活できるよう生きがいを見つける支援を考えましょう。

●●• モニタリングポイント •●●

- 痛みの強さの変化
- 胃痛はないか
- 市販薬も含め飲み過ぎていないか
- 痛みにより生活機能の低下はないか

PART 3 2

◆◇ コラム ◇◆ 薬剤師は見た！②鎮痛薬で胃痛を起こした利用者

Aさんは、数十年来の頑固な腰痛を抱える70代女性です。

要支援１で外出もままならない状態でした。Aさんは、NSAIDs １日１回の定期服用に加え、屯用で１錠服用し、１日にほぼ２錠服用。ほとんど鎮痛薬に依存していました。胃薬も処方されていました。

ある日、薬剤師が居宅療養管理指導で訪問したところAさんから「３日ほど前に胃が急に痛くなって救急車を呼ぼうとしたが、しばらくしたら治った」と伝えられ、それを医師には伝えていないといいます。薬剤師は、その足で主治医を訪問し、NSAIDsから胃に優しい神経障害性疼痛治療薬への変更を提案しました。

利用者は、最初は怪訝な顔をしていましたが、数日して効果があり、外出機会も増え「喫茶店に行けた」と喜んでいました。

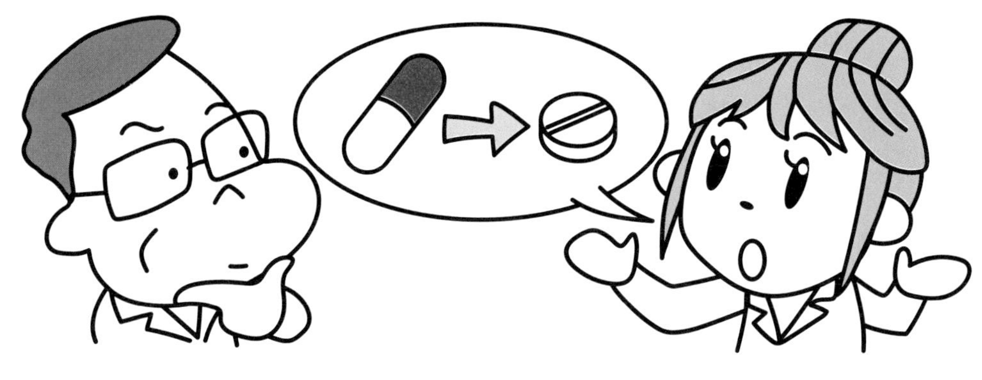

❷ がんの痛み

がん性疼痛とは？

がん性疼痛はがん細胞が増殖し組織を破壊することによって生じる強い痛みのことです。がん性疼痛には発生する場所や原因によって**体性痛、内臓痛、神経障害性疼痛**があります。

がんの痛みには**医療用麻薬**を用います。麻薬、モルヒネと聞くと「廃人になる」「**依存する**」と怖がる人もいるのではないでしょうか。しかし、それは痛みのない人が濫用する場合で、がん性疼痛として医師が診断し、適量を処方される場合は、そのようなことは起きません。法律で痛みの治療を目的に使用が許可されている麻薬を医療用麻薬と呼び、オピオイド鎮痛薬ともいいます。モルヒネが特異的に結合する「オピオイド受容体」に結合し、モルヒネに似た強い鎮痛作用を示します（**71ページ**、鎮痛薬が作用する仕組み）。

がん性疼痛緩和の基本

がん性疼痛の基本は、速やかな治療の開始、十分な副作用対策、そして、患者が満足できる痛みからの解放であり、最終的には患者のQOLの向上が目標です。世界保健機関（WHO）では、がん疼痛治療法の５原則を①経口的に、②時刻を決めて規則正しく、③疼痛ラダーに沿って効果の順に、④患者ごとの個別的な量で、⑤その上で細かい配慮を、と定めています。

図1●疼痛ラダー（WHO策定）●

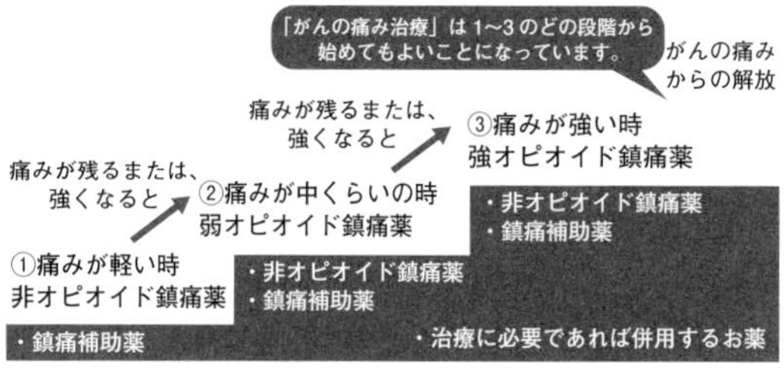

「がんの痛み治療」は1～3のどの段階から始めてもよいことになっています。

がんの痛みからの解放

①痛みが軽い時
非オピオイド鎮痛薬
・鎮痛補助薬

痛みが残るまたは、強くなると

②痛みが中くらいの時
弱オピオイド鎮痛薬
・非オピオイド鎮痛薬
・鎮痛補助薬

痛みが残るまたは、強くなると

③痛みが強い時
強オピオイド鎮痛薬
・非オピオイド鎮痛薬
・鎮痛補助薬

・治療に必要であれば併用するお薬

強オピオイド：モルヒネ、オキシコドン、フェンタニル等
弱オピオイド：トラマドール、ノルスパン等
非オピオイド鎮痛薬：非ステロイド性抗炎症薬（NSAIDs）、アセトアミノフェン等
鎮痛補助薬：抗てんかん薬、抗うつ薬、抗不安薬、ステロイド薬等

定期的に医療用麻薬を服用することで痛みをコントロールできていても、突然、**突出痛**という疼痛閾値（痛みを感じる限界）を超える鋭い痛みが襲うことがあります。

突出痛に対しては、短時間で鎮痛効果が現れる速効性の「**レスキュー薬**」が使われます。

図2●突出痛●

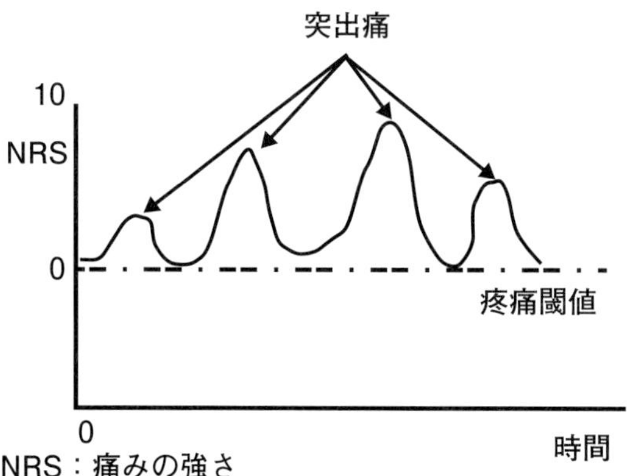

●さまざまな痛み●

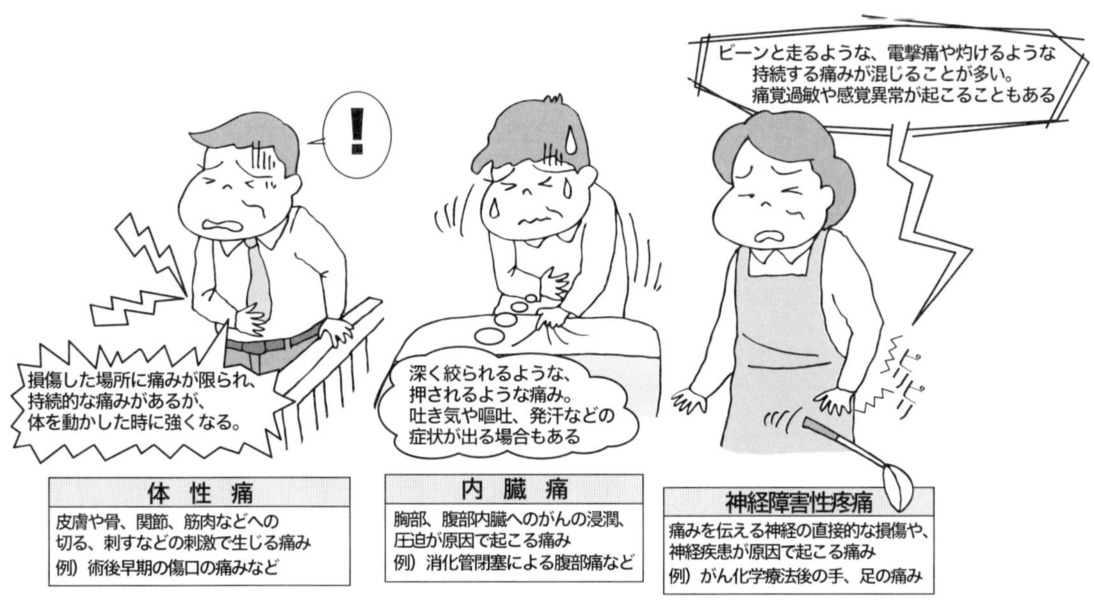

医療用麻薬の特徴

モルヒネは、古くから使われ、他の医療用麻薬の成分に換算（変更）する際の基本となります。強い痛みや呼吸困難に効果がありますが、腎機能低下のある人は十分な注意が必要です。**オキシコドン**は鎮痛効果と副作用はほぼモルヒネと同じですが、低用量の徐放性製剤があり医療用麻薬導入に使いやすく、腎機能低下のある人でも安心して使えます。**フェンタニル**は鎮痛効果が高いのですが呼吸困難に対しては効果が弱く、一方、副作用は他に比べて少なく、腎機能低下のある人でも安全に使用できます。

ヒドロモルフォンは比較的新しい薬で、これも腎機能低下のある人でも安全に使用できます。

医療用麻薬には、さまざまな投与経路と剤型があり、治療の幅を広げます。経口薬では、散剤、内服液などがあり、錠剤はゆっくり効いて痛みを感じる疼痛閾値を下げる徐放性製剤や、素早く効いてレスキュー薬として使われる速放性製剤があります。口腔粘膜吸収製剤は消化管を通過しないので速やかに全身作用を示します。バッカル錠（歯ぐきから吸収）と舌下錠があり、レスキュー薬として用います。貼付剤は経皮的に吸収され全身作用を示し、即効性はありません。坐薬は直腸から吸収されて全身作用を示し、経口投与が困難な場合に選択されます。注射薬のポンプを用いた持続皮下投与では医師の指導により患者やその家族での抜針や注射針の刺入が可能であり、在宅でも使用されています。

気をつけたい症状（副作用）

副作用が起きても、鎮痛効果が優先される場合が多く見られます。吐き気は飲み始めに出現し、しばらくすると治まりますが、つらい時には薬で対応できます。排尿困難や尿閉も薬が処方されます。しかし、便秘は多くの場合、頑固に継続します。各種の下剤が処方されますが、すっきりしない場合は、訪問看護に浣腸、摘便を依頼します。眠気や呼吸抑制は、医療用麻薬の減量、他の成分の医療用麻薬の変更で対応します。

ケアマネジャーの支援のポイント

医療用麻薬の管理

麻薬及び向精神薬取締法では、医療機関や薬局においては免許を与え細かく管理保管を規定していますが、一旦処方された後の患者宅や施設における保管等のルールはありません。しかし、健常者が濫用すると保健衛生上の危害が発生するおそれがあります。施設の場合は、絶対に紛失しないように全スタッフに注意喚起し、医療用麻薬の責任者を決める等の配慮を依頼します。在宅療養では訪問看護師や訪問薬剤師が入っている場合には、ケアマネジャーも加わり協力して保管や管理のルールを決め、情報を共有しましょう。

なお、患者が死亡し、**医療用麻薬**が残った場合は、家族や事業者が勝手に処分してはいけません。ケアマネジャーは薬局に連絡してください。薬局は残った医療用麻薬を引き取り、法律に則って廃棄し保健所等に届けます。

痛みの評価

痛みの感じ方は千差万別で本人にしかわかりません。痛みの評価には、6つの表情スケール（**図3**）がありますが、表情の微妙な差や突出痛による苦痛が表現しづらいと思われます。そこで痛みなしを「ゼロ」、突出痛のような最悪の痛みを「10」として、痛みを数値化し、突出痛の有無、回数や間隔など1日の痛

表2●主な医療用麻薬●

主な成分名	主な副作用	主な商品名
モルヒネ	嘔吐、便秘、眠気、呼吸抑制、排尿困難等	MSコンチン錠（持）、モルヒネ注、パシーフカプセル（持）、オプソ内服液（速）、アンペック注・坐薬（速）
オキシコドン		オキシコンチン錠TR（持）、オキノーム散（速）、オキファスト注
フェンタニル		イーフェンバッカル錠（速）、アブストラル舌下錠（速）、フェントステープ（持）、デュロテップMTパッチ（持）、ワンデュロパッチ（持）
ヒドロモルフォン		ナルサス錠（持）、ナルラピド（速）

※（持）＝持続性、（速）＝速効性

みのパターンを知る方法もあります。どちらかの方法を使い上手に聞き出して、痛みが和らいでいる時には、生活の質を維持し、充実した時間を過ごせるよう、支援します。

例えば、入浴する、車いすで庭の花を見る、散歩する、など、それらは家族介護で可能か、介護サービスを利用するのか、家族とよく話し合っておきましょう。なお、つらい痛みが続くと家族の身体的・精神的疲労が募ります。家族への配慮や支援も必要です。

●•• モニタリングポイント ••●

- 痛み（突出痛も含む）の変化
- 回数や間隔の変化
- 吐き気、便秘などの発現や悪化
- 上記の症状があった場合、医師等への連絡の判断
- 介護者の身体的・精神的疲労が悪化していないか

図3●表情スケール●

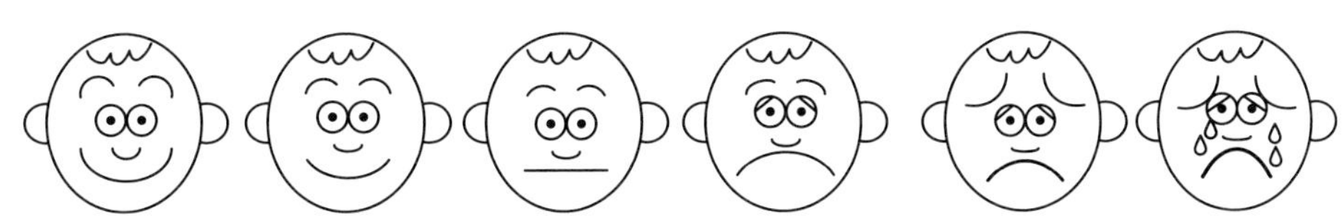

◆◇ コラム ◇◆ 薬剤師は見た！③ACPと薬

ACP（アドバンス・ケア・プランニング）とは、どのように生を終えるかを事前に決めるプロセスのことです。日本でも徐々に定着してきました。

「延命はしないで痛みや苦しさは取ってほしい」と事前に希望していた人が、急激ながん性疼痛で「気が狂うぐらいの痛み」に襲われ、「とにかく痛みを取ってほしい」と懇願されました。

医師が医療用麻薬を、痛みがなくなるまで投与すると、意思表示のまばたきも不可能になるくらい意識レベルが低下しました。その急激な変化に、薬剤師として処方時にしか訪問しない私は「言い残した言葉があるのでは」と戸惑いましたが、「意識レベルが少しでも戻れば痛みを感じる。痛みを取るのが本人の希望だから」と家族も納得されていました。数日後、言葉を発することなく永眠されました。

医療用麻薬（それを適切に処方した医師も含めて）により、本人のACPが尊重された事例でした。

PART 3

3 アレルギーや免疫の薬

❶ アレルギーの薬

アレルギーはどんな病気？

生物には、細菌やウイルスなど病気を引き起こす外敵や、がんなど体内に発生した異物などから、自分を防御するために**免疫機能**が備わっています。体内に細菌などが侵入すると、それらを排除するために免疫に関わる細胞が抗体やさまざまな物質を作り、攻撃します。そして、再び同じ細菌などが侵入した時に速やかに攻撃できるように抗体が体内に残り、免疫の監視体制が整えられます。

この免疫システムが、花粉など本来は無害なものに向けられ、身体に不都合な症状を起こすのが「**アレルギー**」です。花粉症や気管支喘息（**118ページ**）などの他、急激な全身症状やショックを引き起こす**アナフィラキシー**もアレルギーです。さらに広い意味でいえば、関節リウマチ（**82ページ**）など、免疫システムが自分の正常な細胞を攻撃してしまう自己免疫疾患も含まれますが、ここでは狭い意味でのアレルギーを取り上げます。

免疫反応が起こる時、細胞からはさまざまな**化学伝達物質**（ケミカルメディエーター）が放出され、細菌などの排除から死骸の後片づけ、組織の修復などまでをサポートします。それに伴って炎症反応が起こります。

アレルギーでは、これらの物質が本来は敵でない物質に攻撃を仕掛け、さまざまな炎症をもたらします。例えば、**ヒスタミン**という物質は、神経を刺激してくしゃみを誘発し、鼻粘膜の分泌腺の働きを高め鼻汁を出します。**ロイコトリエン**は、白血球の仲間が血管の外に出て異物を攻撃できるように血管を広げ透過性を高めますが、それは鼻詰まり（鼻閉）の原因になります。

これらの物質は、普段は**肥満細胞**（マスト

●アレルギーの発生と薬の作用●

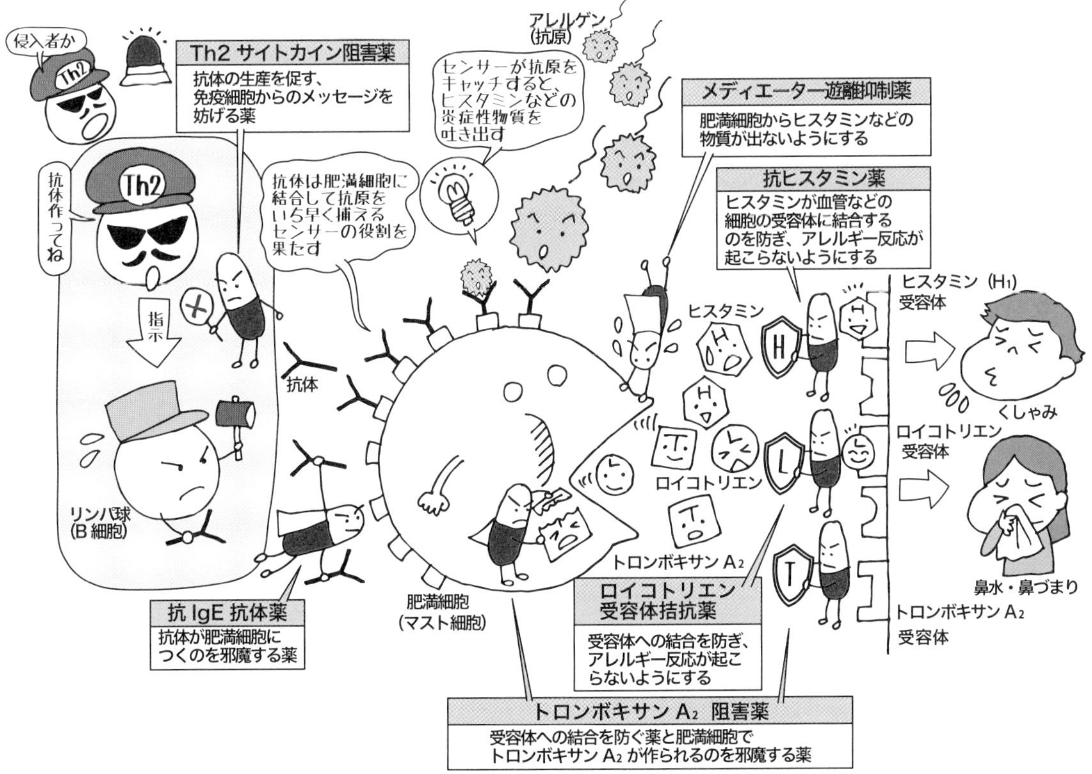

細胞）や白血球などに蓄えられています。肥満細胞の表面に抗体（IgE抗体）がセンサーのようにくっついた状態になると、体内に入ってきた**アレルゲン**（抗原）をキャッチしてスイッチが入り、細胞からヒスタミンなどを放出します。

抗アレルギー薬の特徴

抗アレルギー薬は、ヒスタミンやロイコトリエンといった炎症反応を引き起こす化学伝達物質の放出や働きを妨害することで、アレルギーの症状を抑えます。

①**メディエーター遊離抑制薬**は、肥満細胞からの化学伝達物質の放出を抑えます。気管支喘息をはじめアレルギー性鼻炎や結膜炎、花粉症などの治療や予防に使用されます。ただし、すでに症状が現れている時に服用しても即効性はありません。

②**抗ヒスタミン薬**（ヒスタミンH_1受容体拮抗薬）は、肥満細胞から放出されたヒスタミンが、気管や血管などの細胞の受容体（H_1受容体）に結合するのを防ぎ、アレルギー反応

の発現を抑えます。

昔からある、第一世代の**抗ヒスタミン薬**（ジフェンヒドラミンなど）は、鼻水などの症状に対して即効性がある反面、脳にも薬が作用し眠気や鎮静などを引き起こします。アレルギーの薬を飲むと眠くなるというのは、この第一世代の薬によるイメージです。この副作用を逆手に取り、乗り物酔いの薬や睡眠改善薬に転用されています。

最近は、眠気の少ない第二世代の薬が数多く開発され、主流となっています。アレルギー性鼻炎やアトピー性皮膚炎、気管支喘息などに幅広く用いられています。

③トロンボキサンA_2阻害薬と、**④ロイコトリエン受容体拮抗薬**は、トロンボキサンA_2、ロイコトリエンをそれぞれターゲットにした薬です。これらは、気管支喘息の他、鼻閉型のアレルギー性鼻炎に効くのが特徴です。

一方、アレルギー反応の上流に働きかける薬もあります。**⑤Th2サイトカイン阻害薬**は、免疫システムの司令塔である免疫細胞（Th2細胞）に作用して、抗体の産生などを抑制します。アレルゲンに反応する抗体をターゲットとして、抗体が肥満細胞に結合するのを妨げる、強力な**⑥抗IgE抗体薬**も登場しています。蕁麻疹や気管支喘息に加え、重症の花粉症でも使用できるようになり注目を集めました。

その他、アレルゲンに少しずつ慣らして過敏反応そのものを緩和する治療法として、スギ花粉やダニを用いた**⑦免疫（減感作）療法薬**もあります。

気を付けたい症状（副作用）

第一世代の抗ヒスタミン薬には、強い眠気や集中力の低下、鎮静作用などがあります。自動車の運転や高所作業などをする人では危険なので、医師や薬剤師に相談するよう勧めてください。めまいやふらつきの症状にも注意が必要です。

また、口が渇く、尿が出にくい（尿閉）、便秘などの抗コリン作用もあります。一部の緑内障、前立腺肥大症の人などには使えません。第二世代の薬では、眠気や抗コリン作用はだいぶ少なくなっています。

トロンボキサンA_2阻害薬では、出血しやすくなることがあるため、歯ぐきからの出血やあざなどが見られたら医師や薬剤師に伝えてください。

ケアマネジャーの支援のポイント

●季節性アレルギーでの薬の服用について

花粉症など季節性のアレルギー性鼻炎などで使用する場合、服薬開始のタイミングも重要です。第二世代の抗ヒスタミン薬や、ロイコトリエン受容体拮抗薬は、症状が出てから飲んでも効きますが、症状が出るのをできるだけ避けたいのであれば、早くから服用したほうがよいでしょう。また、花粉が飛んでいる期間中は継続して服用します。

なお、効果が十分でないからといって、服用回数や量を増やしても副作用のリスクが上がるだけで、十分な効果は期待できません。

中等度以上の花粉症では、鼻に噴霧するス

表1●主なアレルギーの薬●

分類	種類	主な副作用	主な成分名（主な商品名）
抗アレルギー薬	①メディエーター遊離抑制薬	発疹、吐き気、腹痛	クロモグリク酸（インタール、リノジェット）、トラニラスト（リザベン、ブレクルス）、ペミロラスト（ペミラストン、アレギサール）
	②抗ヒスタミン薬（H_1受容体拮抗薬）（第一世代）	眠気、倦怠感（だるさ）、口渇、尿閉（尿が出にくい）、便秘、頻脈（脈が速くなる）	クロルフェニラミン（アレルギン、ポララミン、クロダミン）、クレマスチン（タベジール、ベナンジール）、ヒドロキシジン（アタラックス、ヒドロキシジンパモ酸塩）
	②抗ヒスタミン薬（H_1受容体拮抗薬）（第二世代）	眠気、倦怠感（だるさ）、口渇（第一世代に比べて弱い）	レボセチリジン（ザイザル）、ベポタスチン（タリオン）、フェキソフェナジン（アレグラ、ディレグラ*[1]）、オロパタジン（アレロック）、エピナスチン（アレジオン、アズサレオン） *1　血管収縮剤プソイドエフェドリン配合。鼻閉にも効果
	③トロンボキサンA_2（TXA_2）阻害薬	発疹、かゆみ、吐き気、肝機能障害、出血しやすくなる	オザグレル（ベガ、ドメナン）、ラマトロバン（バイナス）
	④ロイコトリエン（LT）受容体拮抗薬	発疹、眠気、吐き気、下痢、尿潜血	プランルカスト（オノン）、モンテルカスト（シングレア、キプレス）
	⑤Th2サイトカイン阻害薬	吐き気、発疹、かゆみ、倦怠感（だるさ）	スプラタスト（アイピーディ、トシラート）
⑥抗IgE抗体薬		頭痛、蕁麻疹、鼻咽頭炎、傾眠（うとうとする）、発熱、倦怠感（だるさ）	オマリズマブ（ゾレア）
⑦免疫（減感作）療法薬		口腔内の腫れ・かゆみ、口内炎、のどの刺激感、耳のかゆみ	スギ花粉エキス（シダトレン、シダキュア）、ヤケヒョウヒダニ・コナヒョウヒダニエキス（アシテア、ミティキュア）

テロイド薬で強力に鼻炎症状を抑えながら、炎症を起こす物質を抗アレルギー薬でブロックするなど、タイプの異なる薬を組み合わせて使います。症状が重い場合は、医療機関を受診したほうがよいでしょう。

●抗ヒスタミン薬服用時の注意点

第二世代の抗ヒスタミン薬では、眠気や集中力の低下などの症状はかなり少なくなりましたが、個人差もあります。車を頻繁に運転する人では、医師に伝えて眠気の少ない薬を処方してもらうことが必要です。特に高齢者では代謝・排泄に時間がかかるため、要注意です。

また、本人が眠気を自覚していなくても、判断力や認知機能が低下することもあります。そうした症状に気づいたら、医師などに相談しましょう。

なお、市販のアレルギー薬や、総合感冒薬の中には、第一世代の抗ヒスタミン薬が含まれているものもあります。前立腺肥大や緑内障の一部では、症状を悪化させるリスクもあるため、購入する時は薬剤師に相談することを利用者に勧めましょう。

●●• モニタリングポイント •●●

- 眠気やふらつき、転倒などの有無
- 言動や症状の変化
- 車の運転や高所作業などの予定

❷ 関節リウマチ（RA）の薬

関節リウマチはどんな病気？

異物から身体を防御する免疫システムが、自分自身の組織を“異物”と誤って認識し、攻撃してしまう病気を「**自己免疫疾患**」といいます。自己免疫疾患にはいろいろなものがあり、代表的なものとして全身性エリテマトーデス（SLE）や重症筋無力症、1型糖尿病などが挙げられます。

関節リウマチ（RA）もその1つです。**マクロファージ**など免疫に関わる細胞が、炎症を引き起こす物質（**炎症性サイトカイン**）を分泌して関節を包む組織（滑膜組織）を攻撃します。炎症が続き病状が進行すると、滑膜組織も異常に増殖し炎症性サイトカインなどを大量に放出するようになります。それらが関節の骨や軟骨を破壊します。

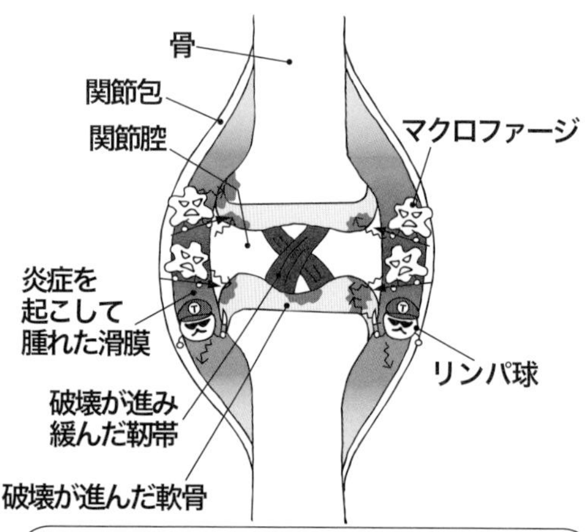

関節リウマチが進行すると、手や足の指の変形が見られるのはそのためです。関節変形は強い痛みを伴い、日常生活にも支障をきたすことがあります。さらに病状が進むと、病変は皮膚や肺、腎臓、腸などに及ぶこともあります。

関節リウマチは女性に多く、30～50歳代と比較的若い年齢で最もよく発症します。なぜ起きるのか原因はまだ解明されていません。治療では炎症を抑え、関節の変形やその他の臓器の障害への進行を防ぐことを目標にします。最近では新しい薬の登場や治療の進歩もあり、十分に病状をコントロールし変形などを防ぐことも可能になってきています。

抗リウマチ薬の特徴

関節リウマチでは、免疫に関わる細胞が炎症性サイトカインを出すことにより、自分の関節を破壊します。抗リウマチ薬には、自己を攻撃する免疫システムにブレーキをかける**①免疫調節薬**、**②免疫抑制薬**と、個々の炎症性サイトカインの働きを阻害する**③生物学的製剤**があります。

①免疫調節薬は、異常な免疫機能を正常化します。②免疫抑制薬のメトトレキサートは、関節リウマチの治療の柱となる薬です。もとは抗がん薬として開発され、がん細胞の増殖

●炎症性サイトカインと薬の働き●

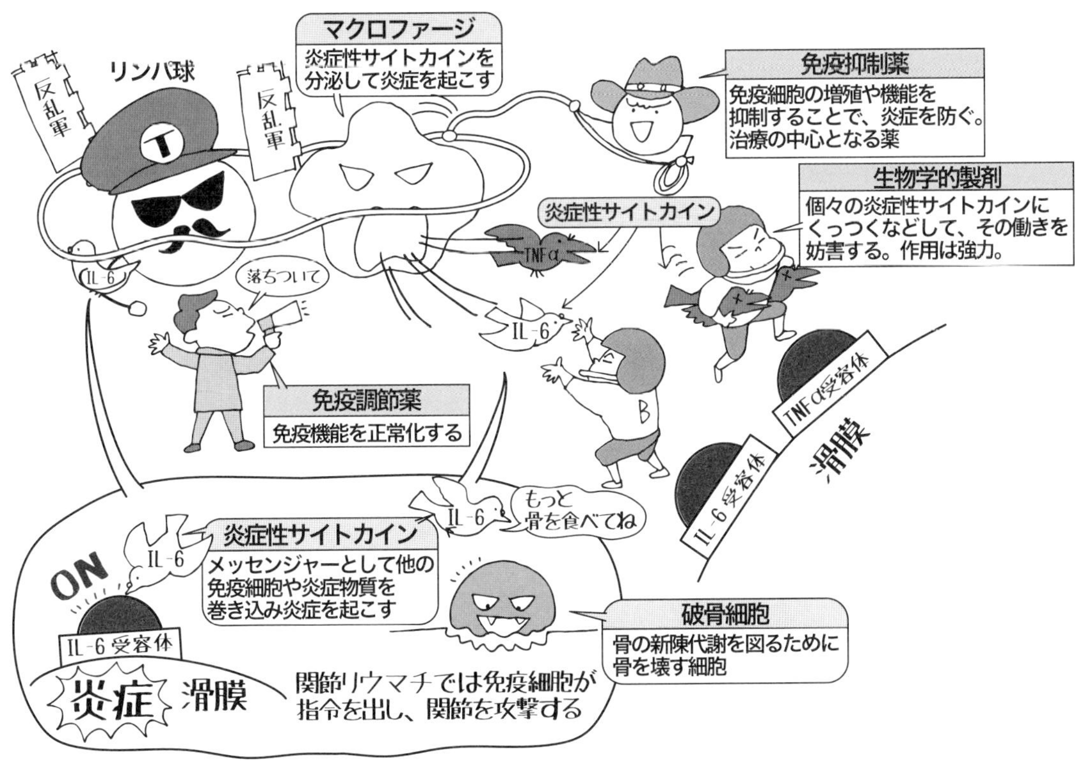

を抑える作用を持っています。関節リウマチでは少ない用量で使用され、炎症性サイトカインを放出する滑膜細胞や白血球の仲間などの増殖を抑制します。

③生物学的製剤は、骨や軟骨を壊す炎症性サイトカインや、それらが結合する細胞の受容体などをターゲットとしてピンポイントで作用します。炎症性サイトカインには、TNFα、IL-6などさまざまな種類があります。

インフリキシマブは、遺伝子組み換え技術を使って作り出されたTNFαのみに反応するセンサー（抗体製剤）です。TNFαを捕えて結合し、その作用を封じ込めます。一方、トリシズマブはIL-6が結合する受容体の抗体です。受容体にあらかじめ結合して鍵穴をふさぐことで、IL-6が結合できないようにし、炎症反応が起きるのを防ぎます。こうした作用により、関節の破壊を防ぎ、骨の変形も抑えます。

そのほか、関節リウマチでは炎症や痛みを抑えるために、非ステロイド性抗炎症薬（**72ページ**）を併用することもあります。

気をつけたい症状（副作用など）

免疫抑制薬のメトトレキサートや、**生物学的製剤**では免疫反応を抑えるため、**感染症**には特に注意が必要です。薬の作用により、結核菌や肝炎ウイルスなど、それまで免疫力で抑え込んでいた病原菌が活動し始めることもあります。咳や発熱、下痢が続くなど感染症が疑われる症状に気づいたら、すぐに医師や薬剤師に連絡することが求められます。

手洗いの励行やマスク着用など、日頃から感染症の予防対策を取ることも大切です。ただし、予防接種については、ワクチンの種類によっては感染症を引き起こすリスクもあるため、事前に医師に相談するよう助言します。

そのほか、メトトレキサートでは、関節リウマチの症状としても現れることのある間質性肺炎が、薬の副作用として見られる場合があります。コンコンという痰を伴わない渇いた咳（空咳）や熱が、その特徴的な症状です。

また、肝機能障害や、血液の成分を作る骨髄の障害が出ることもあります。**骨髄障害**については症状の現れ方はさまざまで、のどの痛みや発熱、下痢などの感染の症状や、顔色が悪くてだるい、動悸や息切れがするなどの貧血症状、皮膚の赤い斑点や青あざ、鼻血など出血につながる症状などがあります。これらの症状が見られた場合は、すぐに医師に連絡してください。

ケアマネジャーの支援のポイント

●薬の服用方法

メトトレキサートは1～3回間服用した後、5～6日は服用を休むというサイクルを繰り返します。連日服用したり、飲み忘れたりしないように、医師や薬剤師と連携しながら見守り、支援をします。

生物学的製剤は注射薬ですが、一部の薬では自分で注射（**自己注射**）することが認められています。うまく注射できていない、用量

表2●主な抗リウマチ薬●

種類	主な副作用	主な成分名（主な商品名）
①免疫調節薬	皮膚炎、腎障害（たんぱく尿）、間質性肺炎、血液障害、味覚異常	ブシラミン（リマチル、ブシラント）
	吐き気、食欲不振、発疹、血液障害、肝障害	サラゾスルファピリジン（アザルフィジンEN）
②免疫抑制薬	骨髄抑制（血液障害）、間質性肺炎、感染症、肝障害、腎障害、脱毛	メトトレキサート（リウマトレックス、メトレート錠）
	感染症、下痢、口内炎、間質性肺炎、脱毛、肝障害、皮疹	レフルノミド（アラバ）
③生物学的製剤（TNF α阻害薬）	感染症、頭痛、下痢、発熱、間質性肺炎	インフリキシマブ（レミケード）、エタネルセプト（エンブレル）、アダリムマブ（ヒュミラ）
③生物学的製剤（IL-6阻害薬）	感染症、口内炎、血液障害、腸管穿孔、心不全、アナフィラキシー	トシリズマブ（アクテムラ）、サリルマブ（ケブザラ）

用法が守れていない場合は医師に連絡します。

●薬の観察ポイント

関節リウマチでは、炎症が活発化している時期（活動期）と落ち着いている（寛解）時期が繰り返されます。寛解して薬を中止できることもありますが、多くの場合、長期使用することになります。

そのため、熱がある、咳が続く、身体がだるい、下痢が続くなどの症状が見られたら医師にすぐに連絡するなど、医師や介護職と観察ポイントを共有し、どのような時に連絡が必要か、どんな手段で連絡するかを確認しておきます。また、感染症の流行時期には手洗いやうがいの励行、マスクの着用などを周囲から声かけして勧め、予防を意識づけます。

●その他

関節リウマチでは、ADLの低下を防ぐためにリハビリが重要で、自宅でリウマチ体操などをしたり補助具なども活用します。そのため、医師や理学療法士、作業療法士などとも課題を共有し、自立した生活を維持できるよう支援することが大切です。

なお、関節リウマチは、介護保険法の**特定疾病**に当たり、40歳以上であれば第２号被保険者として介護保険サービスを利用できます。障害の程度によっては身体障害者手帳も交付されます。治療用の装具は医療保険、補装具は**障害者総合支援法**※の助成対象になります。活用できる制度を把握しておきましょう。

※障害者総合支援法：障害者の日常生活及び社会生活を総合的に支援するための法律（平成17年法律第123号）

◆◇コラム◇◆　黄疸

食欲不振の利用者宅をヘルパーと一緒に訪問した時、部屋に入ってすぐヘルパーから「今日は顔色がおかしい。黄色い」と指摘されました。かかりつけ医に連絡したところ、（薬の副作用の可能性がある）肝機能障害で入院となりました。

「食べられなくなったら、積極的な治療はしないでほしい」という甥（利用者にとって唯一の親族）の言葉で、関節リウマチの対症療法のみ継続していたため、その副作用だと考えられました。そもそもの食欲不振の原因も抗リウマチ薬による口内炎が疑われたケースでした。

●•·モニタリングポイント·•●

・関節リウマチの症状の有無や程度
・症状により日常生活に影響が出ていないか
・熱がある、元気がないなど体調の変化
・薬の服用方法を理解できているか
・予防接種や感染予防対策の実施状況

PART 3

4 生活習慣病の薬

❶ 高血圧

高血圧はどんな病気？

●高血圧を治療する理由

血圧とは、ポンプである心臓が血液を全身に送り出す時に、血管（動脈）にかかる圧力のことです。心臓が収縮し一気に血液を送り出した時に最も高くなり（収縮期血圧）、血液が戻り心臓が拡張した時に最も低くなります（拡張期血圧）。

高血圧は、血圧が正常よりも高い状態が続いていることをいいます。**収縮期血圧が140mmHg以上**、または**拡張期血圧が90mmHg以上**の場合が高血圧と定義されています。

自覚症状はほとんどありませんが、高血圧の状態が長く続くと血管や心臓に負担がかかり、脳卒中や心筋梗塞など心臓病の発症リスクが高くなることがわかっています。治療が行われるのはそのためです。80歳以上など、かなり高齢の人でも、薬で血圧を下げる治療をすることで脳卒中や心筋梗塞などの発症が減るという報告もあります。

●血圧の目標は年齢や持病で変わる

多くの高血圧は、原因がはっきり特定できない「本態性高血圧」で、遺伝的要因や、生活習慣など環境的要因が影響して起こると考えられています。そのため、薬による治療と同時に、減塩や運動、減量など生活習慣の改善も欠かせない治療の柱になります。ただし、疾患などが原因で起こる「二次性高血圧」で

表1●高血圧の基準値●

	収縮期血圧（mmHg）	拡張期血圧（mmHg）
診察室血圧	140以上	90以上
家庭血圧	135以上	85以上

日本高血圧学会「高血圧治療ガイドライン2019」より

●高血圧の薬の働き●

壁を広げれば少し楽になるかも
CCB
これ以上押さないで
ギュウ
ギュウ
快速血管号
混みすぎなので少し降りてくださ〜い
え〜
え〜
無理に押すのをやめてください
今、混んでるので少し待ってね
ARB
利尿薬
水分や塩分を体の外に排泄して血管内の圧力を下げるよ
β遮断薬
心臓から送り出される血液量を減らして血圧を下げるよ
カルシウム(Ca)拮抗薬
血管の筋肉に作用し血管を広げるよ。血圧を下げる作用は強力なんだ
CCB
アンジオテンシンⅡ
血管の筋肉を収縮させたりして血圧を上昇させる物質だよ
アンジオテンシンⅡ受容体拮抗薬（ARB）
血管を収縮させる物質の作用を邪魔して血圧を下げるよ。腎臓へのダメージを防ぐ効果もあるんだ。作用の似た薬にアンジオテンシン変換酵素（ACE）阻害薬があるよ
ARB

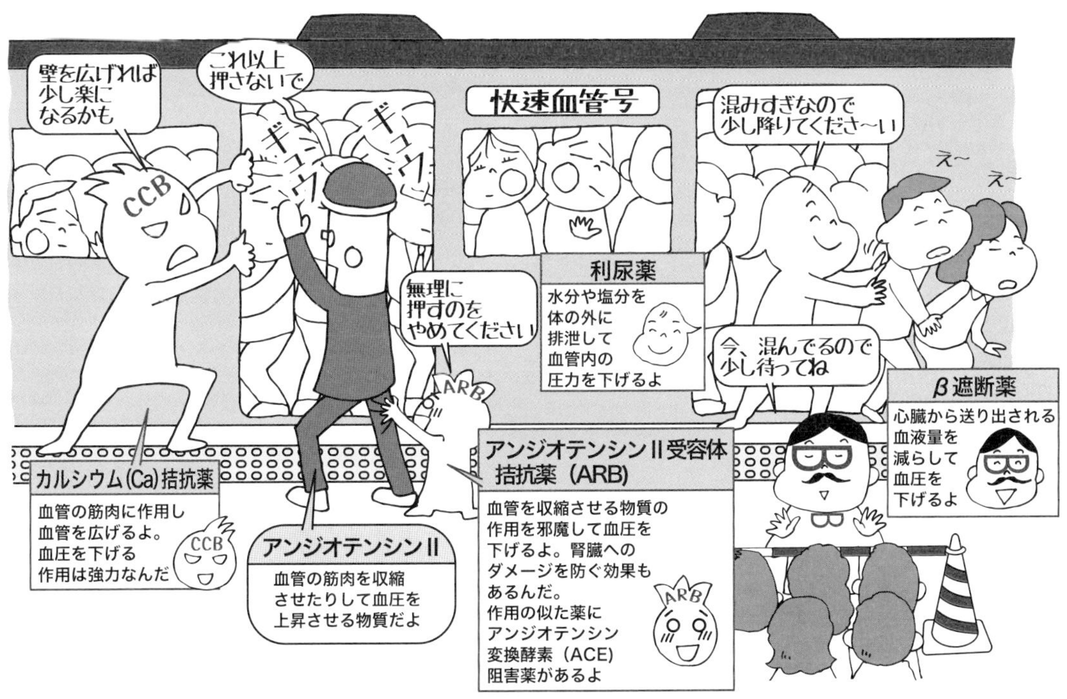

は、原因疾患に応じた治療が必要です。

治療で目標とする血圧（降圧目標）は、75歳未満は130／80mmHg、75歳以上では140／90mmHgです。糖尿病や腎臓病などの合併症のあるなしでも降圧目標は変わります。

薬の特徴

血圧は、血管を流れる血液の量と、血管の流れやすさ（抵抗）で決まります。高血圧の薬（**降圧薬**）も、①血管を流れる血液量を減らすもの（**β遮断薬、利尿薬**）と、②血管を拡張させて血管内の圧力を下げるもの（**カルシウム（Ca）拮抗薬、アンジオテンシン変換酵素（ACE）阻害薬、アンジオテンシンⅡ受容体拮抗薬（ARB）**）に分けられます。

①の薬には、心臓から送られる血液の量を抑えるもの（β遮断薬）、血液中の水分を尿として出すもの（利尿薬）があります。②には、直接血管に働きかけて拡張させる薬（Ca拮抗薬）、血管を収縮させる物質の働きを邪魔する薬（ACE阻害薬、ARB）があります。

薬によって腎臓を保護する、心臓の負担を減らす、高血圧の原因となる塩分を排泄するなど特徴があり、合併症や病歴などを踏まえて使い分けます。ただ、心血管病のリスクを下げるために何より大切なのは、血圧を下げることです。１種類の薬で十分に効果が出ない場合は、２、３種類の薬を併用します。

高齢者では副作用が少ない薬が選ばれますが、急激に血圧を下げると、めまいなどが出やすくなるため、少量から様子を見ながら投与されます。

気をつけたい症状（副作用など）

めまい、立ちくらみ、顔のほてり、頭痛、むくみ、歯ぐきの腫れ、咳、脱水、動悸、徐脈（脈が遅くなる）などの副作用があります。

降圧薬の副作用では、血液の流れの障害で起こるめまい、立ちくらみが多く、転倒につながりやすいので、そうした症状があるようならば医師や薬剤師に伝えましょう。

歯ぐきの腫れ（**歯肉肥厚**）は、薬となかなか結び付きにくい副作用ですが、口の内部が痛い、物が食べにくいなどの症状につながり、放っておくと歯が抜けるなど重症化することもあります。Ca拮抗薬を長く服用している場合に起こるのですが、歯ぐきの腫れに気づいたら、早めに医師や薬剤師に相談してください。

水分やミネラルを排泄させる利尿薬では、**脱水症**に要注意です。特に暑い日や、下痢、発熱、食欲低下時などは脱水のリスクが重なるので、こまめな水分補給を勧めてください。

ACE阻害薬の副作用には咳があり、それを逆手にとり嚥下機能が低下している人の誤嚥予防に利用することがあります。

表2●主な高血圧の薬●

分類	種類	主な副作用	主な成分名（主な商品名）
血管の血液量を減らす薬	β遮断薬	脈の異常（徐脈）、喘息様症状、めまい、だるさ、むくみ	ビソプロロール（メインテート、ビソノテープ）、メトプロロール（ロプレソール、セロケン）
	利尿薬	高尿酸血症、血糖値の上昇、脱水、光過敏症	トリクロルメチアジド（フルイトラン、クバクロン）、メフルシド（バイカロン）、ヒドロクロロチアジド（ヒドロクロロチアジド「トーワ」）
血管を広げる薬	アンジオテンシンⅡ受容体拮抗薬(ARB)	頭痛、めまい、ふらつき	ロサルタン（ニューロタン）、バルサルタン（ディオバン）、オルメサルタン（オルメテック）、カンデサルタン（ブロプレス）
	アンジオテンシン変換酵素（ACE）阻害薬	頭痛、めまい、ふらつき、咳	エナラプリル（レニベース、エナラート）、アラセプリル（セタプリル）、シラザプリル（インヒベース）、リシノプリル（ロンゲス、ゼストリル）
	カルシウム（Ca）拮抗薬	ほてり、動悸、頭痛、めまい、歯ぐきの腫れ（歯肉肥厚）	アムロジピン（ノルバスク、アムロジン）、ニトレンジピン（バイロテンシン、エカテリシン）、ニフェジピン徐放剤（アダラートL、セパミット-R）
配合剤	ARB・利尿薬	上記参照	ロサルタン・ヒドロクロロチアジド（プレミネント）、バルサルタン・ヒドロクロロチアジド（コディオ、バルヒディオ）、テルミサルタン・ヒドロクロロチアジド（ミコンビ、テルチア）
	ARB・Ca拮抗薬	上記参照	バルサルタン・アムロジピン（エックスフォージ、アムバロ）、カンデサルタン・アムロジピン（ユニシア）

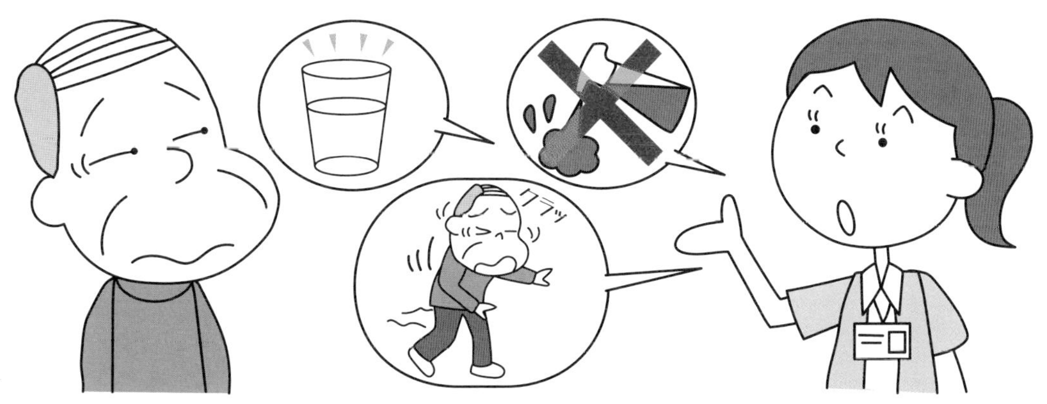

ケアマネジャーの支援のポイント

●薬の管理

血圧が十分に下がらなければ複数の薬が併用されますが、実は利用者が薬を服用していなかったということもあります。血圧は下がらず、医師はさらに薬の量を増やし、利用者宅には飲み残しの薬がどっさり、というのが残薬の発生する王道パターンです。身体にも金銭的にもメリットはないので、残薬を発見したら医師や薬剤師と共有しましょう。

●薬の服用

降圧薬は毎日おおよそ決まった時間に服用することが大切です。血圧は1日の中で変動しているため、そのリズムに合わせて、薬の服用時間が決められていることが多いのです。もし、利用者が服用時間を守るのが難しい場合には、医師や薬剤師に伝え服用時間の見直しや、服薬カレンダーの導入などをしてもらうとともに、介護サービスや家族などの力を借り、服薬の介助方法を検討しましょう。

降圧薬（Ca拮抗薬）の服用中に避けたい食べ物に、**グレープフルーツ**や文旦などのジュースや果肉があります。これらは薬の作用を強めすぎてしまうおそれがあります。

●その他

高血圧の治療では、減塩や野菜・果物の摂取、脂質の摂りすぎの防止など食事の見直しや、適度の運動といった生活習慣の改善が同時に行われます。自宅での食事などに問題がある場合、医師に伝え管理栄養士などに指導をしてもらう方法もあります。

●●・モニタリングポイント・●●

- 血圧の変化
- めまい、立ちくらみ、転倒の有無
- 十分に水分が摂れているか
- 減塩やカロリー制限、適度な運動など生活習慣の注意点を守れているか
- 薬がたくさん残っていないか

❷ 糖尿病

糖尿病はどんな病気？

食べる・出す・寝るは動物の基本的な営みです。これまでの生活習慣に加え、加齢、心身機能の低下や環境の変化に対応できず、高血圧・糖尿病など健康寿命を脅かす疾病にかかる高齢者が増えてきます。

食事を摂取すると小腸から、栄養の一部である**ブドウ糖（グルコース）**が吸収され、血液中のブドウ糖が増えます。ブドウ糖は活動のエネルギーのために、肝臓や筋肉、脂肪組織などの細胞に蓄えられます。

糖尿病とは、膵臓から分泌される**インスリン**というホルモンが不足し、血液中のブドウ糖が慢性的に高い状態になる病気です。インスリンの役割は食事として取り込まれたブドウ糖を細胞内に取り込むことです。

血糖値が高くなると血管がおかされ、心臓では心筋梗塞、脳では脳卒中、腎臓では腎症、目では網膜炎、末梢血管では手足の壊疽などのさまざまな合併症を引き起こします。

糖尿病は１型と２型の２つのタイプに分類されますが、**１型糖尿病**はインスリンを作ることができなかったり、インスリンの分泌が困難になってしまい糖尿病が発生します。**２型糖尿病**は遺伝的要素に加え、食べすぎや運動不足などの生活習慣によって糖尿病になります。糖尿病の９割が生活習慣からくる２型糖尿病です。

表3 ●糖尿病の診断基準●

①空腹時血糖値　126mg／dl以上
②ブドウ糖負荷試験　2時間値200mg／dl以上
③随時血糖値　200mg／dl以上
④HbA1c　6.5％以上

日本糖尿病学会編「糖尿病治療ガイドライン2020-2021」文光堂，2020より

糖尿病のなりはじめは、自覚症状がほとんどありません。しかし、その後の合併症のリスクを考えると早くからの治療が必要です。

糖尿病であるかどうかを知るために、血液検査を行います。血液検査は、糖の量を直接計る「血糖値」と、過去１～２か月の血糖の状態を調べる「HbA1c」があります。

治療の第一歩は食事療法と運動療法になります。

食事療法の原則は

・その人に合った摂取エネルギー量の決定
・摂取栄養素のバランスの見直し
・規則正しい食習慣を守る

ケアプランの中で栄養士と連携を取ることも非常に重要です。

糖尿病の薬の特徴

食事療法や運動療法を、１か月間行っても効果がない場合に薬物療法となります。

薬物療法は、膵臓からのインスリンの分泌を促す薬が第一選択薬となります。

スルホニル尿素（SU）薬は膵臓を刺激して

●糖尿病の薬の働き●

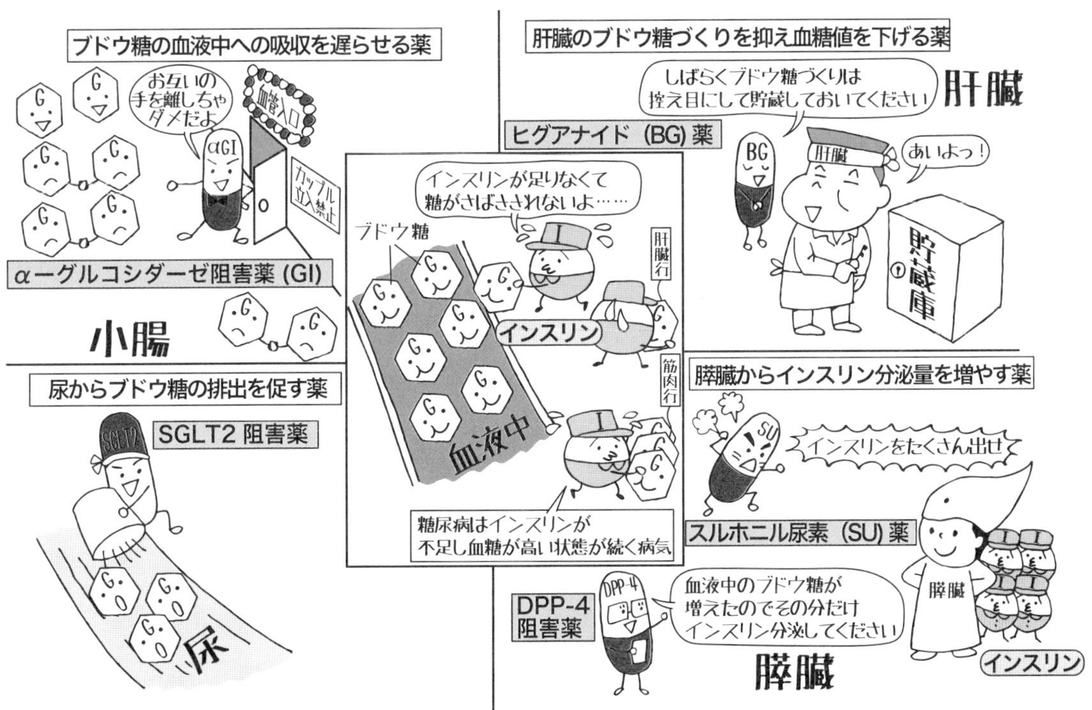

インスリンの分泌を増やします。血糖降下作用は強力です。また、**速攻型食後血糖降下薬**は膵臓を刺激してインスリンの分泌を増やしますが、速攻型なのでSU薬に比べて速やかに効果が出現し、インスリンの分泌を促します。食直前に服薬後、すぐにインスリン分泌が起こり食後血糖上昇を抑えます。効果のピークは1時間後で、効果は2時間で消出します。

ビグアナイド（BG）系は主として肝臓での糖の新生（炭水化物以外の基質からグルコースを生合成）を抑制し、また、末梢での糖の利用を促進し、消化管からの糖の吸収を抑制します。

インスリン抵抗性改善薬はインスリンの感受性を改善し、筋肉・脂肪組織でのブドウ糖の取り込みを促進し、肝臓での糖の新生を抑制します。**α－グルコシダーゼ阻害薬（GI）**は小腸にある2糖類をブドウ糖に分解する消化酵素の働きを抑え、ブドウ糖の吸収を遅延させることで食後血糖の上昇を抑えます。**DPP-4阻害薬**はインスリンの分泌促進と血糖値を上げる**グルカゴン**（血糖値を上げるホルモン）を抑制し血糖を下げます。**SGLT２阻害薬**は細尿管からの糖の再吸収抑制、尿への糖排出促進、体重減少の効果です。

直接**インスリン**を補充する自己注射もあります。すぐに効果の出る、超速攻型インスリン（ノボラピット、ヒューマログ）から、速攻型インスリン（ノボリンR、ヒューマログR）、中間型インスリン（ノボリンN、ヒューマログN）、混合型インスリン（ノボリン30R、ヒューマログ３／７）、作用時間の長い、持続型溶解インスリンアナログ製剤（ランタス、レベミル）まであります。インスリンの分泌に合わせて、自己注射は選択されます。

GLP-1アナログという血糖値を下げるホルモンを補う薬もあります。

キネダックは末梢神経障害の自覚症状と神経異常を改善します。

気をつけたい症状（副作用）

低血糖の副作用は、どの血糖降下薬でも起きます。また、血糖降下薬と食事との関係も重要です。

食習慣が乱れていると服薬のタイミングも難しくなります。食事をしないのに薬を服用すると、当然低血糖の可能性が出てきますし、食前に服用する血糖降下薬を飲んでから、食事を途中で中止するとやはり低血糖が起こります。しかし、だからといって服薬を安易に中止することはできません。

その上、高齢者の場合、肝臓における薬の代謝や腎臓における薬の排泄能力が低下して副作用が起こりやすくなっています。

低血糖の主な症状は、高度の空腹感、脱力感、発汗、動悸、手足の震え、頭痛、意識障害などで、重症の場合は痙攣を起こすこともあります。このような症状が出た場合は、砂糖（10〜30g、大さじ１杯＝９g）を摂取するようにします。

症状が軽い時は、飴を舐めるように説明しますが、手っ取り早いのは砂糖水か甘いジュースを飲んでもらうことです。

α－グルコシダーゼ阻害薬は小腸でのブドウ糖の分解・吸収を遅らせます。薬の作用機序から低血糖時は砂糖ではなくブドウ糖の摂取が必須です。高齢者は低血糖が起きていても、症状に気がつかないこともあります。そうした可能性があることを視野に入れて、介護職と連携を取ることが大切です。

ケアマネジャーの支援のポイント

長く生きてきた高齢者は、加齢や長い間の生活環境によって、高血圧、脂質異常症、高尿酸血症などの生活習慣病を併発していることがあります。

しかし、高齢者にとって急に生活習慣を変えるのは難しいことです。薬物による血糖コントロールを取り入れ、食べる・出す・寝るの生活を無理のないように改善しながら、食生活を整えていきます。

周りの支援者の協力も必要ですが、高齢者が長年、嗜好してこられたものも重視しながら支援していきます。服薬を開始した直後は低血糖（特に意識消失を伴う場合など命に関

表4●主な糖尿病の薬●

糖尿病治療薬	種類	主な副作用	主な成分名（主な商品名）
インスリン製剤	インスリン製剤	低血糖、多汗、振戦	インスリンアスパルト（ノボラピット）（注射）
インクレチン関連製剤	GLP- 1受容体作動薬	低血糖、便秘、悪心	リラグルチド（ビクトーザ）（注射）
	DPP- 4阻害薬	低血糖、浮動性めまい、便秘	シタグリプチン（ジャヌビア）
経口糖尿病治療薬	スルホニル尿素（SU）薬	低血糖、発疹、AST・ALT上昇	グリベンクラミド（オイグルコン）
	ビグアナイド（BG）薬	低血糖、下痢、悪心	メトホルミン（メトグルコ）
	インスリン抵抗性改善（チアゾリジン）薬	低血糖、LDH上昇、貧血	ピオグリタゾン（アクトス）
	α-グルコシダーゼ（GI）阻害薬	低血糖、腹部膨満感、下痢	ミグリトール（セイブル）
	速効性インスリン分泌促進薬	低血糖、吐き気、放屁	ナデグリニド（スターシス）
	SGLT 2阻害薬	体重減少、頻尿、口渇	イプラグリフロジンL－プロリン（スーグラ）
糖尿病性末梢神経系障害治療薬	糖尿病性末梢神経障害治療薬	腹痛、吐き気、発疹	エパルレスタット（キネダック）

わることもあるため）に注意します。

また、きちんと服薬できているか、薬の飲み残し、飲みすぎにも注意をはらってください。病気が進行すると、**視力、腎機能の低下**が起きてきます。**手足の感覚**も落ちてきますので、支援者は部屋の掃除などに気をつかい、先のとがったもので足などを傷つけないように気をつかいます。小さなケガから手足の壊死につながることがあります。支援者に、観察・記録・伝達を基本にケアプランを実行してもらいます。

なお、下痢や嘔吐、風邪や発熱などで急に血糖値が上がる場合がありますので、注意しましょう。

●•·モニタリングポイント·•●

- 低血糖の症状が出ていないか
- 低血糖が起きた場合は、速やかに糖分を補給し、記録することが理解されているか
- 高齢者は、低血糖が起きても気がつかないことがあるため、生活動作や表情などの変化を注意深く観察する
- 食生活の様子や服薬状況
- 視力や手足の感覚の低下などの変化

❸ 脂質異常症

脂質異常症はどんな病気？

食事をすれば栄養が摂取できます。しかし、余分な栄養は身体にとってリスクとなります。血液中にはコレステロール、中性脂肪（トリグリセリド；TG）、リン脂質、遊離脂肪酸などの脂質があります。コレステロールは細胞膜やホルモンの材料、胆汁の原料になるとともに、脂肪の消化・吸収を助けます。血液中のコレステロールは、約７割が肝臓で合成され、残りの約３割は食事から摂ります。中性脂肪は皮下や内臓に蓄えられ、エネルギー源として利用されます。

脂質異常症とは、血液中の脂質の値が異常となる病気です。脂質異常症になっても特に症状はありません。しかし、余分な脂質は放置しておくと**動脈硬化**の原因となります。

血管は、高血圧や老化現象など、さまざまな要因で傷がつくと、コレステロールなどが進入し、肥厚してこぶを作り血管が狭くなります。また、血液中の余分なコレステロールなどが比較的太い血管の壁に溜まり、**アテローム**を作ります（**95ページ図**）。アテロームは突然破れることがあり、それを修復するため血小板が集まって血の塊を作り、さらに血管は狭くなります。沈着したコレステロールは石灰化し、血管の弾力性を無くし硬くなります。このような状態を動脈硬化といい、放置しておくと血管は完全に詰まってしまいます。自覚症状がないため、狭心症（**102ページ**）、心筋梗塞（**106ページ**）、脳梗塞などの重大な病気を発症するまで気づかないことがあります。

そのため、血液検査でしっかりチェックすることが大切です。

コレステロールや**中性脂肪**はアポたんぱくと結合し（水に溶けやすいリポたんぱくとして）血液を移動します。リポたんぱくは、たんぱく質の量によって比重が違います。LDLは比重の低いリポたんぱくで、逆にHDLは比重の高いリポたんぱくです。

LDLコレステロールは悪玉コレステロールと呼ばれ、全身にコレステロールを運びます（低いほうがよい）。

HDLコレステロールは善玉コレステロールと呼ばれ、血管壁に溜まったコレステロールを取り除きます（高いほうがよい）。

表5●脂質異常症の診断基準●

空腹時の採血で、１つでも該当すれば脂質異常症と診断
LDLコレステロール値：140mg／dl以上
HDLコレステロール値：40mg／dl未満
中性脂肪値：150mg／dl以上

日本動脈硬化学会「動脈硬化性疾患予防のための脂質異常症診療ガイドライン2018年版」より

食事療法、運動療法を試みても改善が見られない場合、高血圧、糖尿病、喫煙などのリスクを勘案しながら薬物療法を開始します。

●コレステロールの流れと脂質異常症の薬の働き●

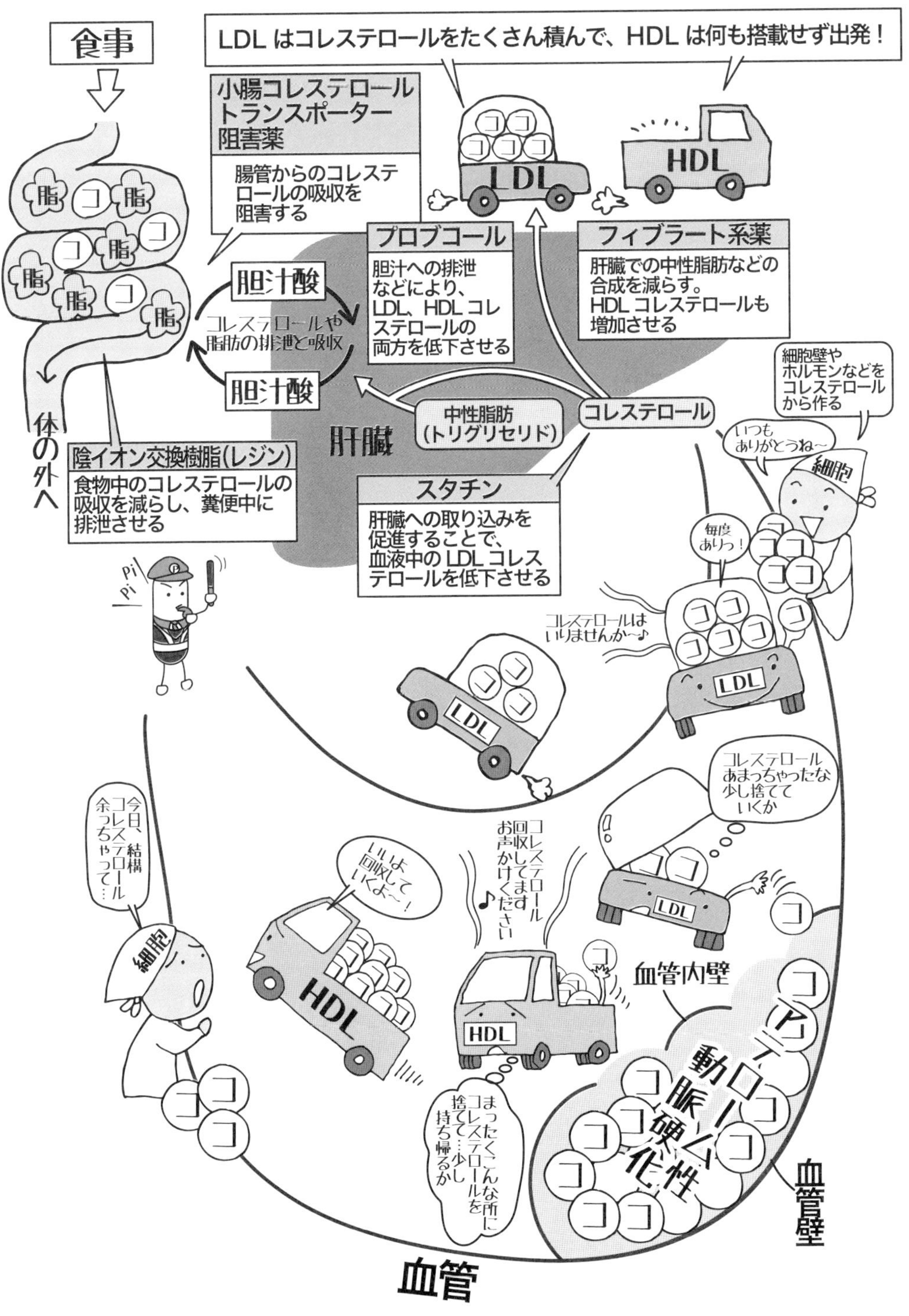

脂質異常症の薬の特徴

治療薬には、LDLコレステロールと中性脂肪（TG）を下げる薬とHDLコレステロールを上げる薬があります。LDLコレステロールを下げる薬のうち、**スタチン（HMG-CoA還元酵素阻害薬）**は肝臓の酵素に働きかけて、血液中のLDLを取り込んでLDLを下げます。

陰イオン交換樹脂は、食物中のコレステロールが体内に吸収される量を減らし、身体の中のコレステロールを糞便中に排出します。

プロブコールはLDLとHDLの両方の値を下げ、LDLの酸化を防ぐ効果もあります。酸化LDLは血管壁を傷つけ血管拡張作用を損ないます。

小腸コレステロールトランスポーター阻害薬は腸管からのコレステロールの吸収を阻害します。

中性脂肪を下げる薬のうち、**フィブラート系薬**は、肝臓に働いて中性脂肪などの合成を減らし、中性脂肪分解酵素を増加させるなどして血液中の中性脂肪を低下させます。LDLの低下、HDLの増加にも効果があります。

ニコチン酸は脂肪組織からの脂肪の分解を抑制し、HDLを増加させます。

MTP阻害薬はLDLコレステロールを増やすMTPを阻害してLDLを低下させます。多価不飽和脂肪酸は肝臓での中性脂肪の分解を促します。

気をつけたい症状（副作用）

脂質異常症の薬で見られる副作用に横紋筋融解症があります。

症状は、手足・肩・腰・その他の筋肉や関節が痛む、しびれる、倦怠感、脱力感などですが、個人差があります。骨格筋細胞が死んだり溶けることによって、**ミオグロビン**という物質が尿に混ざり尿が赤くなることもあります。腎障害を合併することが問題となります。進行すると急性腎不全から多臓器不全を併発して死に至ることもあります。副作用と気づかずに長期間放置されているケースもあります。

スタチン、フィブラート系薬の副作用は横紋筋融解症が主ですが、腹痛や吐き気などの胃腸症状と肝機能値の異常が起こります。

陰イオン交換樹脂、プロブコールは、下痢や腹痛、吐き気、食欲不振を伴い、ニコチン酸は出血傾向があります。

ケアマネジャーの支援のポイント

脂質異常症の利用者には、食事や飲酒の習慣の改善、肥満の是正、運動習慣の確立などを中心に支援していきます。

高齢者は環境の変化によって、急激に食欲が減退することもあります。

脂質は生きる上で不可欠な栄養です。細胞膜やホルモンの材料となる脂質が不足すると、集中力が欠如し冷え症、肌の乾燥を招きます。さらに、高齢者では低栄養やフレイル（虚弱）などのリスクも高くなるため、厳しいカロリー制限はかえって健康を損ないかねません。食生活を確認しながら支援しましょう。

医師は、血液検査の結果から脂質異常症の

カロリー制限のことなら任せて！
牛乳
成分無調整
それはやりすぎっ！
カロリーは敵！

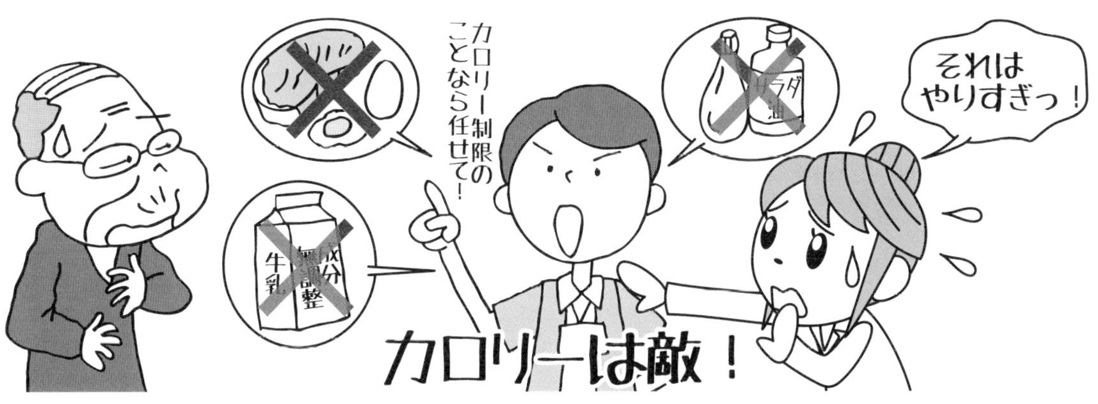

服薬の種類や量を決定していきます。血液検査の結果も支援の参考にしてください。

また、**家族性の脂質異常症**の場合は、外見は痩せていることもあるため、脂質異常を検査値で知ることになります。やはり、定期的な血液検査が必要です。

高血圧、糖尿病などのリスクも考慮に入れて支援していきます。

●•• モニタリングポイント ••●

- 横紋筋融解症は重篤な副作用で、支援者が筋肉痛、倦怠感、脱力などに気がついたら、すぐに医療職と共有できるような仕組みを作る
- 長期にわたって服用する薬であることの理解を促す
- 薬の服用に加え、食生活の改善と同時に適度な運動も心がけるように説明し、行動変容を促していく

表6●主な脂質異常症の薬●

種類	主な副作用	主な成分名（主な商品名）
スタチン（HMG-CoA還元酵素阻害薬）	横紋筋融解症、発疹、下痢	プラバスタチン（メバロチン）
小腸コレステロールトランスポーター阻害薬	便秘、腹痛、悪心	エゼチミブ（ゼチーア）
陰イオン交換樹脂（レジン）	横紋筋融解症、便秘、腹部膨満感	コレスチミド（コレバイン）
プロブコール	横紋筋融解症、発疹、下痢	プロブコール（シンレスタール）
MTP阻害薬	肝機能障害、腹部不快感、腹痛	ロミタピド（ジャクスタピッド）
フィブラート系薬（CPIB）	横紋筋融解症、全身倦怠感、胃不快感	フェノフィブラート（リピディル）
ニコチン酸系薬	顔面紅潮、熱感、発疹	ニコモール（コレキサミン）
植物ステロール	眠気、嘔吐、下痢	ガンマオリザノール（ハイゼット）
多価不飽和脂肪酸	肝機能障害、下痢、発疹	オメガ-3（ロトリガ）

❹ 痛風・高尿酸血症

痛風・高尿酸血症はどんな病気？

痛風は尿酸が身体の中に溜まり、それが結晶になって激しい関節の痛みを引き起こす病気です。痛みが起きる前に尿酸値の高い状態が長く続き、これを高尿酸血症といいます。

痛風は風が吹いて、患部に触れるだけでも痛いことから痛風といわれていますが、発作時の痛みは激烈で、耐えがたいほどの痛みを伴います。痛みを抑えるには、非ステロイド性抗炎症薬の服用が中心となります。痛みは７～10日ぐらいで治まります。また、多くの場合、年に１～２回再発発作を起こします。発作部位は、足の親指の付け根、アキレス腱、膝、手・指の関節、耳介などです。放置すると痛みを繰り返し、身体のあちこちに結節ができ、腎臓の機能が悪くなり尿路結石ができるなどします。

また、心血管障害や脳血管障害になる可能性が高くなります。他のリスク因子である肥満、高血圧、糖尿病、脂質異常症にも注意が必要です。痛風になるのは95％以上が男性で、遺伝と環境の両方が関係するので、生育を考慮し対処する必要があります。非薬物療法の併用も考えます。

高尿酸血症の生活指導・治療には、肥満の解消、食事療法（摂取エネルギーの適正化、**プリン体**※の摂取制限、尿をアルカリ化する食品（ひじき、わかめ、大豆など）の摂取、十分な水分摂取（水分２L／日以上）、アルコール摂取制限、禁酒日を作る、適度な有酸素運動、ストレスの解消などがあります。

表7●プリン体の多い食品と少ない食品●

極めて多い（>300mg）	鶏レバー、マイワシ干物、イサキ白子、あんこう肝酒蒸し
多い（200mg-300mg）	豚レバー、カツオ、マイワシ、大正エビ、マアジ干物
少ない（50mg-100mg）	ウナギ、ワカサギ、豚ロース、牛タン、ベーコン、ほうれんそう
極めて少ない（<50mg）	コンビーフ、豆腐、鶏卵、とうもろこし、ジャガイモ

表8●高尿酸血症の診断基準●

血清尿酸値が7.0mg／dlを超えるものを高尿酸血症と定義する。
性・年齢は問わない。
高尿酸血症の治療開始目標値
男女を問わず、血清尿酸値が８mg／dl以上を治療開始基準とし、6.0mg／dl以下を治療中の目標値とする。

日本痛風・核酸代謝学会「高尿酸血症・痛風の治療ガイドライン」より

表７を参考に食事療法を行なっていきます。

※プリン体は運動したり臓器を動かしたりするエネルギーです。プリン体は細胞の中にありますが、肝臓で分解されて尿酸となります。

痛風の薬の特徴

痛風は局所的にジンジンするような違和感から始まる発作予兆時と、耐えがたい痛みが

●高尿酸血症で痛風などが起こる仕組み●

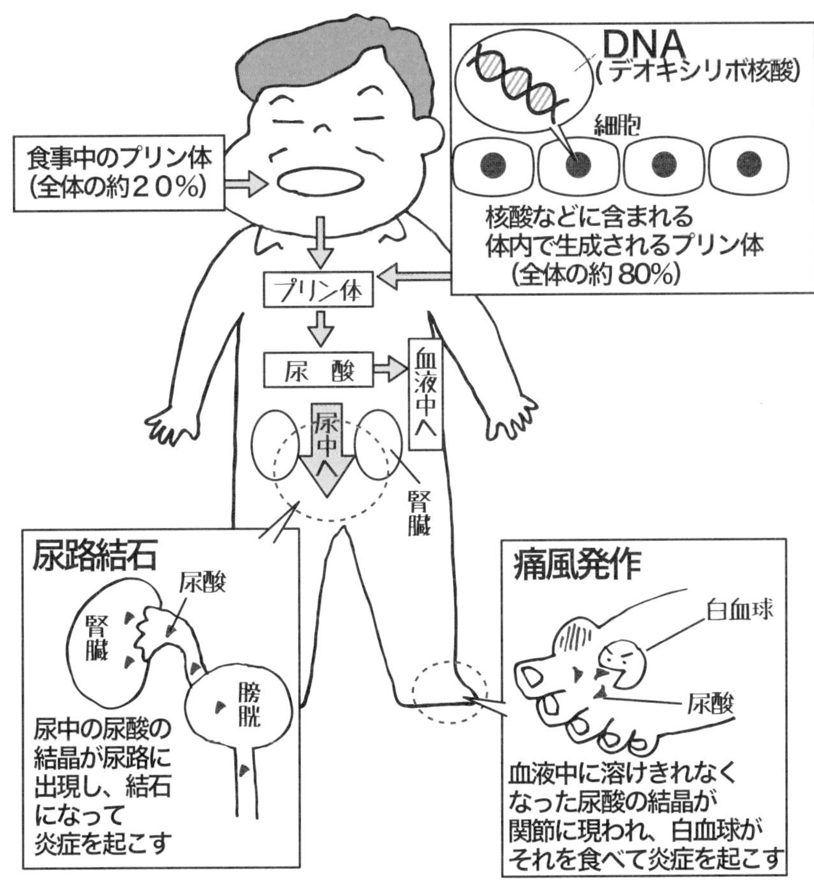

関節に起きている発作の極期、その症状が和らぐ発作軽快期、そして症状が完全に消失する寛解期があります。また、薬は発作時と寛解期で使い方が異なります。

①発作予兆時

コルヒチンは予兆時や発症後遅くとも２～３時間以内に服用します。白血球からの炎症物質が放出されないように働き、痛みを抑えます。

②発作の極期

非ステロイド性抗炎症薬は短期間のみ比較的大量に投与して炎症を鎮静し、痛みを抑えます。

③発作軽快期

非ステロイド性抗炎症薬の量を減らし服用します。鎮痛・消炎効果で痛みを抑えます。

④寛解期

尿酸排泄促進薬、**尿酸生成抑制薬**を使用し

●高尿酸血症の治療と薬の働き●

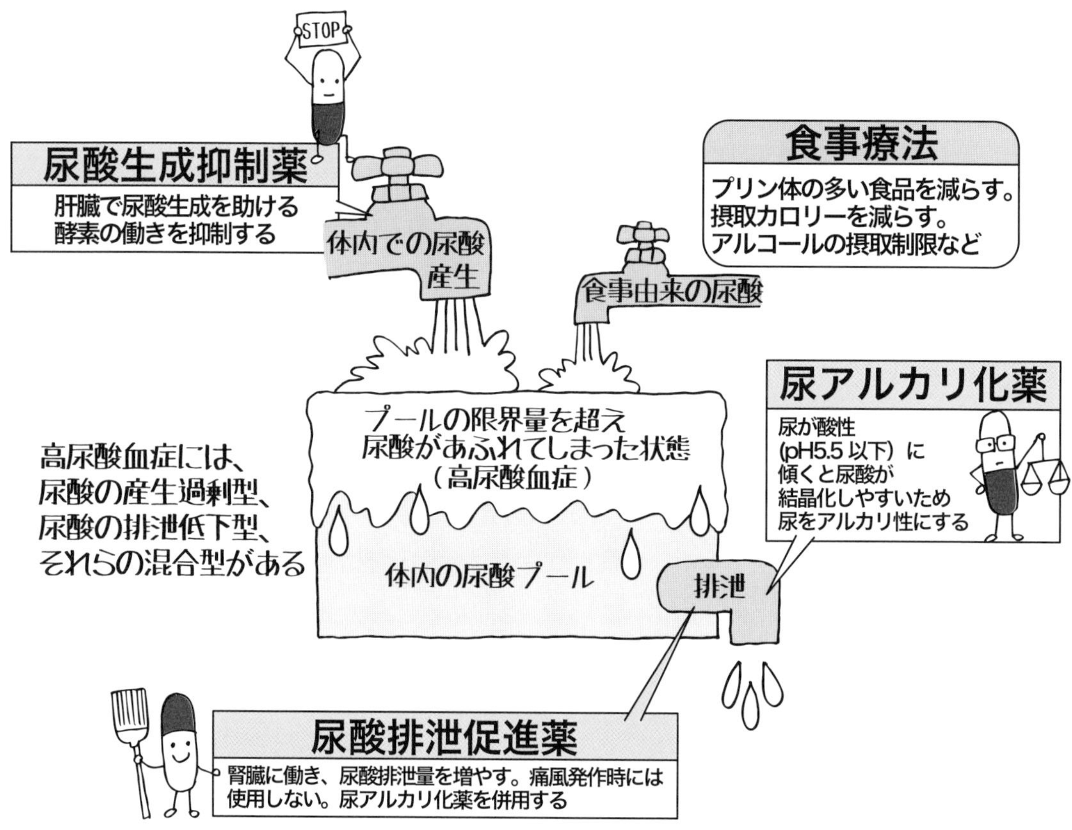

ます。

3～6か月程をかけて徐々に**尿酸値**を6mg／dl以下にコントロールしていくため、きちんと服用を続けます。治療上の注意としては尿酸値の変動（尿酸値の急激な低下）により発作が起きやすくなります。

尿酸排泄促進薬は腎臓に働きかけて尿酸の排泄量を増やし、尿酸値を下げます。薬は少量から使い始め、徐々に増量し、6か月程かけて目標に達するようにします。尿酸を排出させるため、水分量を多くし、1日の尿量が1.5～2Lとなるように心がけます。

尿をアルカリ性にする必要があるため、尿アルカリ化薬も併用します。

尿アルカリ化薬は尿をアルカリ化します。pHが5.5以下の酸性尿では尿酸は結石を作りやすくなります。尿アルカリ化薬で尿の酸性度を下げて、pH6.0～7.0に調整します。

尿酸生成抑制薬は肝臓での尿酸を生成する酵素の働きを抑えます。服薬中は、飲水量とともに、尿量が1日2L以上なるように心がけます。

気をつけたい症状（副作用）

コルヒチンの副作用は腹痛と下痢であり（特に大量服用した場合）、嘔吐、末梢神経炎などが見られることがあります。非ステロイド性抗炎症薬（NSAIDs）には胃粘膜病変（胃潰瘍）や腎障害などがあります。

尿酸排泄促進薬は尿管結石の既往や腎障害のある人には使用できません。また、劇症肝炎が発症する可能性があるため、定期的に肝機能検査を受けるようにします。尿アルカリ化薬は、食欲不振、全身倦怠感などの副作用に加え、塩味が強く飲みにくいです。

尿酸生成抑制薬は投与後、数日から数週間後に発熱、悪寒、頻脈、皮疹が起こることがまれにあるので注意が必要です。

ケアマネジャーの支援のポイント

尿酸値の高い利用者は肥満気味であったり、食生活がプリン体の多い食材に偏ったりしています。

服薬のルールに従って、きちんと服薬してもらうのは当然ですが、食習慣・運動習慣の改善も同時に行っていきます。

プリン体の多い食事を控えるような献立の支援をしていきます。同時に水分摂取に制限がない場合は、毎日多めの水分の摂取を促し、尿量を増やします。

モニタリングポイント

- 尿酸を下げる薬は、炎症がすっかり落ち着いてから使用する必要があるため、痛みなどの有無を確認する
- 服薬中は、十分な水分の摂取が必要であるため、水分の摂取量を把握する
- 服薬中もプリン体の多い食品を控え、服薬・食生活の改善を促していく

表9●主な痛風（高尿酸血症）の薬●

使用時	種類	主な副作用	主な成分名（主な商品名）
発作予兆時	発作治療薬	発疹、下痢、腹痛	コルヒチン（コルヒチン）
発作の極期	非ステロイド性抗炎症薬	尿量減少、腎機能異常、頭痛	インドメタシン（インダシン）
発作軽快期	非ステロイド性抗炎症薬	発疹、下痢、胃痛	ナプロキセン（ナイキサン）
寛解期	尿酸排泄促進薬	下痢、発疹、胃腸障害	ベンズブロマロン（ユリノーム）
	尿アルカリ化薬	肝障害、腎障害、悪心	クエン酸K・クエン酸Na（ウラリット）
	尿酸生成抑制薬	全身倦怠感、胃腸障害、脱毛	アロプリノール（ザイロリック）、フェブキソスタット（フェブリク）、トピロキソスタット（トピロリック）

PART 3

5 心臓の薬

❶ 狭心症

狭心症はどんな病気？

狭心症とは、主に**動脈硬化**のために心臓に酸素や栄養を送る冠状動脈の血管が狭くなり、心筋への血液の流れが低下し、心臓に痛みが起こる病気です。痛みの発作は、短時間で治まりますが、長い時で数分から15分程度続くこともあります。痛みは、心臓の圧迫感、肩から背中にかけての痛み、歯が疼くなどいろいろな形で現れます。

狭心症には、運動をして心筋に多くの血液が必要になった時に起こる**労作性狭心症**と、就寝時など安静にしている時に冠動脈が痙攣を起して起こる**安静時狭心症**があります。どちらの要素も持った混合型もあります。

痛みは**ニトログリセリン**を舌下すると５分間ほどで治まります。痛みの強さの増強、発作の回数の増加、持続時間の延長などは、**心筋梗塞**の予兆と考えなければなりません。心筋梗塞の場合は、動脈の血流が止まり、心筋が壊死することによって起きるため、それぞれの症状が増強していきます。痛みではなく、息苦しさ、冷や汗、吐き気などの症状で現れることもあります。夜間や早朝または急な寒さで痛みが起こることもあります。狭心症の場合も高齢者になると自覚症状を感じにくく、支援者からの聞き取りと検査でわかることもあります。

検査には負荷心電図、心臓超音波検査、冠動脈CT検査などさまざまです。高血圧、糖尿病、脂質異常症になると、狭心症の原因の動脈硬化を引き起こしやすくなります。動脈硬化の予防は、食習慣の見直し、肥満の防止、禁煙、ストレスを避け、規則正しい生活を送ることが大切になります。

●狭心症と心筋梗塞●

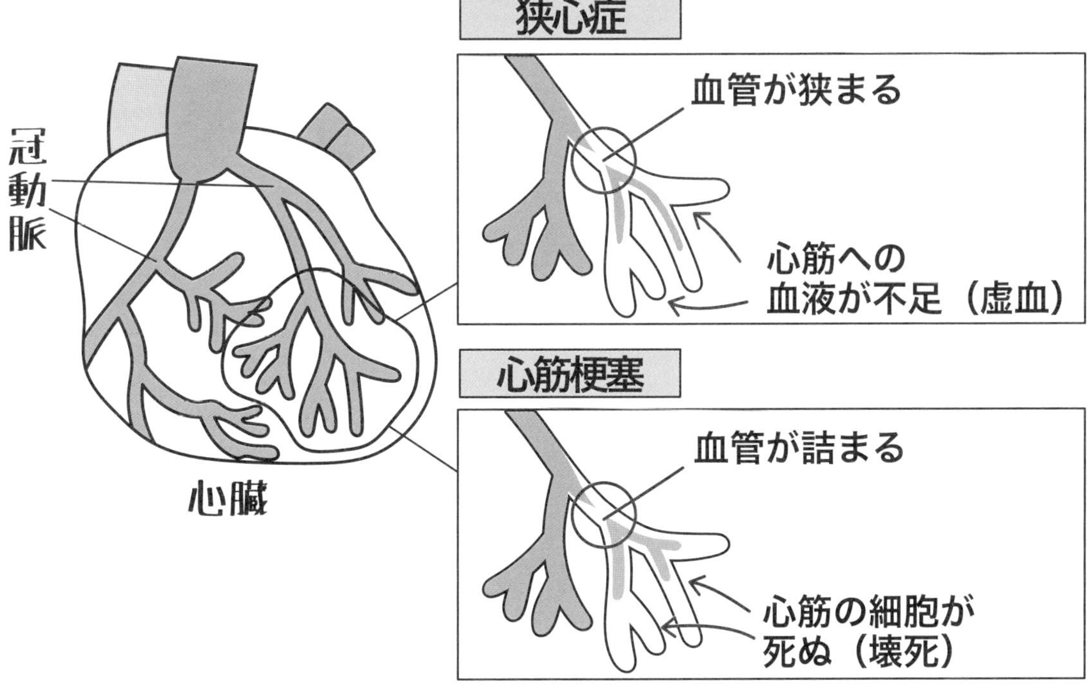

●狭心症薬の働き●

心臓さん
ちょっとペース
ダウンしていこう！
ソッコーで
冠動脈広げて
酸素持ってきました！
血管を広げる薬
硝酸薬
冠動脈の血管を広げて
心筋に酸素を届けるよ。
心臓の負担を減らす作用も
カルシウム拮抗薬
血管を広げて抵抗を
減らし、心臓の負担を
軽くする
君たち！そこどいて！
血管に抵抗を
かけないで
心臓
酸素
硝
CCB
血　圧
血管
心臓の負担を
減らす薬
β遮断薬
心拍数を抑えるなどして
心臓の仕事量を減らすよ

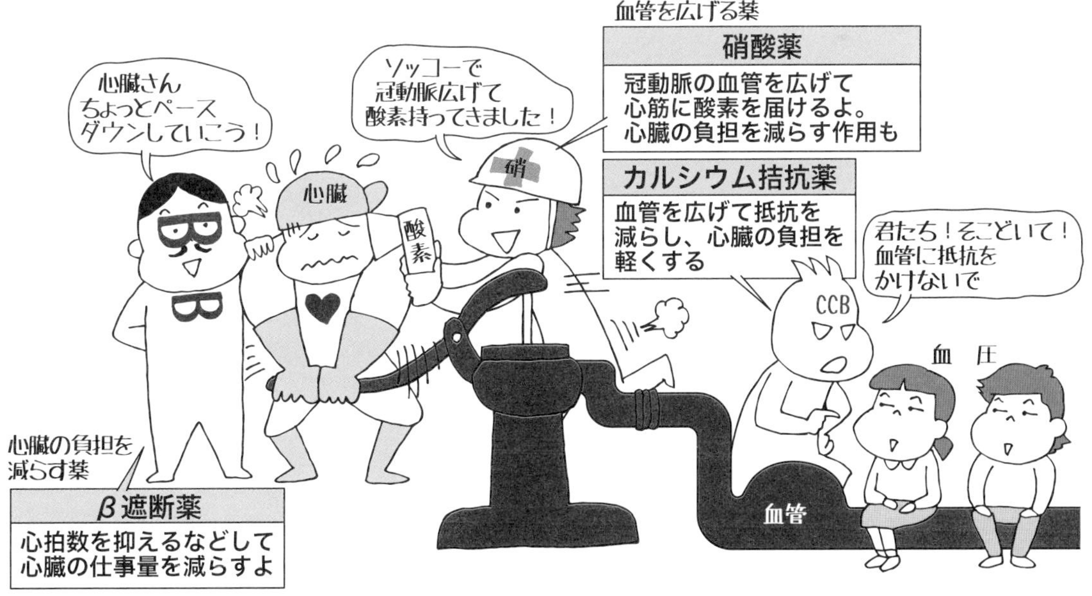

狭心症の薬の特徴

狭心症の治療は薬物療法、冠動脈インターベンション、冠動脈バイパス術があります。

薬物療法で、発作時には、硝酸薬（**ニトログリセリン**）を**舌下投与**します。舌下投与とは飲み込まず、舌の下に入れて溶かして使う用法です。ニトログリセリンは冠血管を直接広げて発作を抑えます。効果がない場合は５〜10分ごとに３回まで使用可能です。噴霧の場合は２回まで使用可能です。効果が見られない時は、医師に連絡するようにします。

硝酸イソソルビドの錠剤は発作時に噛み砕いて舌下投与します。スプレーも５分おいて、１回まで追加使用可能です。やはり効果が見られない時は、医師に連絡するようにします。

冠動脈の血流が一時的に止まるために胸痛などの症状が起きます。予防薬として血管拡張作用のある**カルシウム（Ca）拮抗薬**や、冠血管と末梢血管を拡張させる**硝酸薬**が、心臓にかかる負担を軽減します。

錠剤の他に１日１回貼り替える貼付剤もあります。Ca拮抗薬は冠動脈と抹消血管を拡張させて発作を予防します。

冠拡張薬は冠血管と末梢血管を拡張させ心臓にかかる負担を軽減します。

β遮断薬は運動時の血圧上昇と心拍数の増加を抑えて発作を予防します。

αβ遮断薬は運動時の血圧上昇と心拍数の増加を抑えて発作を予防します。

狭心症では一時的に血栓が血流を悪化させますので、**抗血小板薬**や**抗凝固薬**によって血の塊（血栓）ができるのを予防します。

気をつけたい症状（副作用）

どの狭心症治療薬も、同時に頭部の血管を弛緩させるために、頭痛や頭痛感、めまいが起きることがあります。急激な血圧の低下で

表1●主な狭心症の薬●

使用時	種類	主な副作用	主な成分名（主な商品名）
発作時	硝酸薬	脳貧血、血圧低下、紅潮	ニトログリセリン（ニトロペン）、硝酸イソソルビド（ニトロール）
予防薬	硝酸薬	頭痛、動悸、めまい	硝酸イソソルビド（ニトロール）、硝酸イソソルビド徐放剤（フランドル、ニトロールR）
	カルシウム（Ca）拮抗薬	ほてり、発疹、ふらつき	アムロジピン（ノルバスク）
	冠拡張薬	頭痛、倦怠感、心悸亢進	ジピリダモール（ペルサンチン）、ニコランジル（シグマート）
	β遮断薬	徐脈、眠気、頭痛	ブフェトロール（アドビオール）、アテノロール（テノーミン）
	αβ遮断薬	徐脈、発疹、めまい	カルベジロール（アーチスト）
	抗血小板薬	出血傾向、下痢、発疹	チクロピジン（パナルジン）
	抗凝固薬	出血傾向、消化不良、挫傷	ワルファリン（ワーファリン）、アピキサバン（エリキュース）

立ちくらみやふらつきも起きます。失神発作が起きることもあります。

服薬開始時には、これらの副作用に注意して転倒事故などが起きないように気をつけます。そのため、舌下錠は座位で使用するようにします。

その他、動悸、ほてり感、むくみなどの他、消化器症状としては嘔吐・食欲不振などがあります。血液をサラサラにする抗血小板薬は鼻血や皮下出血などの出血傾向に注意が必要です。ケガをした時などは、血が止まりにくくなりますので、医師と連携して服薬の継続を決めていきます。

ケアマネジャーの支援のポイント

狭心症から生命を脅かすリスクのある心筋梗塞に移行することもあります。

狭心症の痛みの強さや回数増加、持続時間の延長などに注意しながら支援していきます。高齢者や糖尿病の持病のある利用者は、狭心症の痛みを自覚しないこともあります。支援者から常に情報を収集してケアプランにつなげていきます。

狭心症の原因となる動脈硬化予防のために、食生活、喫煙など生活習慣にも気を配ります。

ニトログリセリンは発作時いつでも使用できるように携帯を促します。

また、薬にも有効期限や使用期限があります（**28ページ**）。ニトログリセリンには使用期限が表示されているので確認しておきましょう。

利用者が自己管理できるという自覚を失わせないように、見守りながら支援していきます。お薬手帳も連携の道具として有効です。

◆◇コラム◇◆ ワルファリンと納豆

納豆を食べると、腸内でビタミンKが合成され、ビタミンKは抗凝固薬のワルファリンの効果を弱めます。ワルファリンを服用している人は、絶対に納豆を食べてはいけません。

納豆との相互作用のない、ワルファリンと同じ効果で新しいタイプのエリキュースはビタミンKの代謝に関係なく作用するのでよく処方されるようになりました。なお、クロレラもビタミンKを多く含んでいますので要注意です。

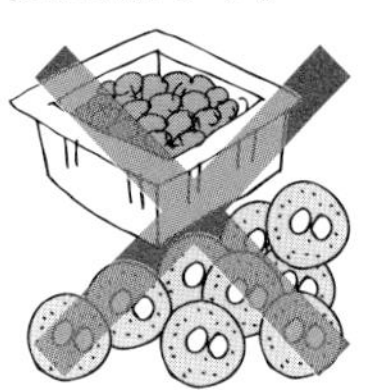

●•モニタリングポイント•●

- 狭心症の痛みの強さや回数、持続時間の変化
- どのくらいの頻度で発作時の薬を使用しているか、薬で症状が抑えられているか
- 他の生活習慣病の状態の把握もしておく
- 狭心症の合併症である心筋梗塞・心不全などの症状をチェックする

❷ 心筋梗塞

心筋梗塞とは

心筋梗塞とは、心臓に栄養を送る血管が、血栓や狭窄によって詰まり、栄養や酸素が心臓に送られず、心筋が壊死し機能を失ってしまう病気です。そのままにすると死亡率の大変高い疾患で、発症したらできるだけ早く病院で治療を受けることが大切です。症状は、激しい胸痛、動悸、息切れなどから始まり、顔面蒼白、肩・首・背中の痛みも伴います。高齢者や糖尿病の利用者は症状を感じないこともあります。

心筋梗塞が起きた場合は、原因である血栓を可及的速やかに取り除く抗血栓薬が使われます。心筋梗塞は再発リスクが高いため、抗血栓薬の抗血小板薬・抗凝固薬を予防のために継続的に服用する必要があります。ただし、どの薬も出血傾向がありますので、注意が必要です。

抗血栓薬の特徴

血栓には種類があります。動脈のような血流が速いところでできる、血小板を主体とした血栓（白色血栓）、血流のよどみによってできる**フィブリン**という線維が主体の血栓（赤色血栓）です。血流粘度の高いところでできる赤色血栓は、フィブリンが赤血球を取り込むため赤色となります。

抗血栓薬は、血液をサラサラにする薬で、血栓のタイプに応じて使い分けられています。

抗血小板薬は血小板を活性化させる酵素のシクロオキシゲナーゼ１（COX-１）を阻害して血小板の働きを抑えます。心臓に酸素などを送る動脈が詰まって起こる心筋梗塞の再発予防には、主に抗血小板薬が使用されます。

抗凝固薬は凝固反応を強めるフィブリンの形成を抑えます。静脈や、心臓の動きの異常（心房細動）でできる血栓の予防に使用されることが多い薬です。

血栓溶解薬はフィブリンを直接溶解し、できてしまった血栓を溶かします。心筋梗塞や脳梗塞の急性期治療に用いられます。

気をつけたい症状（副作用）

アスピリンは一番よく使われる**抗血栓薬**ですが、作用時間も長いので、鼻血、消化管の出血など多くの副作用があります。

非ステロイド性抗炎症薬（NSAIDs）に見られる消化管（胃痛、胃部不快感、食欲不振）の副作用もあります。クロピドグレル・チクロピジンでは、出血傾向はもちろんですが、薬疹などの皮膚障害、白血球減少、肝機能障害もあります。シロスタゾールでは薬疹、頻脈、頭痛があります。

ワルファリンには重篤な出血、息苦しさ、頭痛、肝機能障害などの副作用があります。また、納豆などビタミンＫを含む食品を多量に摂ると、作用が減弱してしまうので注意が

●血栓が作られる仕組みと抗血栓薬の働き●

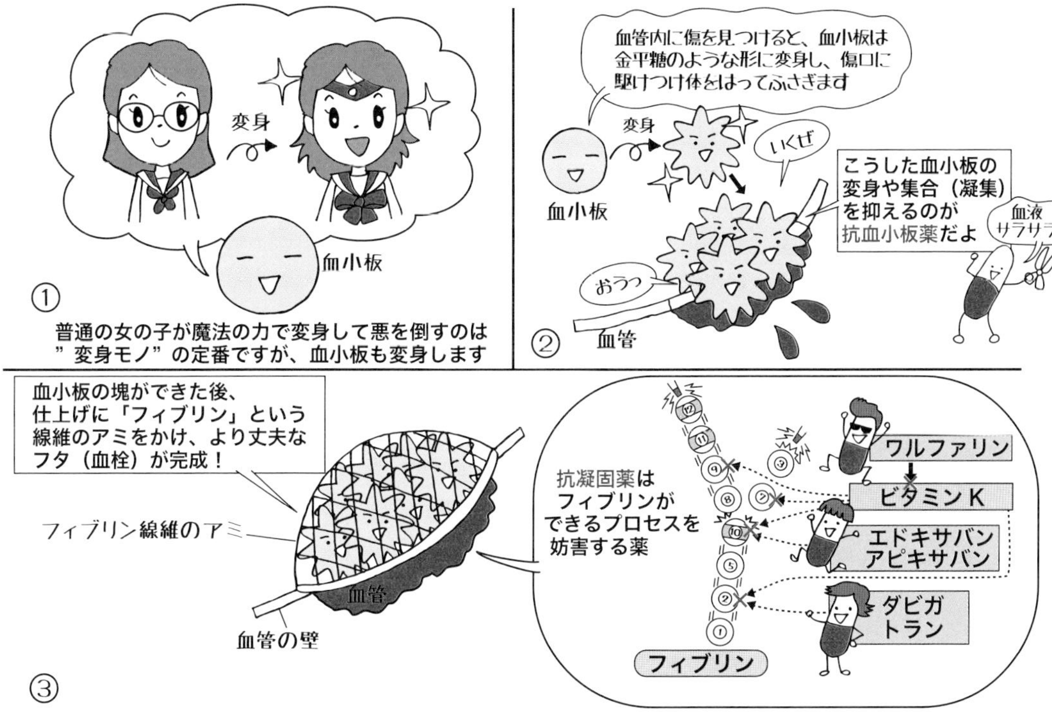

変身
血小板
①
普通の女の子が魔法の力で変身して悪を倒すのは
”変身モノ”の定番ですが、血小板も変身します
血管内に傷を見つけると、血小板は
金平糖のような形に変身し、傷口に
駆けつけ体をはってふさぎます
変身
血小板
いくぜ
こうした血小板の
変身や集合（凝集）
を抑えるのが
抗血小板薬だよ
血液
サラサラ〜
おうっ
血管
②
血小板の塊ができた後、
仕上げに「フィブリン」という
線維のアミをかけ、より丈夫な
フタ（血栓）が完成！
フィブリン線維のアミ
血管
血管の壁
③
抗凝固薬は
フィブリンが
できるプロセスを
妨害する薬
ワルファリン
ビタミンK
エドキサバン
アピキサバン
ダビガ
トラン
フィブリン

●血栓の種類と薬の使い分け●

血小板中心の血栓
冠動脈の動脈硬化により
起こる心筋梗塞の再発予防は
抗血小板薬が主体
血小板
動脈硬化でできた血栓
脳などへ
フィブリン中心の血栓
心房細動により心臓でできる
血栓の予防は抗凝固薬が主体
血栓は脳の血管を詰まらせ
脳梗塞（心原性塞栓症）
の原因となる
心臓
心臓でできた血栓

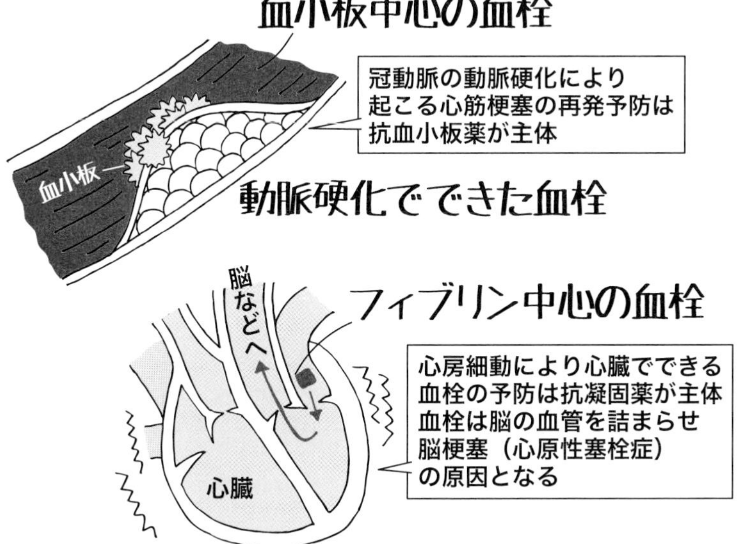

必要です（105ページ）。

DOACといわれる新しいタイプの抗凝固薬のダビガトラン、アピキサバン、エドキサバンは副作用の出血も少なく、食べ物による相互作用もありません。

ケアマネジャーの支援のポイント

抗血栓薬は心筋梗塞の予防には欠かすことのできない薬です。しかし、当初は発作への恐怖からしっかり服薬をするものの、予防目的の服薬なので効果が見えにくく、長い闘病生活で服薬の重要性への意識の欠落から、服薬をやめてしまう利用者を見かけます。ケアマネジャーが常に寄り添い、お薬カレンダーやお薬BOXを利用して、規則正しい服薬の介助を行いましょう。

また、高齢者が増えるなか確実に服薬できるように、薬の一包化や粉砕がなされていることがあります。抜歯やケガをした際には、抗血栓薬の用量などの調整が必要なこともありますが、主治医の指示に従い、一包化や粉砕している薬局に相談し、抗血栓薬を一包化から抜いたり、粉砕しないように対応してもらいます。

なお、手術で入院前から休薬しなければならない薬もあります。主治医や薬剤師から指示が出ていることもあります。ケアマネジャーとして確認しておきましょう。

モニタリングポイント

・頻回に胸痛や心臓の圧迫感を覚えることがあるか
・抗血栓薬の服薬を途中でやめてしまうと、再び血栓ができ再発作を起こすことがあるのできちんと服薬しているかを確認する
・原因となる高血圧や脂質異常症、高尿酸血症のコントロール状況の確認

表2●主な心筋梗塞の薬●

種類	主な副作用	主な成分名（主な商品名）
抗血小板薬	出血傾向、消化不良、挫傷	アスピリン（バイアスピリン）
	出血傾向、下痢、発疹	クロピドグレル（プラビックス）、チクロピジン（パナルジン）
	出血傾向、発疹、嘔吐	サルポグレラード（アンプラーグ）、シロスタゾール（プレタール）
	発疹、悪心、腹痛	イコサペント酸（エパデール）
	出血傾向、頭痛、倦怠感	ジピリダモール（ペルサンチン）
抗凝固薬	出血、嘔吐、下痢	ワルファリン（ワーファリン）
	出血、消化不良、胸痛	ダビガトラン（プラザキサ）
	出血、消化不良、挫傷	アピキサバン（エリキュース）
	出血、嘔吐、下痢	エドキサバン（リクシアナ）
血栓溶解薬	出血、頭痛、肝機能障害	アルテプラーゼ（t-PA）
	出血傾向、消化不良、嘔吐	ウロキナーゼ

❸ 不整脈

不整脈はどんな病気？

不整脈とは原因がわからずに脈拍が不規則になった状態をいいます。心臓から出される血液の量が、心臓の動きが早い、遅いで通常より少なくなり、そのため血液が脳に送られずに、めまい、痙攣、失神などの症状が見られます。

不整脈は心臓のリズムを担う刺激電導系に異常をきたす病気で、通常時にも私たちの心臓では不整脈が起きています。

不整脈には、主に、100回以上／１分間に脈を打つ頻脈性不整脈と、60回以下／１分間にしか脈を打たない徐脈性不整脈があります（さらに脈が飛ぶ期外収縮があります）。

頻脈では動悸・息切れを感じます。徐脈ではめまい・失神が起きます。脈の回数が極端に減る、逆に極端に早くなる、こうした不整脈が原因で心臓で血栓ができ脳梗塞につながります。このような症状を感じたら心電図の検査を受けます。高齢になるほどリスクが高まる病気です。今では、ほとんどの不整脈が治せるようになりました。

PART 3
5

●不整脈を会社に例えると……●

指示
送信っと
ポチ
上司（洞結節）
指示が来ない
部署B
部署A
次から次へと指示が来る!!
部署C
不整脈では、洞結節から出る指示（電気刺激）が心臓全体にうまく伝わらず、心臓の拍動に異常が起きるよ

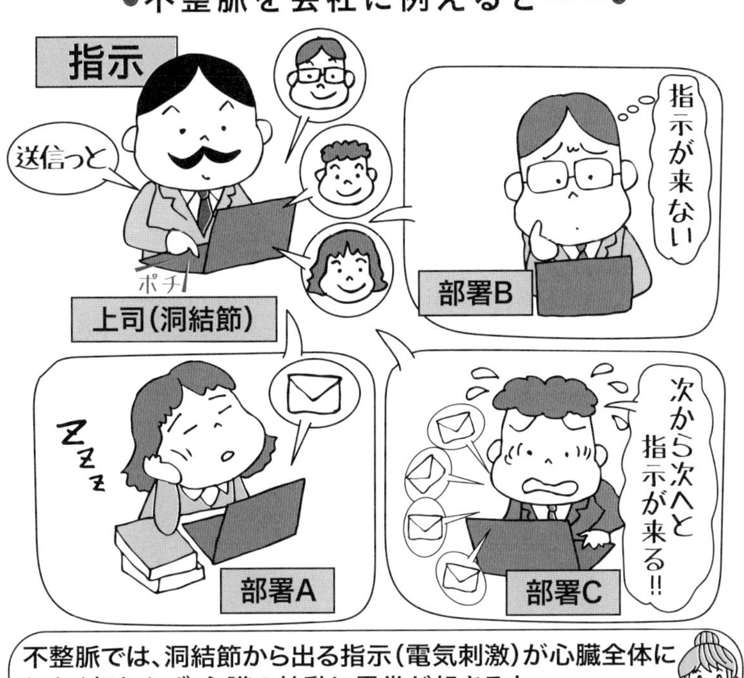

不整脈治療薬の薬の特徴

不整脈の治療には、薬物療法と非薬物療法があり、薬物療法で改善ができない時に、**ペースメーカーの埋め込み術**や不整脈の異常信号を遮断する**カテーテルアブレーション**が行われています。

通常、薬物療法で不整脈を正常に近づけることができます。一方、心臓の収縮力の低下などによって、新たな不整脈の誘発を起こすこともあり、支援者が観察しながら、服薬を介助する必要があります。**自動体外式除細動器**（AED）は、心室細動を起こした人に電気ショックで心臓のリズムを正常に戻します。

Naチャネル遮断薬（クラス１群1a群1b群1c群）、**β遮断薬**（Ⅱ群）、**Kチャネル遮断**（Ⅲ群）、**Ca拮抗薬**（Ⅳ群）は異常な刺激伝達を抑え、正常なリズムを保ちます。**β遮断薬**（Ⅱ群）、**Ca拮抗薬**（Ⅳ群）は狭心症や高血圧の治療にも使います。**ジギタリス製剤**は副交感神経の刺激で伝達を抑制し、心筋の収縮力を強くします。

気をつけたい症状（副作用）

それぞれの薬の作用機序によって副作用が異なります。

Naチャネル遮断薬の副作用は、重大なもので心停止など心臓に対しての影響、その他頭痛、不眠などがあります。β遮断薬も心停止などの心臓に対しての影響の他、ふらつき、悪心など、Kチャネル遮断薬は心不全、その他頭痛、立ちくらみが、Ca拮抗薬では徐脈、めまいなどがあります。ジギタリス製剤は、高度の徐脈、悪心、めまいなどです。服用している薬によって気をつけたい症状が異なりますので、医療職と連携して対処しましょう。

ケアマネジャーの支援のポイント

加齢とともに徐々に心臓の機能も低下していき、常に私たちの身体の中で不整脈は起きています。高齢になると、身体が不整脈に慣れてしまい気がつかないことも多くあります。支援者は、利用者が定期的に検診を受けているか？　検査結果を理解しているか？　薬をきちんと服用しているか？　などを観察、記録、伝達する必要があります。内服薬の飲み忘れで不整脈が引き起こされることもありますので、注意しましょう。

●•• モニタリングポイント ••●

- 不整脈治療薬は副作用のリスクの高い薬であるため、きちんと決められた量や回数を使用しているか確認する
- 不整脈の薬で、不整脈を誘発することがあるため、服薬後の不整脈の出現頻度をチェックする
- 薬物治療以外に、ペースメーカーの埋め込み・カテーテルアブレーションなどの治療法が行われているかも確認する

表3●主な不整脈の薬●

種類	主な副作用	主な成分名（主な商品名）
Naチャネル遮断薬（クラス1a群）	頭痛、不眠、幻聴	プロカインアミド　（アミサリン）
Naチャネル遮断薬（クラス1b群）	胃腸障害、めまい、ほてり	リドカイン（キシロカイン）
Naチャネル遮断薬（クラス1c群）	徐脈、めまい、ふらつき	フレカイニド（タンボコール）
β遮断薬（クラスⅡ群）	心停止、血圧低下、高度徐脈	ランジオロール（オノアクト）
クラスⅢ	不眠、角膜色素沈着、肝機能障害	アミオダロン（アンカロン）
Ca拮抗薬（クラスⅣ群）	めまい、徐脈、過敏症	ベラパミル（ワソラン）
ジギタリス製剤	発疹、嘔吐、悪心	ジゴキシン（ハーツジゴキシン）

PART 3
5

◆◇コラム◇◆　チームによる支援の必要性

狭心症の既往歴のあるAさんは、サービス提供責任者からの報告によると、今日も「ニトログリセリン（ニトロペン）」を日に5回使用したようです。Aさんは、高血圧や脂質異常症、動脈硬化など、さまざまな病気を患っています。

けれども、治療のために処方されている薬は飲んだり飲まなかったり服薬コンプライアンスが守れていませんでした。

医療職も介護職もそれぞれの立場で、薬の大切さを説明しているのですが、Aさんは高齢でもあり、薬の使い方を理解できません。

そこで、後日、在宅医も含めた、「薬の服用に関する」サービス担当者会議が開かれました。

主治医から、改めて、「薬がAさんにとってどれほど大切であるか」、「きちんと服用しないとどのようなリスクが発生するか」の説明があり、本人も含めて、サービスに関わるすべての職種が認識を共有しました。

この会議で、服薬に関する自覚を本人に持ってもらったことに加えて、本人を中心とするチームが形成されました。

薬の一包化、お薬カレンダーの準備、ニトロペン３錠が本人に手渡され、服薬コンプライアンス※を守ってもらうことなど、今後の方向性を本人を含めたチームで共有し、決めたのでした。

このように薬においても、各職種がチームを組んで高齢の利用者を支えていく必要性が高まっているのです。

※ここでは、「服薬コンプライアンス」を使用していますが、より積極的な意味のアドヒアランスに近い。アドヒアランスとは、患者が服薬の効果・副作用などを理解した上で、主体的に治療を受けることを意味します。

PART 3

6 呼吸器の薬

1 咳・痰の薬

咳や痰はなぜ出る？

咳の風速は台風並み

咳（咳嗽）は、外から気道に入ってきた異物や、気道内の分泌物を排除するための身体の防御反応です。肺の中の空気を勢いよく流出させ、異物などを肺や気道から追い出します。

多くの場合、「咳をしよう」と意識しなくても咳は起きます。気道の粘膜にあるセンサー（咳受容体）が刺激に反応すると、神経を介して脳（延髄）にある咳中枢にシグナルが伝わり、反射で咳が引き起こされるからです。ちなみに咳のスピードは、秒速40mほど。強い台風の最大風速が秒速30mから44mですから、まさに台風並みの勢いです。

高齢者に多い脳血管障害や嚥下障害などでは、咳が出にくくなります。すると、睡眠中に、口の中の唾液とともに病原菌が肺に流れ込んでしまい（**不顕性誤嚥**）、**誤嚥性肺炎**を起こします。その対策として、本来の使用法とは違いますが、咳が出る副作用のある**降圧薬（ACE阻害薬）**を用いることもあります。

このように咳は身体を守るための仕組みですから、基本的には薬で止めないほうがよいのですが、長く続けば体力を消耗します。そこで、咳止めの薬が使用されます。

咳は、痰を伴わない**乾いた咳**（空咳）と、痰の出る湿った咳とに分けられます。乾いた咳はアトピーの咳や間質性肺炎の他、心臓疾患や逆流性食道炎、薬の副作用などに多く、**湿った咳**はインフルエンザなど感染症でよく見られます。

気道のクリーニングと痰の関係

痰も身体を守る仕組みの１つで、気道の粘

●咳が出る仕組みと咳止め薬●

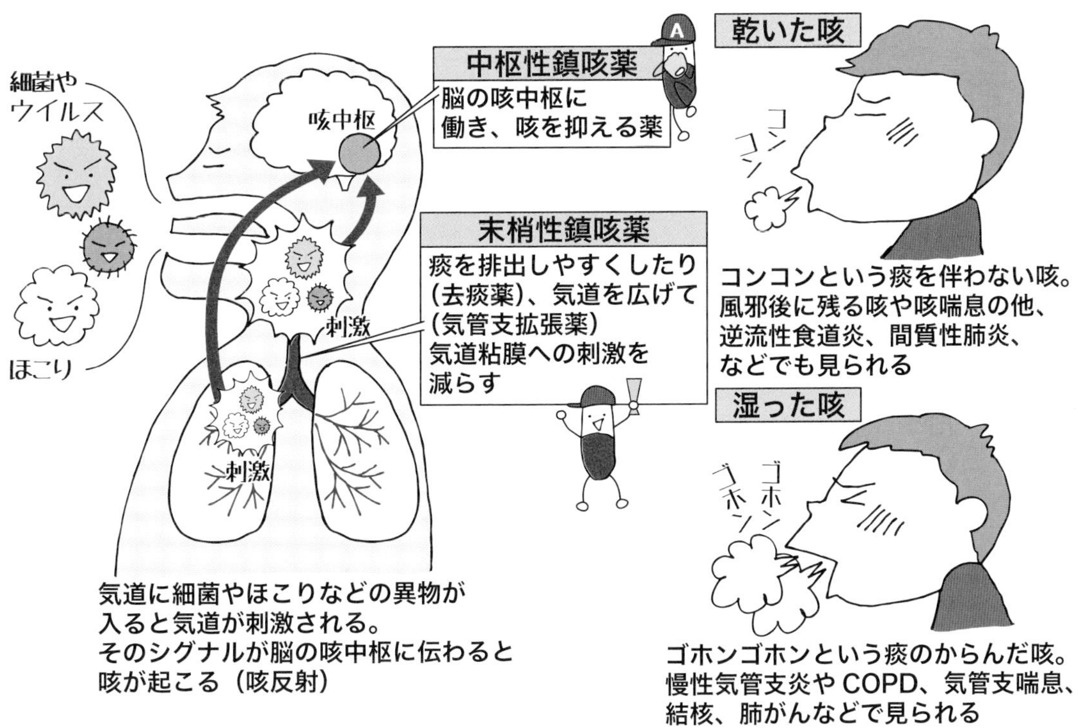

液が由来です。気道の内面を覆う綿毛は、“動く歩道”のように常にのどの方に向けて動いていて、粘液がからめとったホコリやウイルスなども一緒に運び出して気道をクリーニングしています（115ページ）。粘液はのどに運ばれた後、気づかないうちに唾液とともに食道に飲み込まれます。

この粘液が過剰に分泌されたり、粘り気が強すぎてうまく移送できず、気道に溜まったものが痰として排出されます。痰が溜まると、気道の粘膜が刺激されて反射的に咳を起こし、外に出します。しかし、量や粘度によってはなかなか排出できないこともあり、去痰薬が用いられます。

咳と痰の薬の特徴

●咳止め（鎮咳薬）

咳を引き起こすのは脳にある咳中枢です。

表1 ●咳止め薬（鎮咳薬）と痰の薬（去痰薬）●

分類	種類	主な副作用	主な成分名（主な商品名）
鎮咳薬（中枢性鎮咳薬）	麻薬性鎮咳薬	眠気、吐き気、便秘、呼吸抑制、依存性	コデイン（コデインリン酸塩、リン酸コデイン）、ジヒドロコデイン（ジヒドロコデインリン酸塩、フスコデ*1）、オキシメテバノール（メテバニール）*1配合剤
	非麻薬性鎮咳薬	眠気、めまい、口渇、便秘、発疹	チペピジン（アスベリン）、デキストロメトルファン（メジコン、アストマリ、シーサール）、エプラジノン（レスプレン）、クロペラスチン（フスタゾール）、ノスカピン（ノスカピン、）
去痰薬		吐き気、食欲不振、発疹、腹痛	アセチルシステイン（ムコフィリン）、L-メチルシステイン（ペクタイト、ゼオチン）、ブロムヘキシン（ビソルボン）、カルボシステイン（ムコダイン、クインスロン、シスダイン）、フドステイン（クリアナール、スペリア）、アンブロキソール（ムコソルバン、プルスマリンA、ムコサール）

いわゆる**咳止めの薬（鎮咳薬）**は、この咳中枢に作用して咳を抑えるため、**中枢性鎮咳薬**と呼ばれます。湿った咳では、咳を止めると痰が出にくくなってしまうため、主に乾いた咳に用いられます。

中枢性鎮咳薬は、麻薬性と非麻薬性のものに分かれ、**麻薬性鎮咳薬**には強い咳止め作用があります。**非麻薬性鎮咳薬**は、麻薬性鎮咳薬より作用は弱いものの、副作用も少ない点がメリットです。痰の排出を助ける作用を持つ非麻薬性鎮咳薬もあり、それらは湿った咳にも使用されます。

一方、気道の刺激を抑えることで咳を鎮める薬もあります。痰を取り除く**去痰薬**や、気管支喘息の咳などを鎮める**気管支拡張薬**（**122ページ**）などです。これらの薬は咳そのものの発生メカニズムに働くわけではないのですが、結果として咳を抑えるため、**末梢性鎮咳薬**とされています。その他、漢方薬の中にも咳止め作用を持つものがあります。

●痰の薬（去痰薬）

気道の粘液が大量に分泌されたり、粘り気が強い場合などに、痰がなかなか排出できないことがあります。その時に、痰を取り除きやすくするのが去痰薬です。

ここでは詳しくは触れませんが、去痰薬にはいくつかの種類があり、痰を取り除くアプローチはさまざまです。痰の成分を分解して粘り気を低下させる、粘液を分泌する細胞が過剰に作られるのを抑制する、粘液の成分のバランスを正常化するなどです。痰を伴う湿った咳の場合、気道から過剰に分泌される粘液を減らすことが治療のターゲットとされるため、去痰薬が用いられます。慢性閉塞性肺疾患（COPD）や気管支喘息（**118ページ**）でも、症状悪化の抑制のために使用されることがあります。

気をつけたい症状（副作用）

中枢性鎮咳薬のうち麻薬性鎮咳薬では、眠

●綿毛の働き●

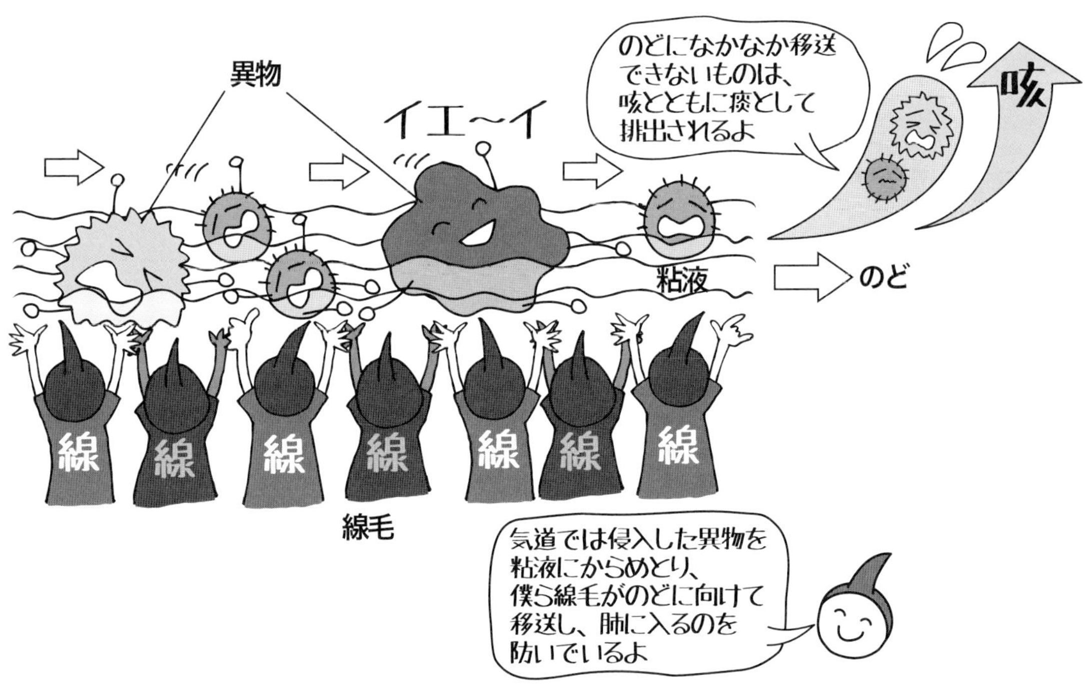

気や吐き気、便秘、呼吸抑制などの副作用があります。服用時には自動車の運転や危険な作業は避けます。また、気管支喘息の発作時や重いCOPDには使用しません。

用法通りに使用すれば問題はないのですが、長期連用や大量服用により**依存性**が生じることがあります。薬を中止した時に、吐き気や頭痛、震え、イライラなどの症状が出たり、それらが薬の服用で治まる場合、依存性が生じている可能性があるため、すぐに医師に相談してください。

麻薬性鎮咳薬の副作用のうち、**呼吸抑制**では息切れや息苦しさ、呼吸が弱く、少なくなるなどの症状が見られます。高齢者では特に注意が必要です。加えて、咳を強力に抑えることで不顕性誤嚥のリスクを高めてしまうため、もともと嚥下機能が低下している人では使用に注意が必要です。

非麻薬性鎮咳薬は、副作用の少ない薬ですが、眠気やめまい、口渇、食欲不振などが現れることがあります。去痰薬も安全性の高い薬ですが、吐き気や食欲不振、発疹などが出る場合もあります。

図1●症状が続く期間と感染症による咳の比率●

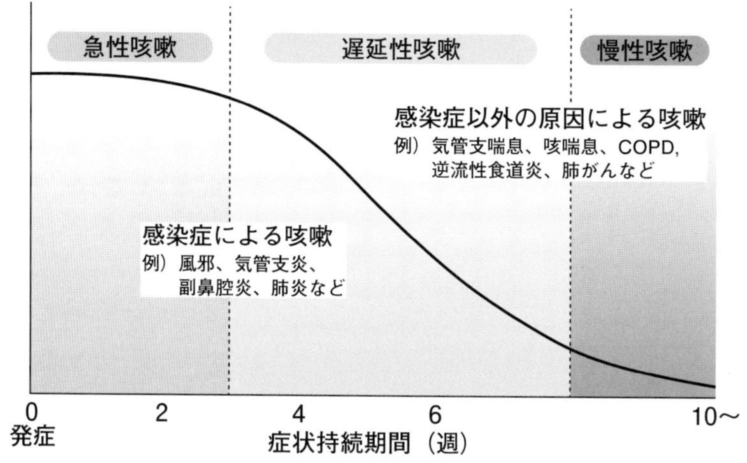

日本呼吸器学会　咳嗽に関するガイドライン第２版作成委員会
編集「咳嗽に関するガイドライン第２版」2012年のp7より、「図Ⅲ−1　症状持続期間と感染症による咳嗽比率」を一部改変

ケアマネジャーの支援のポイント

●薬の服用

先述したとおり、中枢性の麻薬性鎮咳薬は、長期間、または大量に使用すると依存性が生じる場合があるため、用法や用量を守ることが重要です。特に、液体の風邪薬は甘く飲みやすい分、効かないからといって用量以上に服用することは避けなければなりません。

鎮咳薬や去痰薬は、ともに症状を和らげる薬で、咳や痰の原因となっている病気を治すものではありません。咳が続く期間が３週間未満であれば、呼吸器系の感染症であることが多いのですが、３週間以上になると、それ以外の病気の可能性も高くなってきます（**図1**）。肺がんや結核など重い病気が原因となることもありますし、心臓病など呼吸器系以外の病気が隠れていることも考えられます。症状が長引く場合は、市販薬での対応より医療機関の受診を勧めましょう。

●生活上の支援

中枢性の麻薬性鎮咳薬は、腸の活動を抑えます。そのため、下痢がひどい時に、下痢止めとして用いられることもあるのですが、副作用として便秘が問題となることもあります。高齢者では便秘になりがちなため、薬の使用を短期間に留めるとともに、水分や食物繊維を摂るように勧めましょう。

麻薬性鎮咳薬は咳反射を強力に抑えるため、不顕性誤嚥リスクが高まります。脳血管障害などで嚥下機能が低下している人には、慎重に投与するよう求められていますが、服用時には介護職などと連携して嚥下機能によく目を配り医師などと情報共有しましょう。また、日頃から口腔ケアなどを導入し、誤嚥性肺炎の予防に努めることも大切です。のどが刺激に敏感になり、咳が出ることもあります。対策として、マスクの着用や部屋の加湿、うがいなどののどのケアを勧めてもよいでしょう。

●●・モニタリングポイント・●●

- 咳の症状の変化
- 薬の服用状況
- 熱がある、呼吸が苦しいなどの症状があるか
- 同居している家族に咳などの症状があるか（感染症のリスクへの配慮）
- むせが目立つなど嚥下機能に変化はないか

PART 3 6

◆◇ コラム ◇◆ 独居の高齢者の服薬を支える支援

Aさんは、独居の80代の女性です。

ある日、訪問したヘルパーからケアマネジャーに電話が入り、「午前中に訪問したら、いつもは台所でテレビを見ているのに、今日はベッドで横になり、なんだかだるい、といっています」とのことでした。

Aさんは、お薬カレンダーを導入した直後でしたので、すぐに駆けつけてお薬カレンダーを確認したところ、通常、「朝→昼→夕」と横に進んで服用するのですが、Aさんは、朝食後服用したことを忘れて、下に進んで翌日の朝の分を飲んだことが判明しました。

そのため、1日1回の降圧薬を2回分服用したことによる、血圧低下が原因でふらつき、横になっていたのでした。

お薬カレンダーでの本人による服薬管理は難しいことがわかり、検討した結果、利用者本人が直接お薬カレンダーから薬を取り出すのではなく、通常のカレンダーを重ねて掛けてAさんが薬を取り出さないようにし、その上で、毎朝、ヘルパーや訪問看護師、週末に交替で泊まる親族に、1日分ずつテーブルに置いてもらうことにして、正しく服用してもらうことができました。

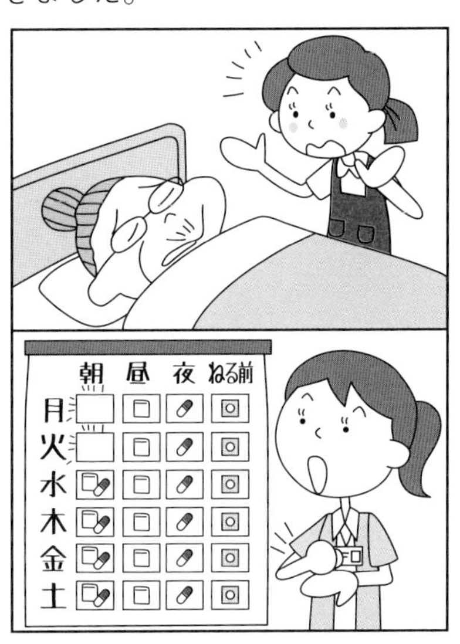

❷ 気管支喘息と慢性閉塞性肺疾患（COPD）の薬

どんな病気？

●気管支喘息

気管支喘息（喘息）は、炎症によって空気の通り道である気道（気管支）が狭まってしまう病気です。炎症の原因は主にアレルギーで、その状態が続くことで気道の粘膜が腫れ、刺激に敏感になります。

そこに、**アレルゲン**や冷たい空気、ホコリなどによる刺激を受けると、咳や痰が出て、「ヒューヒュー」「ゼイゼイ」という苦しそうな呼吸音（**喘鳴**（ぜいめい））を伴った喘息発作が起こります。発作は一時的なものですが、治療をせずにいると繰り返される炎症のために、気道が硬く厚くなって弾力性を失い、わずかな刺激でも発作が起きやすくなります。

喘息の治療では、炎症を抑制するために日常的に使用する**長期管理薬**（コントローラー）と、発作が起きた時の**発作治療薬**（リリーバー）を使い分けます。どちらにおいても、**気道を拡張する薬**（気管支拡張薬）と、**炎症を抑える薬**（吸入ステロイド薬、抗アレルギー薬）が２本柱となります。併せて、アレルゲンの回避や、発作の引き金となる疲労やストレスを溜めないように生活を管理することなども大切です。

●慢性閉塞性肺疾患（COPD）

肺は、ブドウの房のような組織（肺胞）がたくさん集まってできていて、そこで酸素と二酸化炭素のガス交換が行われています。**慢性閉塞性肺疾患（COPD）**とは、炎症による肺胞の破壊と、気道の狭まりを併せ持った病気をいいます。

最大の原因は長年の喫煙です。長期間有害な物質を取り込むことで、肺や気道が慢性的な炎症にさらされ組織破壊が進行し、肺では酸素の取り込みや二酸化炭素の排出が十分にできなくなり、細くなった気道では空気の流量が低下し呼吸障害が起こります。そのため、少し動いただけで息切れがして呼吸困難になる、慢性的に咳や痰が続くといった症状が出ます。喘鳴など喘息発作のような症状が見られる人もあります。

COPDは、肺や気道の組織破壊が進んだ状態のため、治療しても元の状態には戻りません。病状の進行を抑え、容態の悪化や合併症を予防するとともに、身体活動性をできるだけ維持・向上させ、生活の質を高めることが治療の目的になります。

薬物療法では、気管支拡張薬を中心に、必要に応じて炎症を抑える吸入ステロイドが併用されます。非薬物療法も重要で、第一に禁煙、そして呼吸機能の悪化を予防するための**インフルエンザワクチン**などの予防接種、呼吸機能を維持・向上させるためのリハビリテーション（呼吸器リハビリテーション）などを行うことが推奨されています。ある程度病状

●気管支に作用する薬の働き●

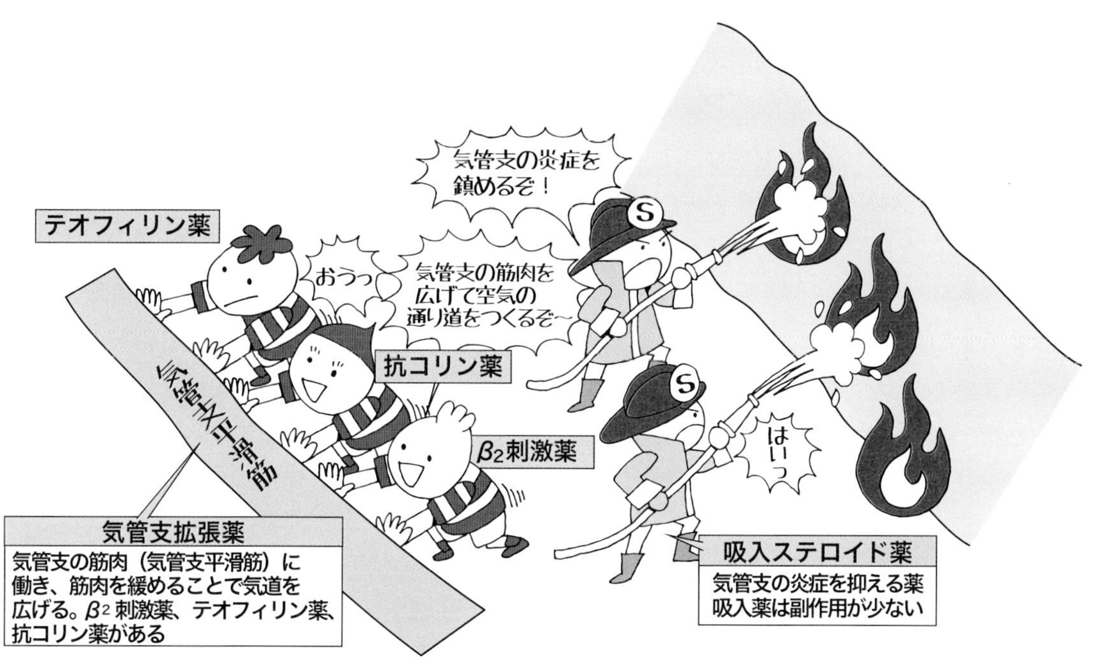

が進むと、酸素を吸入する酸素療法や、ガス交換を助ける補助換気療法を併用することもあります。

気管支喘息とCOPDの薬の特徴

喘息では、**気管支拡張薬**と**吸入ステロイド薬**が２本柱ですが、加えて、免疫の仕組みが気道を収縮させるメカニズムに関わっているため、**抗アレルギー薬**、**抗IgE抗体薬**（**81ページ**）なども使用されます。

一方、COPDの治療では**気管支拡張薬**の定期的な使用をベースとし、喘息を合併している場合などに**吸入ステロイド薬**を用います。

これらの病気の治療には、内服薬や注射薬の他、呼吸器に直接薬の成分を送り届けられる**吸入薬**が多く使用されているのが特徴です。吸入薬には、液体を噴霧して吸い込む**加圧噴霧式定量吸入器（pMDI）**と、粉末を吸い込む**ドライパウダー吸入器（DPI）**があります（**14ページ**）。その他、皮膚から薬を吸収させる貼付剤も用いられます。

●気管支拡張薬

気管支拡張薬には、β_2刺激薬、テオフィリン薬、抗コリン薬の３種類があります。気道は、筋肉（気管支平滑筋）の収縮・緩みによって狭くなったり広がったりします。この気道の筋肉は自律神経のコントロール下にあります。その自律神経のスイッチ（β_2受容体）を刺激して気道を拡張するのが**β_2刺激薬**です。

反対に、気道には筋肉を収縮させる自律神経のスイッチもあります。そのスイッチが入らないようにブロックすることで、気道を広げるのが**抗コリン薬**です。

テオフィリン薬の作用は、これら２つの薬とは少し違います。細胞内で、気道の筋肉を緩める指令を伝えるメッセンジャー物質を増やすことで気道を拡張します。テオフィリンは、コーヒーやお茶に含まれるカフェインや、チョコレートの成分であるテオブロミンなどの仲間です。

なお、β_2刺激薬と抗コリン薬は、作用の速効性や持続時間によって、**長時間作用型**と**短時間作用型**に分類されています。気管支喘息では、長期管理薬として長時間作用型の、発作治療薬では速効性のある短時間作用型のβ_2刺激薬が主に用いられています（**表２**）。COPDでは、長時間作用型の抗コリン薬がベースとして使用されます。

タイプの違う気管支拡張薬同士、あるいは吸入ステロイドを一緒にした合剤もあり、吸入の手間や服用し忘れを減らすのに一役買っています。

●吸入ステロイド

ステロイドは、もとは体内で分泌されているホルモンで、それを薬にしたものです。腎臓の上にある副腎から分泌されるため、「副腎皮質ステロイド」といいます。

ステロイドは全身のさまざまな作用に関わっていて、特に炎症を強力に抑えます。免疫に関わる細胞の働きを抑制したり、炎症を引き起こす**化学伝達物質**の生成にストップをかけたりすることなどで、炎症を多角的に抑えるのです。

ただその分、さまざまな副作用も発現しやすいという欠点があります。そこで、気道や肺だけに絞って薬を届けるために開発されたのが吸入薬です。吸入ステロイドは、内服薬や注射薬のステロイドよりも副作用が少なく、長期に連用しやすいのが大きな利点です。

気をつけたい症状（副作用）

気管支拡張薬のβ_2刺激薬では、心拍の亢進、震え、頭痛、吐き気などの副作用が起こることがあります。抗コリン薬の副作用には、心拍の亢進、口渇、尿が出にくい、便秘、眼圧の上昇などがあります。**前立腺肥大や緑内障を悪化させる**リスクがあるので、これらの持病のある人は、医師や薬剤師に伝えてください。

テオフィリン薬では心拍の亢進、頭痛、不眠、吐き気などに注意が必要です。緑茶やコーヒー、紅茶などに含まれるカフェインと類似の成分のため、テオフィリン薬の使用時に緑茶などを飲みすぎると、頭痛や動悸が起こることもあるので避けます。

内服薬など全身性のステロイドは、感染症

●正常な気管支と喘息の人の気管支●

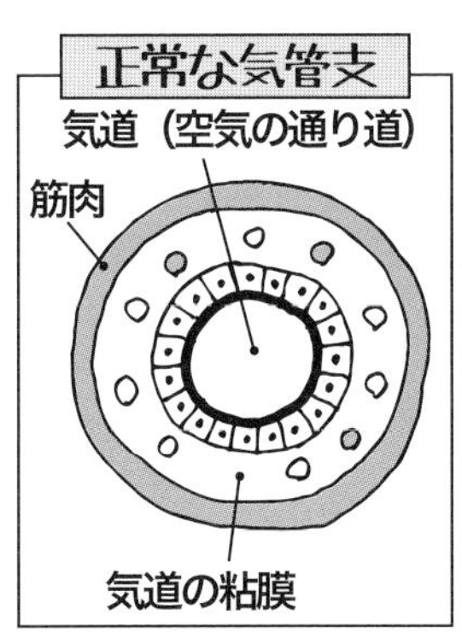

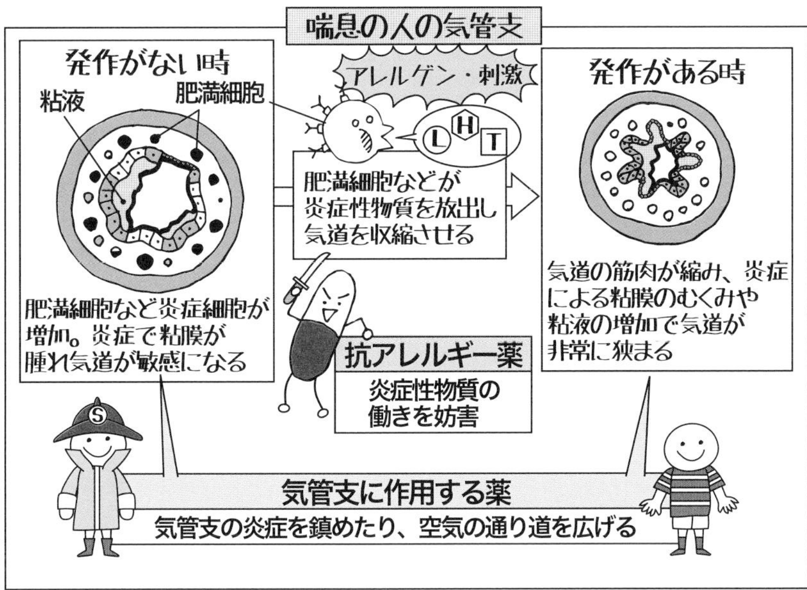

や骨粗鬆症、胃腸障害、うつ・躁状態などと副作用が多く、高齢者への投与には注意が必要な薬です。

一方、吸入ステロイドではそうした全身性の副作用は非常に少なく長期に使用しやすいのですが、口の中に薬の成分が残ったままだと、カビの仲間であるカンジダが繁殖して口の中に白っぽい斑点ができる、しゃがれ声（嗄声（かせい））になる、のどが痛むなどの副作用が出ることがあります。そのため、薬の吸入後は必ずうがいをして残った薬を洗い流します。

β_2刺激薬が作用するβ受容体は気道だけではなく、心臓や、身体を動かす筋肉（骨格筋）などにも存在します。薬の種類によってはそ

表2●気管支喘息の治療戦略と薬●

	炎症を抑える	気管支を広げ呼吸を改善
長期管理薬	ステロイド（吸入薬、経口薬） 抗アレルギー薬（ロイコトリエン受容体拮抗薬など）、抗IgE抗体薬	長時間作用型気管支拡張薬（β_2刺激薬、抗コリン薬）、テオフィリン徐放製剤
発作治療薬	ステロイド（注射薬、経口薬）	短時間作用型気管支拡張薬（β_2刺激薬、抗コリン薬）、テオフィリン製剤

表3●気管支喘息とCOPDの薬●

分類	種類	主な副作用	主な成分名（主な商品名）
気管支拡張薬	β_2刺激薬	心拍の亢進、震え、頭痛、吐き気	●短時間作用型（SABA） サルブタモール（ベネトリン、サルタノール）、フェノテロール（ベロテック、ポルボノール）、プロカテロール（メプチン*1、エステルチン、エプカロール） *1 吸入薬。内服薬はLABA
			●長時間作用型（LABA） ツロブテロール（ホクナリン、ベラチン）、サルメテロール（セレベント）、ホルモテロール（オーキシス）
	抗コリン薬	心拍の亢進、口渇、尿が出にくい、便秘、眼圧上昇	●短時間作用型（SAMA） イプラトロピウム（アトロベント）
			●長時間作用型（LAMA） チオトロピウム（スピリーバ）、グリコピロニウム（シーブリ）、アクリジニウム（エクリラ）
	テオフィリン薬	心拍の亢進、頭痛、不眠、吐き気	テオフィリン（テオドール、テオロング、ユニフィルLA）、ジプロフィリン（ジプロフィリン）、プロキシフィリン（モノフィリン）
吸入ステロイド		のどの刺激感、口腔カンジダ、声がれ	フルチカゾン（フルタイド）、ブデソニド（パルミコート）、シクレソニド（オルベスコ）
配合剤	抗コリン薬／β_2刺激薬	上記参照	チオトロピウム/オロダテロール（スピオルト）、グリコピロニウム/インダカテロール（ウルティブロ）
	吸入ステロイド／β_2刺激薬	上記参照	フルチカゾン/サルメテロール（アドエア）、ブデソニド/ホルモテロール（シムビコート）、フルチカゾン/ビランテロール（レルベア）

れらのスイッチも刺激されてしまい、動悸（心臓）や震え（骨格筋）などの副作用が現れることもあります。

ケアマネジャーの支援のポイント

●薬の服用

吸入薬は、薬をきちんと吸入できているかが効果に大きな影響を与えます。正しく薬が吸入できていない、薬の減り方が遅いといった場合は医師や薬剤師に伝えてください。吸入指導を行ったり、利用者が扱いやすい剤形に変更するなどの対応が可能です。

喘息では、発作を予防する目的で、吸入ステロイドなどを継続的に使用します。つまり、続けることに治療の意味があります。なかには、発作で症状がある時だけ薬を使用すればよいと思っている人もいますが、結果的に喘息発作のリスクを高めることになります。

●薬の管理

発作時の薬を、通所サービス利用時などにも必ず携帯してもらうために、事業所スタッフにも申し送りをしておきます。訪問サービスの事業所とも、自宅での保管場所を確認しておくと安心です。

●生活上の注意点

喘息は季節によって症状が変動します。体調には目を配りましょう。安定している時には、適度に身体を動かすことも必要です。喘息は命に関わる病気です。発作は夜間と早朝に起きやすいのですが、発作時の薬が手元にない時や、薬を使用しても症状が治まらない場合はすぐに救急車を呼びます。

喘息やCOPDでは、インフルエンザや肺炎などにかかると症状が重くなりがちです。流行期に入る前に、予防接種をしているか確認し、未接種であれば医療機関につなぎましょう。肺炎球菌のワクチンは1回接種すればよく、季節性インフルエンザは毎年1回の接種となります。65歳以上の人や、60歳以上65歳未満で心臓、腎臓、呼吸器機能に、日常生活が極度に制限されるほどの障害がある人は、定期接種の対象になり、市区町村がその費用を一部またはすべて負担してくれます。

PART 3 6

●•• モニタリングポイント ••●

- （喘息の場合）発作の有無や程度
- 気になる症状や症状の変化
- 外出など活動の状況
- 日常生活に支障が出ていないか
- 吸入薬などの減り具合

◆◇コラム◇◆ 交感神経と副交感神経

自律神経にはイケイケモードの交感神経と、リラックスモードの副交感神経があり、アクセルとブレーキのように身体をコントロールしています。交感神経は日中に、副交感神経は夜間睡眠中に働きが強まります。咳は夜間や早朝に出やすくなりますが、気道を狭める副交感神経の働きが夜間・早朝に強くなることが原因です。

なお、β_2刺激薬が作用するのは交感神経の受容体で、抗コリン薬が妨害するのは副交感神経の受容体です。

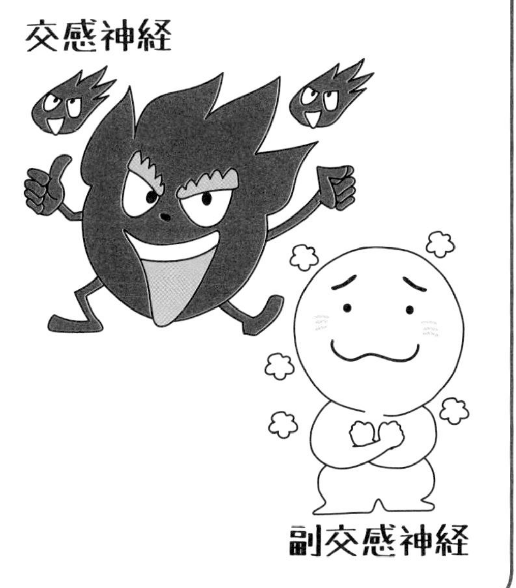

PART 3

7 消化器の薬

① 消化性潰瘍

消化性潰瘍はどんな病気？

胃や十二指腸の壁を胃酸や消化酵素が傷つけ、びらんを生じる病気です。

胃の中では、食べ物を消化するために胃酸や消化酵素（ペプシン）を含んだ胃液が分泌されています。これは消化管にとっては攻撃因子ですが、攻撃因子から自らを守るための粘膜や粘液、プロスタグランジンなどの防御因子も備わっており、攻撃因子、防御因子の両者のバランスが保たれて正常な状態を維持しています。

消化性潰瘍の原因は、**ヘリコバクターピロリ菌**の感染によるものが最も多く、最近では薬剤（**非ステロイド性抗炎症薬**）によって起こる薬剤性潰瘍も増えています。

ヘリコバクターピロリ菌は、幼少期に感染するといわれており、上下水道が完備されていなかった世代の感染率は高く、衛生環境が整った現代では感染率は減少しています。ヘリコ（旋回する）バクター（バクテリア）ピロリ（胃の出口の幽門部）という意味で、数本のべん毛を回転させながら胃の中に生息し、粘膜に炎症を起こします。

非ステロイド性抗炎症薬はNSAIDsと呼ばれ、使用量が増えていますが、NSAIDsには胃粘膜を保護する防御因子であるプロスタグランジンを抑える働きがあるため、胃粘膜を守る力が弱まって消化性潰瘍になるリスクがあります。また脳卒中や、心筋梗塞の再発予防のために処方される低用量のアスピリンも薬剤性潰瘍の原因となります。

消化性潰瘍の症状は、心窩部痛といってみぞおちのあたりに鈍痛が見られますが、高齢者の場合、無症状のこともあります。潰瘍から出血すると嘔吐物に血が混じったり、吐血

●潰瘍の薬の働き●

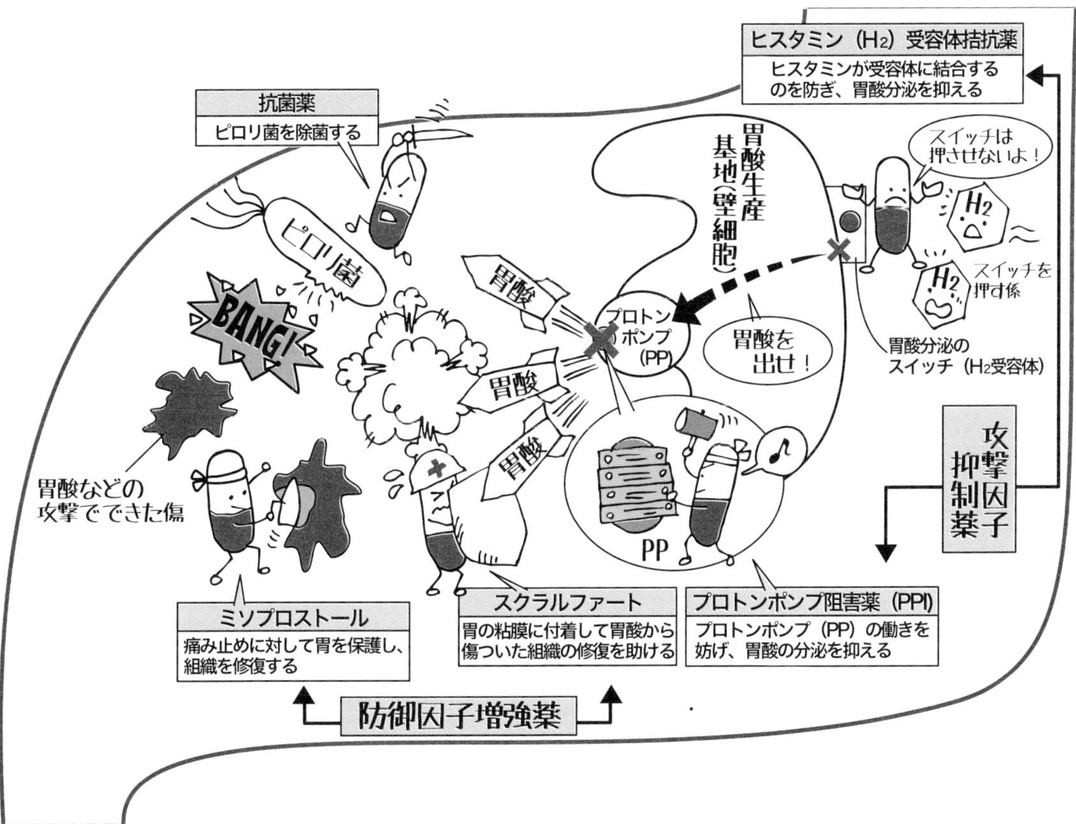

したりする場合もあり、便に混じると黒いタール便になります。少量の出血が続くと貧血になることもあります。

消化性潰瘍の治療と薬の特徴

消化性潰瘍は、ヘリコバクターピロリ菌が陽性か陰性かで治療法が異なります。

①陽性の場合は除菌治療を行います。胃酸を抑える薬（**プロトンポンプ阻害薬**（PPI））と抗菌薬を１週間内服します。除菌の成功率は高いのですが、１回目の治療で除菌できない場合には抗菌薬の種類を変えて二次除菌を行います。

②ヘリコバクターピロリ菌陰性の場合は、消化管にとって攻撃因子である胃酸を抑える薬（**攻撃因子抑制薬**）を服用します。胃酸を抑える薬には、胃酸分泌の最終段階で働くプロトンポンプという酵素を阻害する薬（プロトンポンプ阻害薬）、胃酸分泌に関係する部位であるヒスタミンH_2受容体を遮断する薬（**H_2受容体拮抗薬**）があります。

③胃酸を抑えるだけではなく、胃粘膜の血流をよくし保護、修復する薬（**防御因子増強薬**）があります。④非ステロイド性抗炎症薬（NSAIDs）などで生じる消化性潰瘍には、胃酸の分泌を抑え、胃粘膜の血流をよくし、粘

膜を保護する働きをする**プロスタグランジン製剤**という薬を服用します。

気をつけたい症状（副作用）

下痢や便秘などの消化器症状が出ることがあります。発熱、腹痛を伴ったり、粘液や血液が混じるような場合は医師や薬剤師に相談してください。二次除菌の抗菌薬で尿が着色することがありますが心配はいりません。

胃酸を抑える薬を急にやめると反発的に胃酸の分泌が増え、消化性潰瘍が悪化したり、再発するおそれがあります。自己判断での中止はしないように気をつけましょう。

また、コーヒーや紅茶などカフェインを含んだ飲料を併用すると不眠、不安などの副作用が出現することがあります。食べ物や飲み物、サプリメント、他の薬との飲み合わせに配慮が必要な薬なのでお薬手帳を活用し、薬剤師に相談してください。

ケアマネジャーの支援のポイント

●薬の服用

ピロリ菌除菌時にはきちんと内服を守ることが必要です。二次除菌に使用する抗菌薬は**お酒と一緒に飲んではいけない薬**なので注意を促します。

自覚症状が治まっても消化性潰瘍が治癒するには6～8週間かかります。自己判断で薬をやめないように注意してください。

脳卒中や心筋梗塞の再発予防のために処方される低用量のアスピリンを薬剤性潰瘍の原因となるからといって中止しないように確認してください。

非ステロイド性抗炎症薬（NASIDs）が消化性潰瘍を引き起こしやすいことを知っておき、お薬手帳で新しい痛み止めが処方されている場合は、消化管への影響について医師や薬剤師に相談しましょう。

痛み止めの種類により、薬剤性潰瘍の危険度が異なるため処方変更も可能です。

表1●主な消化性潰瘍の薬●

種類	主な副作用	主な成分名（主な商品名）
プロトンポンプ阻害薬（PPI）	下痢、便秘、体がだるい、かゆみ、口渇、口内炎、頭痛、めまい	エソメプラゾール（ネキシウム） オメプラゾール（オメプラゾン、オメプラゾール） ランソプラゾール（タケプロン） ラベプラゾール（パリエット）
ヒスタミン（H_2）受容体拮抗薬（H_2ブロッカー）	湿疹、蕁麻疹、便秘、下痢、せん妄、体がだるい、かゆみ	シメチジン（タガメット） ラニチジン（ザンタック） ファモチジン（ガスター） ニザチジン（アシノン）
防御因子増強薬	便秘、下痢、口渇、悪心	スクラルファート（アルサルミン）
プロスタグランジン製剤	下痢、便秘、発疹、体がだるい	ミソプロストール（サイトテック）

表2●ヘリコバクター・ピロリ菌除菌薬●

種類	主な副作用	主な成分名
一次除菌	下痢、軟便、悪心、味覚異常	抗菌薬：アモキシシリン、クラリスロマイシン
		酸分泌抑制薬：ボノプラザン、ランソプラゾール
二次除菌	下痢、軟便、悪心、味覚異常、服用中の飲酒により腹痛、ほてり	抗菌薬：アモキシシリン、メトロニダゾール
		酸分泌抑制薬：ボノプラザン、ランソプラゾール

●日常生活

喫煙、多量のアルコール摂取、ストレスは消化性潰瘍が悪化する原因になります。できれば禁煙、お酒も量をほどほどに控えるように伝えます。

痛みがあり非ステロイド性抗炎症薬（NSAIDs）や低用量のアスピリンを継続服用している利用者は、薬剤性潰瘍が生じやすいことを理解し、出血リスクや対処法についてサービス担当者会議などで共有しておくとよいでしょう。

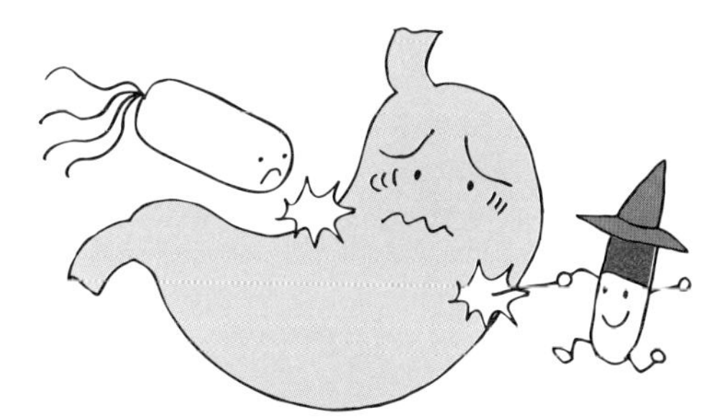

●•モニタリングポイント•●

- ピロリ菌除菌時は確実に１日２回、７日間の服用が守れるように支援する
- 自覚症状がなくなっても、潰瘍が悪化する可能性があるので胃酸を抑える薬を継続して服用しているか確認
- 薬やサプリメントの飲み合わせを確認

◆◇コラム◇◆　継続服用の重要性

Ａさん（98歳・男性・要介護２）は、娘さんと２人暮らで、週３回、デイケアやデイサービスを利用しながら在宅生活を送っています。４点杖で見守りのもと移動し、布団で寝起きしています。

狭心症の既往があるので低用量のアスピリンと胃酸を抑えるプロトンポンプ阻害薬（PPI）を継続して服用していました。胃の痛みもないので胃酸を抑える薬を中止したところ、しばらくして貧血になってしまいました。

主治医は消化管からの出血を疑い治療し、胃酸を抑える薬を再開しました。自覚症状がなくてもPPIを継続して服用することが重要だと再認識させられた事例です。

❷ 胃食道逆流症（GERD）

胃食道逆流症（GERD）はどんな病気？

胃の中には消化を助ける胃酸が分泌されていますが、胃壁は胃酸などの攻撃因子から自らを粘液などの防御因子で守っています。ところが、食道は胃酸に対する防御が弱いため、食道粘膜は、逆流した胃酸にさらされる時間が長いと、ただれたり不快な症状が引き起こされたりします。これが胃食道逆流症です。

また、食道裂孔ヘルニアという、胃と食道のつなぎ目の部分が食道のほうにせりあがってくる病気があると胃酸の逆流が起こりやすくなります。

食道粘膜のただれ（食道炎）がなく自覚症状のみのあるタイプ、食道粘膜のただれがあり自覚症状があるタイプ、食道粘膜のただれがあり自覚症状がないタイプの３つに分類され、食道粘膜にただれのあるタイプを逆流性食道炎といいます。

症状は胸やけ、呑酸（酸っぱいものが上がる感じ）、そのため食事が楽しめない、のどの違和感、咳が続く、夜間の胸やけのために不眠になるなど食道関連以外の症状も多く、日常生活の質（QOL）に影響を及ぼします。

また、患者数は、食事の欧米化により増加しています。

胃食道逆流症（GERD）の治療と薬の特徴

胃食道逆流症の治療には、①胃酸を抑える薬（胃酸分泌の最終段階で働くプロトンポンプという酵素を阻害する**プロトンポンプ阻害薬**や胃酸分泌に関係する部位である**ヒスタミンH_2受容体**を遮断するH_2受容体拮抗薬）を服用します。また、②**胃粘膜修復薬**（アルギン

表3●主な逆流性食道炎の薬●

種類	主な副作用	主な成分名（主な商品名）
プロトンポンプ阻害薬（PPI）	下痢、便秘、体がだるい、かゆみ、口渇、口内炎、頭痛、めまい	エソメプラゾール（ネキシウム） オメプラゾール（オメプラゾン、オメプラゾール） ランソプラゾール（タケプロン） ラベプラゾール（パリエット）
ヒスタミン（H_2）受容体拮抗薬（H_2ブロッカー）	湿疹、蕁麻疹、便秘、下痢 せん妄、体がだるい、かゆみ	シメチジン（タガメット） ラニチジン（ザンタック） ファモチジン（ガスター） ニザチジン（アシノン）
胃粘膜修復薬	下痢、便秘	アルギン酸（アルロイドG）
漢方薬	むくみ、体がだるい	六君子湯

酸）は胃の出血を抑えます。1日3〜4回空腹時に服用し、服用後4〜5分は水の服用を控える必要があります。その他、③**漢方薬**（六君子湯）は食欲がなく、みぞおちがつかえる症状がある場合に服用します。

気をつけたい症状（副作用）

胃酸を抑える薬では、下痢や便秘などの消化器症状が出ることがあります。また、この薬を急にやめると反発的に胃酸の分泌が増え、症状が悪化、再燃するおそれがあります。しかし、重症化しにくいタイプの場合、患者の判断で胸やけなどの症状がある時のみ服用し、症状が改善したら中止する「**オンデマンド療法**」という服用方法も考えられています。

主治医に相談して利用者に適したお薬の飲み方を検討していきましょう。食べ物や飲み物、サプリメント、他の薬との飲み合わせに配慮が必要な薬があるのでお薬手帳を活用し、医師、薬剤師に相談してください。

ケアマネジャーの支援のポイント

●薬の服用

決められた期間、薬を服用します。薬をやめると再発することが多く、治療の継続を利用者や家族に理解してもらう必要があります。オンデマンド療法については主治医と相談してください。

●食事の工夫

胸やけを起こしやすい要因としては、食べ過ぎ、寝る前の食事、脂肪分の多い食事、甘いもの、お酒、チョコレート、コーヒー、炭酸飲料、みかんなどの柑橘類が挙げられます。これらによって胃酸の分泌が増えたり、胃と食道のつなぎ目がゆるんで食道に胃酸が逆流しやすくなるので避けるとよいでしょう。

●生活の工夫

食道の下部には胃からの逆流を防ぐ機能がありますが、腹部の締め付け、重い荷物を持つ、前かがみの姿勢をとる、身体の右側を下にして寝る、肥満、喫煙がその機能を低下させるといわれています。体重を減らしたり、上体を高くして寝ると改善効果が高いといわれています。

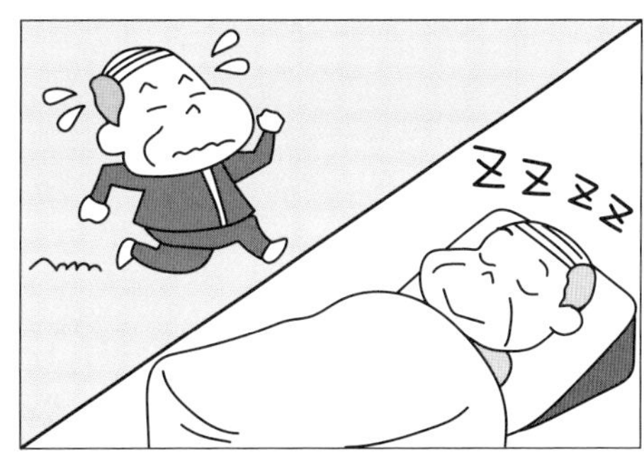

●•• モニタリングポイント ••●

- 再発予防のため、薬の継続服用を確認する
- 胃酸を抑え、逆流が起こらない工夫を理解し、行なっているか確認する

③ 便秘の薬

便秘とは

本来身体の外に出すべき糞便を、十分な量、かつ快適に出せない状態のことです。

３日以上排便がない状態、毎日排便があっても残便感がある状態を便秘と定義する学会もあります。慢性便秘は病気や炎症に伴う腸の狭窄などで便の通過障害が起きる「器質性便秘」と、大腸の機能異常で起こる「機能性便秘」に分類され、機能性便秘は排便回数減少型、排便困難型に分類されます。

若い頃は女性のほうが便秘になりやすいのですが、高齢になると筋力や身体機能の低下や、便秘の原因となる全身性の病気の増加などから、男女比はほぼ１：１となります。

便秘の治療と薬の特徴

便秘の治療は、原因を明らかにし、便秘のタイプを見極めることから始まります。生活習慣、食生活、排便習慣を見直すことも重要です。それでも効果が不十分な場合に薬による治療を開始します。下剤には、**浸透圧性下剤**（腸管の内容物を柔らかく、増大させて排便を促す薬）や**刺激性下剤**（蠕動運動を活発

●便秘の薬の働き●

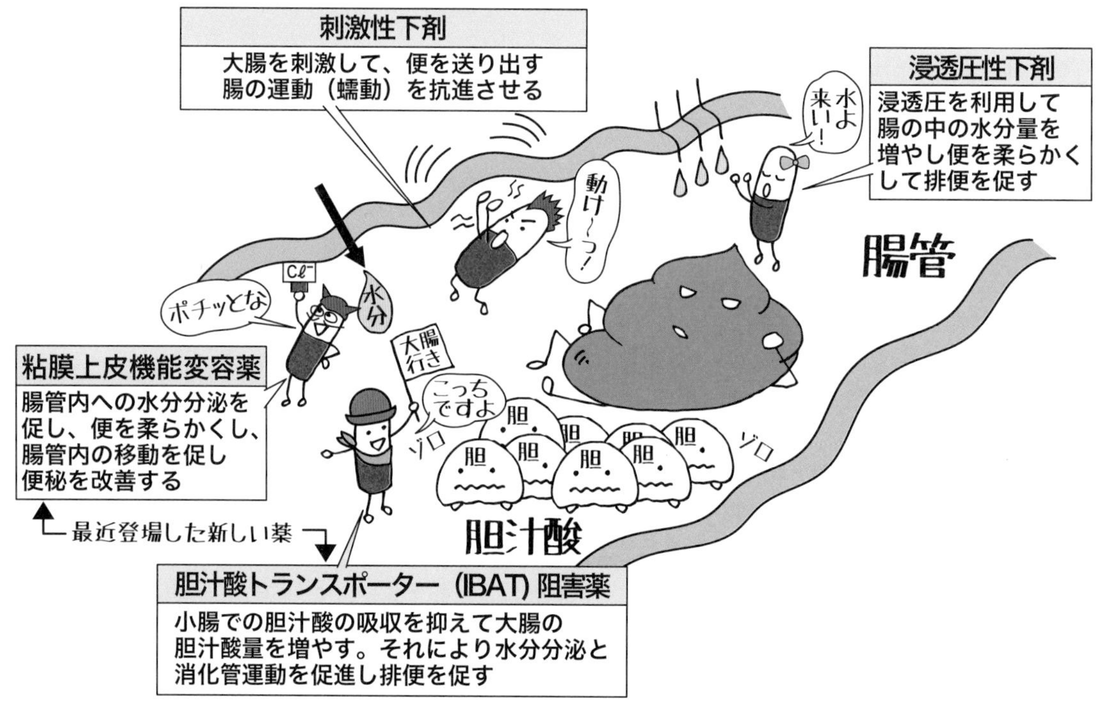

表4●主な便秘の薬●

種類	主な副作用	主な成分名（主な商品名）
浸透圧性下剤 塩類下剤	高マグネシウム血症	酸化マグネシウム（マグミット） マクロゴール（モビコール）
浸透圧性下剤 糖類下剤	下痢、腹部膨満感	ラクツロース（モニラック）
刺激性下剤	下痢、腹部膨満感、腹痛、吐き気、嘔吐	センナ（アローゼン）センノシド（プルゼニド） ピコスルファートナトリウム（ラキソベロン）
粘膜上皮機能変容薬	下痢、腹痛、吐き気、腹部膨満感	ルビプロストン（アミティーザ）
胆汁酸トランスポーター（IBAT）阻害薬	下痢、腹痛、腹部膨満感	エロビキシバット（グーフィス）

にして便通をよくする薬)、**粘膜上皮機能変容薬**（便を柔らかくし腸管内容物の移動を促す薬)、**胆汁酸トランスポーター（IBAT）阻害薬**（大腸内の水分分泌と消化管運動を促進して排便を促す薬）があります。

気をつけたい症状（副作用）

浸透圧性下剤は習慣性が少なく作用が緩やかなため第一選択薬として使われますが、高齢者は腎機能が低下している場合が多く、マグネシウムを含んでいるものは高マグネシウム血症に注意が必要です。刺激性下剤は、痙攣性便秘には使えません。長期間使用すると耐性ができて薬が効きづらくなります。また薬によっては尿が赤く着色することがあります。粘膜上皮機能変容薬は小腸での水分増加に伴い悪心を生じることがあります。

ケアマネジャー支援のポイント

①薬の服用

浸透圧性下剤は、腸管内の水分量を増やす働きがあるので多めの水で服用するよう支援してください。刺激性下剤は腹痛を起こすことがあり、漫然と服用することで耐性ができ、効き目が悪くなります。必要時のみ飲むよう支援してください。

②日常生活

便秘の解消には食生活や生活習慣の改善が重要です。毎日十分な食物繊維（20g／日）や水分を摂る、毎日食後に規則的に排便する習慣をつける、便意を我慢しない、適切な運動を心がける、正しい排便の姿勢（前かがみになり、足先は床につけて、かかとを少し上げた姿勢）をとる、などを利用者や介助者に伝えることが必要です。

●• モニタリングポイント •●

- 食生活や生活習慣の改善を促していく
- 医師と相談しながら下剤の処方を検討
- 排便の頻度と下剤の飲み方を確認

❹ 下痢の薬

下剤とは、便の中の水分量が多すぎる状態のことです。食べ物は口から入り、胃や腸を通って消化酵素で分解されて栄養分を吸収します。

栄養を吸収された後の食べ物は大腸で水分が吸収されて便となり排泄されます。多くの水分は腸で吸収されるのですが、吸収のバランスが崩れると下痢になります。

抗菌薬や抗がん薬の副作用で下痢が起こることもあります。

下痢には、腸からの水分の吸収が妨げられる「**浸透圧性下痢**」、腸への水分が多くなる「**分泌性下痢**」、腸の蠕動運動が活発すぎる「**蠕動運動性下痢**」、腸の炎症から浸出液が浸みだす「**滲出性下痢**」などがあります。

下痢の治療と薬の特徴

下痢を止める薬には収れん薬、吸着薬、運動抑制薬、殺菌薬があります。

収れん薬は、腸管内のたんぱく質と結合して保護膜を作り、腸管粘膜を刺激から守ることで過剰な腸の運動を抑えます。

吸着薬は腸管の有害物質や過剰な水分を吸着、除去して下痢を抑えます。

運動抑制薬は腸管内にある受容体に作用してアセチルコリンの遊離を抑えることで腸管の蠕動運動を抑えます。

殺菌薬は腸内の有害な細菌に対する殺菌作用により下痢を抑えます。

気をつけたい症状（副作用）

下痢の薬は効きすぎると便秘になることがあります。ロペラミドでは、眠気、めまいの副作用があります。また、タンニン酸アルブミンは牛乳由来のアルブミンを使用しているので牛乳アレルギーの方には使用しません。次硝酸ビスマスは連続服用することで精神神経系症状の副作用が出ることがあります。

ケアマネジャー支援のポイント

●日常生活

下痢をすると体内の水分や電解質が失われ、脱水、電解質異常が起こることがあります。スポーツドリンクなどで水分を補給すること

表5●主な下痢の薬●

種類	主な副作用	主な成分名（主な商品名）
収れん薬	便秘、吐き気、食欲不振	タンニン酸アルブミン 次硝酸ビスマス
吸着薬	便秘、吐き気、食欲不振	合成ケイ酸アルミニウム
運動抑制薬	眠気、めまい、悪心、吐き気	ロペラミド（ロペミン）
殺菌薬	便秘	ベルベリン（キョウベリン）

が重要です。食事は肉や魚、脂っぽいもの、刺激性のものは避け、おかゆやすりおろしリンゴなどの消化のよいものを食べるよう勧めてください。

慢性の下痢は他の病気が原因の場合があるので医師に相談することが必要です。抗菌薬や抗がん薬の副作用で下痢をすることもあります。

●●• モニタリングポイント •●●

- 下痢の時は脱水症を起こさないために水分摂取を促す
- 長びく下痢は、医師の受診を促す
- 消化のよいお粥などを食べ、油っぽいものは避けるように促す

◆◇ コラム ◇◆ 薬剤師は見た！④在宅での薬のトラブル

Aさん（70代・女性・要支援１）は、悪性リンパ腫があり抗がん薬治療のため入退院を繰り返していました。

退院後、自宅に伺うと「病院でひどい目にあった、薬の押し売りをされた」と、ひどく立腹している様子。「口の中を掃除する薬を出されたが、レンガみたいな色で、舌で伸ばすようにいわれたけど、硬くてとてもできない。お口クチュクチュの洗浄剤のほうがよっぽどましよ」とのこと。

薬を見せてもらうと、確かに鮮やかなレンガ色のドロッとした液体です。これは、カンジダなどに使用する抗真菌薬のファンギゾンシロップでした。使用前によく振って使うことが必要なのですが、Aさんは、振らずに使ったので硬くて伸びなかったようです。実際にその場で振って、さらっとした形状になることを実演し、「真菌に効く薬でお口クチュクチュの液体では代わりにならないこと」を説明し理解していただきました。

認知症のない利用者でもちょっとした勘違いや思い込みで薬が適正に使用できないことがありますので、薬の困り事を聞いた時は、薬剤師の耳にも入れておきましょう。

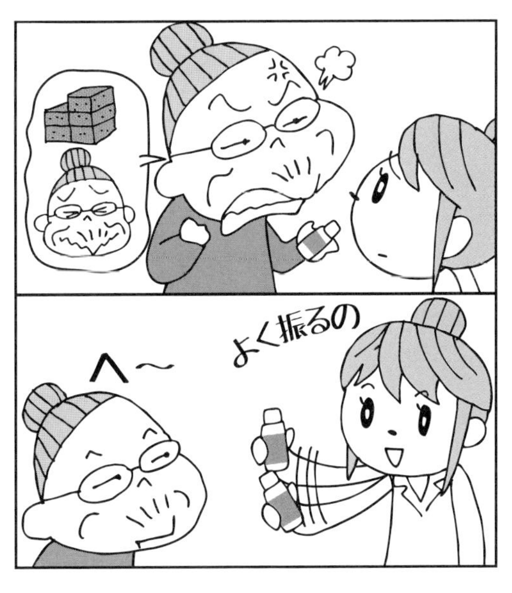

❺ 肝炎・肝硬変の薬

肝炎・肝硬変はどんな病気？

肝臓は身体のほぼ中央にある最大の臓器です。胃や腸から吸収された栄養素を貯蔵し、必要に応じてエネルギーに変える働きや、身体にとって有害な薬や物質を他の物質に変え胆汁や尿に排泄する解毒作用、胆汁酸を作ったり分泌したりする作用など多くの機能を持っています。

肝炎は、肝臓に炎症が生じる病気です。**ウイルス性肝炎**には５つの型があり、Ｂ型、Ｃ型が慢性化しやすいといわれています。その他にも薬剤性肝炎、**アルコール性肝炎**などがあります。

Ｂ型、Ｃ型肝炎、多量の飲酒などで起こる慢性肝炎が進行し、肝臓が硬くなった状態を**肝硬変**といいます。肝臓に流れる門脈などの血管の流れが滞り、流れにくくなった血液が血管のう回路（短絡路、シャント）を作り、食道や胃に静脈瘤を作ります。肝硬変になると、腹水、肝性脳症、黄疸、出血傾向や食道・胃静脈瘤からの出血などが起こります。

また、食事に含まれるたんぱく質は腸内細菌によって分解され、アンモニアが産生され、他の栄養素と同様に肝臓に運ばれます。通常、肝臓はそれらの有害物質を代謝、分解（解毒）する役割を持っていますが、肝硬変になると代謝、分解能力が低下し解毒が不十分になります。その結果、血液中のアンモニアの濃度が上昇し、アンモニア以外の本来分解されるべき他の有害物質とともに脳まで届くと**肝性脳症**が引き起こされます。

そのため、アンモニア値が上昇しないように薬物療法や食事療法を行います。同時に、肝硬変が肝臓がんに移行しないように進行を抑える治療を行うことも必要です。

肝炎の治療と薬の特徴

●B型肝炎に対する薬

インターフェロンは、肝細胞の受容体に結合していろいろな酵素を誘導し、ウイルスのたんぱく合成を阻害します。Ｂ型、Ｃ型の肝炎治療に用いられる注射です。

核酸アナログ製剤は、肝炎ウイルスの増殖を抑えることで、ウイルス量を減らし、肝機能を改善する薬です。核酸アナログ製剤は経口薬なので注射で行う治療と比較して負担や副作用も少ないですが、中止すると急性増悪を起こすことがあります。

●C型肝炎に対する薬

ウイルスを排除する治療として、インターフェロン製剤と経口抗ウイルス薬および直接作用型抗ウイルス薬の３種類が使われます。

直接作用型抗ウイルス薬（DAA）を内服することでインターフェロンの効きにくいC型肝炎でもウイルスの除去が可能になりました。ウイルスのタイプに合わせて治療薬を決めて

●肝炎→肝硬変→肝がんの流れ●

B 型肝炎
C 型肝炎
に
感染
肝硬変や肝がんの原因で最も多いのはC型肝炎だけど、最近では高確率でウイルスを排除できる飲み薬が登場しました。ただ、ウイルスが排除できても肝がんになる例もあるので、定期的な観察が必要です
正常な肝臓
慢性肝炎
肝硬変
肝がん
Beer
焼酎
アルコールの日常的な過剰摂取
脂肪肝
スナック
偏った食生活
お酒を飲まなくても脂肪肝から肝硬変になることもあるんですね
以前は肝硬変になるのはアルコール性の脂肪肝だけといわれていたけれど、それ以外の脂肪肝でも一部が肝硬変や肝がんになることがわかってきたんですよ
健診で肝臓の検査値が高かったけれど、生活改善が必要かも

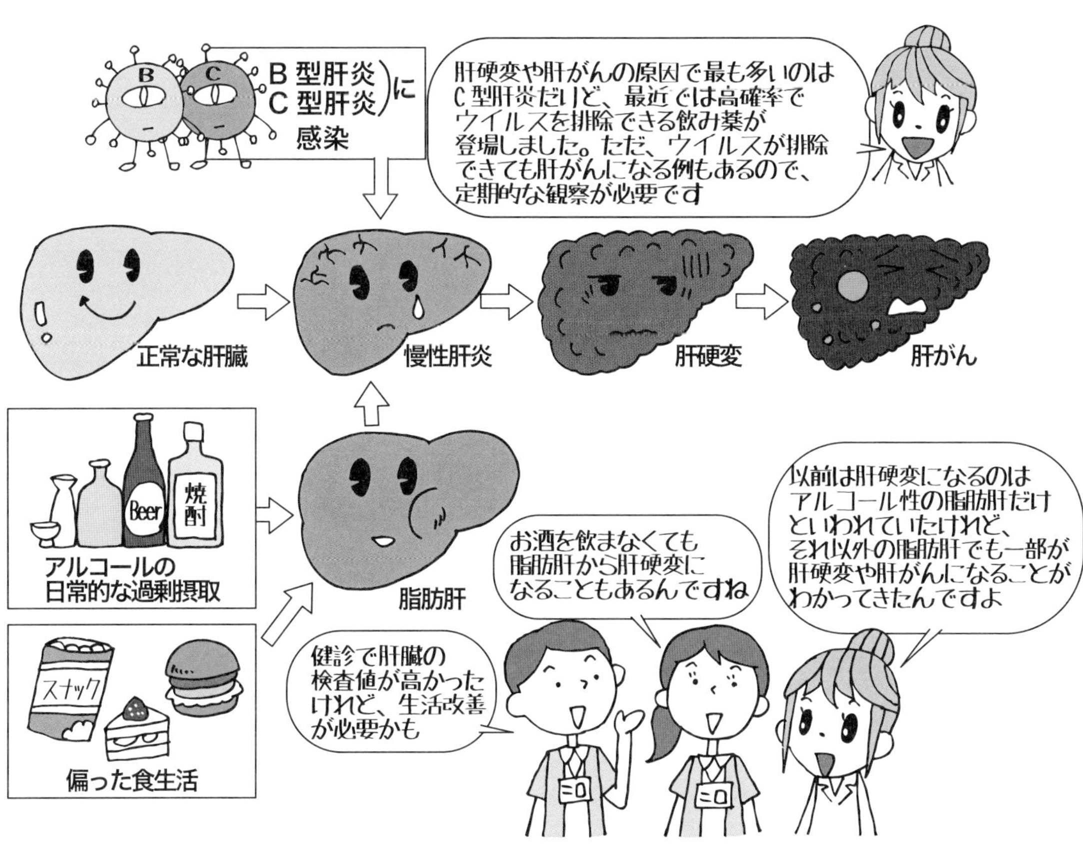

表6●主な肝炎の治療薬●

種類	主な副作用	主な成分名
インターフェロン製剤	発熱、全身倦怠感、うつ病	インターフェロン
核酸アナログ製剤	肝機能障害	エンテカビル、テノホビル
直接的作用型抗ウイルス薬（DAA）	肝機能障害、黄疸	グレカプレビル＋ピブレンタスビル
肝庇護薬	血圧上昇、むくみ	グリチルリチン酸、ウルソデオキシコール酸

いきます。

●肝庇護療法

インターフェロンや、経口抗ウイルス薬の適応でない場合、肝臓の細胞を保護するウルソデオキシコール酸や、肝臓の障害を抑える働きのグリチルリチン酸配合剤を用い、肝機能を正常に保ち、肝炎の進行を抑える肝庇護療法があります。

●肝性脳症治療薬

腸内のpHを下げ、アンモニアの生産と吸収を減らし、排便を促すラクツロースなどの二糖類や、腸内の毒素産生菌に対してリファキシミン等の経口難吸収性抗菌薬、リーバクト、アミノレバンなどの分岐鎖アミノ酸製剤があります。

気をつけたい症状（副作用）

インターフェロンは発熱、全身倦怠感、関節痛、筋肉痛などの副作用があり、場合によっては間質性肺炎、うつ病を発症することがありその時はインターフェロンを中止します。

B型肝炎ウイルスに対する核酸アナログ製剤は、毎日欠かさず内服することが必要です。自己判断による中止は肝炎が悪化する危険性があります。長期間薬を飲むことで、耐性ウイルスが出現し肝炎が悪化することがあるので定期的な血液検査が必要です。

C型肝炎の直接作用型抗ウイルス薬は、これまでにどのような肝炎治療をしてきたかにより治療方針や投与期間が変わるのでしっかりした治療歴を伝えることが必要です。

肝庇護薬の**グリチルリチン酸**は、**甘草**を含む生薬との併用で**偽アルドステロン症**が表れやすくなります。血圧の上昇や、顔や手足のむくみといった症状に注意が必要です。

ケアマネジャーの支援のポイント

肝性脳症が起こっても利用者には自覚症状がなく発見が遅れる場合があります。肝性脳症はさまざまな症状があり（**右図**）、異常に気づきにくい軽度のものから意識消失に至る昏睡まで５段階に分類されています。

◆◇コラム◇◆　非アルコール性脂肪肝炎（NASH）

これまでの肝臓がんの発生の多くはB型肝炎やC型肝炎のウイルスに感染しているものが大半を占めるといわれていましたが、近年肝炎ウイルスに感染していない肝臓がんが増加傾向にあります。

お酒を飲みすぎた人がなるアルコール性の脂肪肝はよく知られていますが、お酒をあまり飲んでないのに起こる脂肪肝があり、その中でも肝硬変や肝臓がんに進行する可能性があるものを**非アルコール性脂肪肝炎**（NASH）といいます。原因は肥満、生活習慣病といわれており、治療は食事・運動療法が基本です。

●肝性脳症の症状●

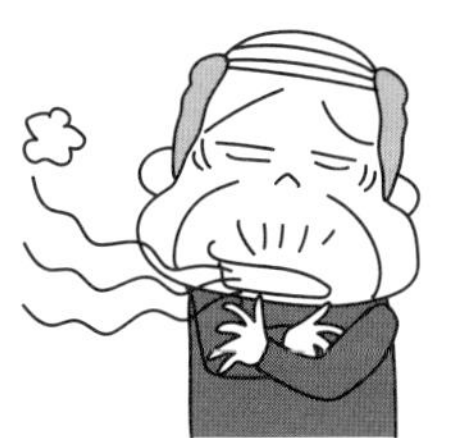

口から独特な臭い（アンモニア臭）がする

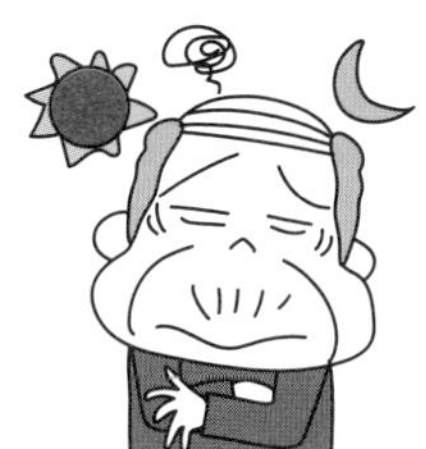

昼夜リズムの逆転

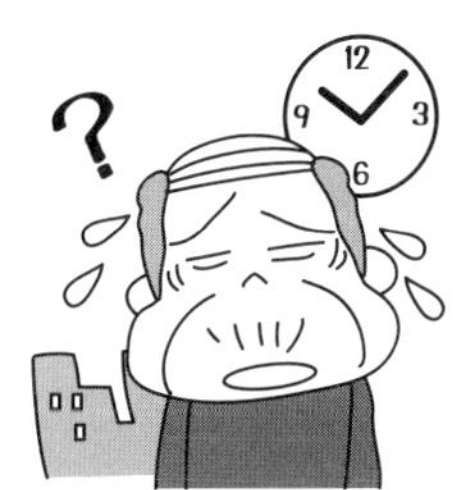

物忘れをする、時間や場所がわからなくなる、わけがわからないことを言う

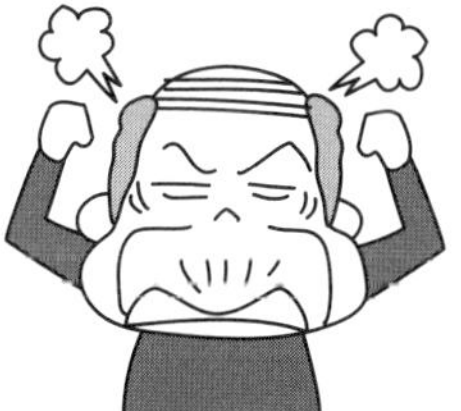

最近、怒りっぽくなった

手が震える。腕を伸ばして手首を曲げると羽ばたくように手指が上下に動く（羽ばたき振戦）

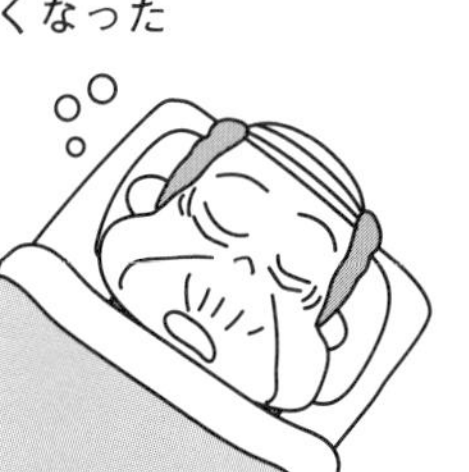

意識がない（昏睡）

Aさんは70代の女性で肝硬変を患っていました。80代の夫と２人暮らしでしたが、ある日、夫から「妻がぼけた。おかしくなった」と電話がありました。ケアマネジャーが訪問してみると、普段はしっかりしているAさんが「キリンさんが来た」などと口走り、明らかにいつもとは違う言動が見られました。

すぐに訪問看護と主治医に連絡を取り、受診につなげた結果、肝性脳症を起こしていることがわかりました。それ以降、夫や家族は肝性脳症の症状を理解し、異常を察知したら訪問看護に連絡を取るようになりました。

いつもとは違う言動や、手の震えが見られる（羽ばたき振戦）時、意識が朦朧とした時は、迅速に医療機関に連絡しましょう。

●•モニタリングポイント•●

- 服用法を守っているか確認
- 治療には、自治体の助成が受けられる場合もある
- 肝硬変では、肝性脳症が疑われる症状が出ていないか注意する

PART 3

8 泌尿器の薬

❶ 利尿薬

腎臓の働きと利尿薬の関係は？

利尿薬は、基本的に腎臓に作用してナトリウムイオンと水分を排泄する薬です。

腎臓は背中側左右に２個ある握りこぶし大の大きさの臓器です。腎臓に体中の老廃物の溜った血液が送り込まれ、ろ過機能を持った**ネフロン**を通って、きれいになった血液が体に戻ってきます。

腎臓はネフロンという組織が集まってできています。ネフロンは糸球体とそれにつながる尿細管でできています。腎臓に入った血液は糸球体に流れ、老廃物を含んだ血液がろ過されます。これが尿のもとである原尿となります。原尿は尿細管を通り身体に必要な成分や水分が再吸収されます。尿細管は近位尿細管・ヘンレループ・遠位尿細管を経て集合管につながります。

取り除いた老廃物は尿となり、１日に約１～１.５Ｌの尿が作られています。また、腎臓は、体の水分量の調整、血液のpH（酸性、アルカリ性の指標）を調整するなどの機能を持っています。その他、**赤血球を作るホルモン**、骨を強くする**ビタミンD**、**血圧を調整するホルモン**などを分泌しています。

しかし、腎機能が低下すると尿量が増えます、そのため頻尿を訴えます。さらに腎臓が悪くなると尿を作ることができなくなり尿量は減ります。水分が身体に増えるため、むくみや胸水・腹水などが溜まります。また、血液の水分が増え血圧が上がります。そのため心臓に負担がかかり、息切れや疲れやすいといった心不全の症状も現れます。

利尿薬は、こうした症状を改善するために、尿を出しやすくする薬です。心不全の時の心臓のうっ血を取り除いたり、血圧を下げたり、

●尿ができるまで●

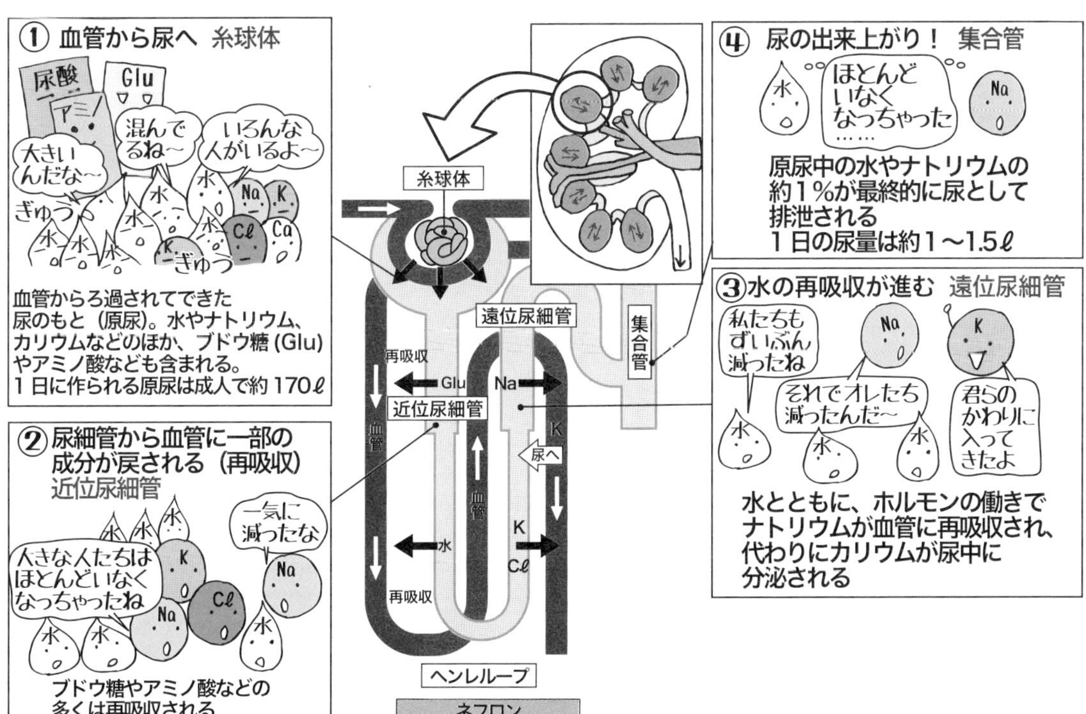

手足や顔のむくみを取り除いたり、余分な胸水や腹水も取り除くなどします。

利尿薬の特徴

利尿薬が作用する腎臓の尿細管は、**上図**のように近位尿細管、ヘンレループ、遠位尿細管、集合管の４つからなります。

利尿薬には、ループ利尿薬、サイアザイド系利尿薬、カリウム保持性利尿薬があります。

ループ利尿薬はナトリウム、カリウム、クロールの再吸収を抑え、尿量を増やします。

サイアザイド系利尿薬は遠位尿細管でナトリウムとクロールの再吸収を阻害することで，尿量を増やします。

カリウム保持性利尿薬はアルドステロンなどの水分の再吸収などに作用して尿として水分を排泄し、カリウムの排泄を抑えます。

その他、トルバプタン（サムスカ）はナトリウムなどの電解質の排泄に影響を与えず体内の余分な水分のみを出す作用があります。

気をつけたい症状（副作用）

利尿薬では、薬の作用から頻尿、脱水、電解質（ナトリウム、カリウム）のバランスを崩すなどの可能性があります。

ループ利尿薬は低カルシウム血症、低マグネシウム血症、低カリウム血症、**代謝性アルカローシス**※（体液のアルカリ性側への傾き）、高尿酸血症が起こります。

サイアザイド系利尿薬は高カルシウム血症、高尿酸血症、低カリウム血症、代謝性アルカローシスが生じます。

カリウム保持性利尿薬は高カリウム血症、女性化乳房、多毛を引き起こします。

炭酸脱水酵素阻害薬は高齢者によく使われる薬で、低カリウム血症、**代謝性アシドーシス**※（体液の酸性側への傾き）を誘発します。

ケアマネジャーの支援のポイント

利尿薬はむくみを取るために、尿量が増えて頻尿となります。

服薬後は頻尿となるために、多くの場合、服薬は朝食後など午前中に行います。夜間に頻尿となると転倒の危険性もでてきます。なお、薬の効果の現われ方は個人差があります。

服薬から何時間後に効果が出てくるのか、支援者からの聞き取りも必要です。また、日中デイサービスなどに通っている場合は、デイでのスケジュールも考慮しながら、服薬の効果の出る時間を確認しておきます。

※体の機能を正常に、体液は中性に保たれる必要があります。体液が酸性に傾いた状態をアシドーシス、アルカリ性に傾いた状態をアルカローシスといいます。

モニタリングポイント

- 薬の作用から、脱水を起こしやすいので水分の摂取量を確認
- 意識的に服薬を調整していないか
- 服薬の必要性の説明
- 指示された時間にきちんと服薬しているか

表1 ●主な利尿薬●

種類	主な副作用	主な成分名（主な商品名）
ループ利尿薬	低カリウム血症、発疹、食欲不振	フロセミド（ラシックス）
	口渇、めまい、頻尿	トラセミド（ルプラック）
サイアザイド系利尿薬	発疹、光過敏症、電解質失調	トリクロルメチアジド（フルイトラン）
	食欲不振、発疹、光過敏症	ベンチルヒドロクロロチアジド（ベハイド）
サイアザイド系類似薬	高尿酸血症、めまい、食欲不振	インダパミド（ナトリックス）
	代謝異常、発疹、起立性低血圧	メフルシド（バイカロン）
カリウム保持性利尿薬	女性化乳房、多毛、発疹	スピロノラクトン（アルダクトンA）
	筋痙攣、めまい、低血圧	エプレレノン（セララ）
炭酸脱水酵素阻害薬	発疹、めまい、頭痛	アセタゾラミド（ダイアモックス）
その他	めまい、頭痛、口渇	トルバプタン（サムスカ）

❷ 前立腺肥大

前立腺肥大はどんな病気？

前立腺は男性だけが持っている生殖器官で、栗のような形で握りこぶし大の大きさをしており、精液の一部となる前立腺液を分泌しています。一般に50歳を超えると前立腺は肥大します。**前立腺肥大**とは前立腺が大きくなり尿道を圧迫し、**排尿障害**が出てくる病気をいいます。

症状としては、トイレに行く回数が増える（特に夜間）、排尿後も尿が残っている感じがする、尿の出る勢いが弱くなるなどがあり、病気が進行すると尿意があっても排尿ができなくなる**尿閉**という状態になります。尿が出きらずに、いつも膀胱に尿が残っているため、膀胱炎などの尿路感染症も起こります。前立腺肥大症の原因は加齢によるものが多く、70歳以上になると高齢者の約７割の人の前立腺が肥大しています。

前立腺肥大は症状のないまま少しずつ忍び寄るように進行していきます。症状が軽ければ服薬による治療を開始します。前立腺がんにより、前立腺が肥大することもあります。

前立腺肥大治療薬の特徴

男性の、尿の通過障害を引き起こす原因の多くは、前立腺の平滑筋が収縮して尿の通り道の**尿道**を圧迫する場合と、大きくなった前立腺が物理的に尿道を狭くして尿の通りを悪くする場合です。また、肥大させるのに男性ホルモンが関与しています。前立腺肥大の治療薬は、平滑筋に作用するもの、尿道を広げるもの、男性ホルモンに作用するものの３種に分けられます。

5α還元酵素阻害薬は前立腺肥大の発症と進行に関わる男性ホルモンを減らし、肥大した前立腺を小さくします。

α_1遮断薬は前立腺と尿道と筋肉の緊張を緩めて、尿を出しやすくします。

PDE5阻害薬は、もともとは勃起不全に使用されていた薬で少し前に前立腺肥大症に伴う排尿障害改善薬として保険適応された薬です。膀胱血流改善作用や前立腺などの平滑筋の弛緩作用などにより排尿障害の症状を緩和させます。

抗男性ホルモンは男性ホルモンの作用を抑えて、肥大した前立腺を小さくします。

漢方薬は炎症を抑えて、肥大の症状を和らげます。

抗コリン薬は膀胱の筋肉の緊張を緩めて頻尿を抑えます。

気をつけたい症状（副作用）

昔からよく使われているα_1遮断薬は、同時に血圧も下げるために血圧低下やめまい、ふらつきなどを引き起こすことがあります。降圧薬との併用には気をつけます。

抗男性ホルモンの副作用として性欲の衰え、

肝機能障害などがあります。漢方薬は比較的、副作用が少ないといわれていますが、肝機能障害や胃腸障害などの症状が出る場合もあります。低血圧の副作用は転倒につながる可能性もあります。利用者の観察が必要です。抗コリン薬で困るのが口渇です。水を飲んでも治まりません。飴などを舐めて渇きを癒します。

ケアマネジャーの支援のポイント

前立腺肥大は、頻尿、残尿感、尿が出づらい、急にトイレに行きたくなり我慢できない、尿意があるのに排尿できない（尿閉）などの不快な症状を伴い、利用者の生活の質と同時に尊厳を傷つけることもあります。

支援のポイントとして、服薬の支援と合わ

●前立腺肥大治療薬の働き●

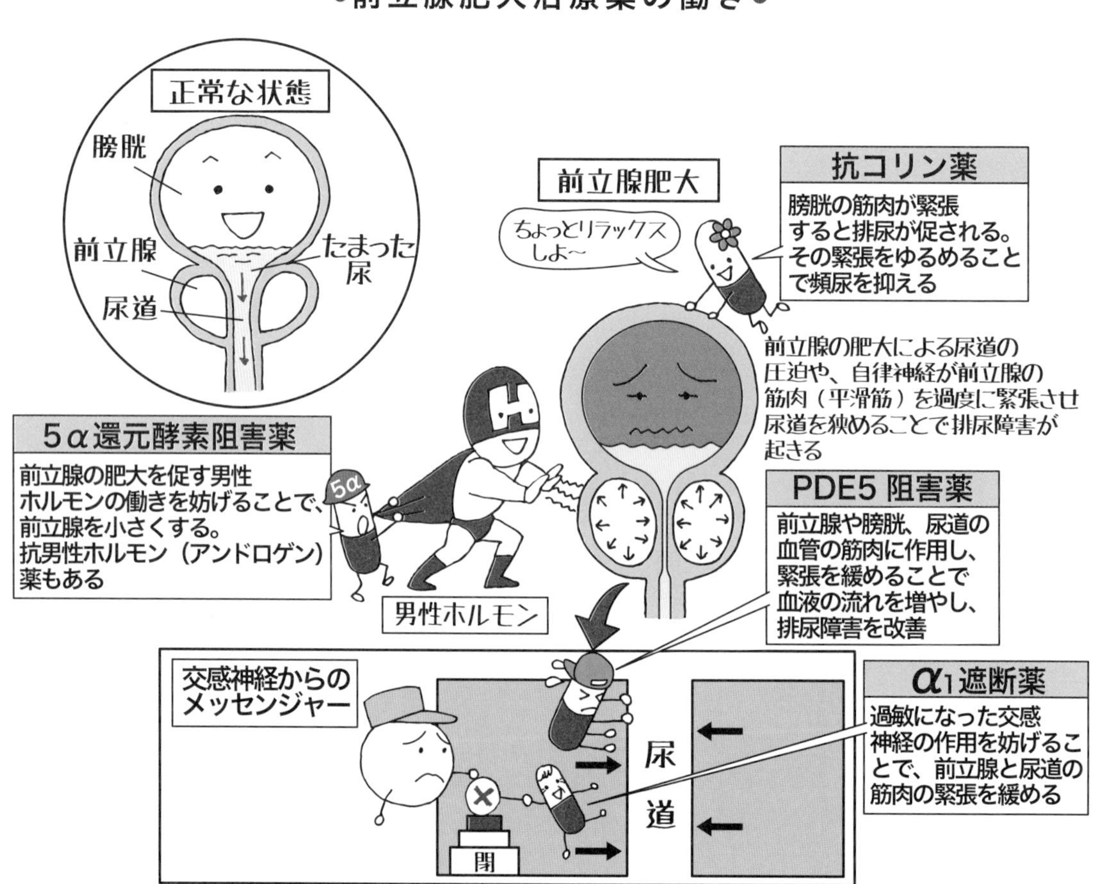

せて、尊厳を傷つけないような介護者の関わりが大切です。

また、尿を溜める・出すの基本的なメカニズムを知っておきましょう。

蓄尿している時には、膀胱内の尿が漏れないように、尿量が増えても膀胱は弛緩し、内圧が低く保たれ、排出路の尿道はしっかり閉まっています。

排尿時には、尿を押し出せるよう膀胱は収縮し、尿道は開いた状態で尿が出やすくなっています。

何が原因で排尿障害が起きているかを見極めて、改善方法を考える必要があります。排泄障害の改善のためには、**骨盤底筋体操**や膀胱トレーニングなどの行動療法も加えていきます。また、**排尿日誌**※から排泄のパターンを知るとともに、排尿障害の種類を探り、治療につなげることも大切です。ケアマネジャーも利用者の排尿パターンを知ることでQOLを守るサービス導入の参考になります。

※排尿の時刻・排尿の量を記録・尿失禁の状態を記録し、その人の排尿パターンを知ることのできる日誌です。

モニタリングポイント

- １日の排尿量が確保されているか
- 排尿はスムーズに行われているか
- 服薬の状況、効果などを確認し、快適な排尿ができるよう支援
- 薬で快適な排尿をコントロールできない場合は、パッドや尿器などの利用も検討

表2●主な前立腺肥大治療薬●

種類	主な副作用	主な成分名（主な商品名）
5α還元酵素阻害薬	性機能障害	デュタステリド（アボルブ）
α_1遮断薬	めまい、眠気、血圧低下	タムスロシン（ハルナール）、ナフトピジル（フリバス）、シロドシン（ユリーフ）
PDE5阻害薬	ほてり、動悸、血圧低下	タダラフィル（ザルティア）
抗男性ホルモン	性機能障害	クロルマジノン（プロスタール）
漢方薬	目立った副作用はない	オオウメガサソウエキス（エビプロスタット）、八味地黄丸
抗コリン薬	肝機能障害	ソリフェナシン（ベシケア）

PART 3

9 骨粗鬆症の薬

骨粗鬆症はどんな病気？

骨の中に含まれるカルシウムなどの量（骨量）が減って骨がもろくなり骨折しやすくなる病気です。骨折が原因で、要介護状態になり、寝たきりや車いす生活になる高齢者がいます。骨では、古い骨の破壊（**骨吸収**）と新しい骨の成形（**骨形成**）が繰り返されています。この代謝のバランスが崩れると骨が弱り骨折しやすくなります。

骨粗鬆症は女性に多く、腰や背中などに痛みが出現し、身長が縮んだり、**円背**（えんぱい）の原因にもなったり、また、骨折により車いす・寝たきり生活の原因にもなったりします。

骨密度検査は、骨の健康を知る上で重要な手がかりです。**骨密度**は、単位面積あたりの骨量と定義され、g／cm^{2}で表されます。カルシウムなどのミネラルが骨にどのくらい含まれているのかが指標となります。骨密度のピークは20歳代が最も高く、徐々に低下していきます。骨の強度のほぼ７割が骨密度で決まり、残りの３割が骨質により決まるといわれています。骨粗鬆症の予防では、この両方を維持することが大切です。

また、骨量の増加には、食事（カルシウム、ビタミンD、ビタミンKなどを多く含む）、運動、日光浴が効果的です。タバコやお酒はカルシウムの吸収の妨げになるので控えます。

骨粗鬆症になってしまってから、骨の強度を上げることは困難なので、骨粗鬆症は予防が何より大切です。

骨粗鬆症治療薬の特徴

骨粗鬆症の治療の中心は薬物療法になります。薬物治療を早期から行うことで、骨粗鬆症による骨折がかなり防げるようになりました。骨粗鬆症の薬は大きく３つに分類されます。

①骨吸収を抑制する薬

骨吸収がゆるやかになると、骨形成が追いついて新しい骨が骨の吸収された部位にきち

●骨粗鬆症治療薬の働き●

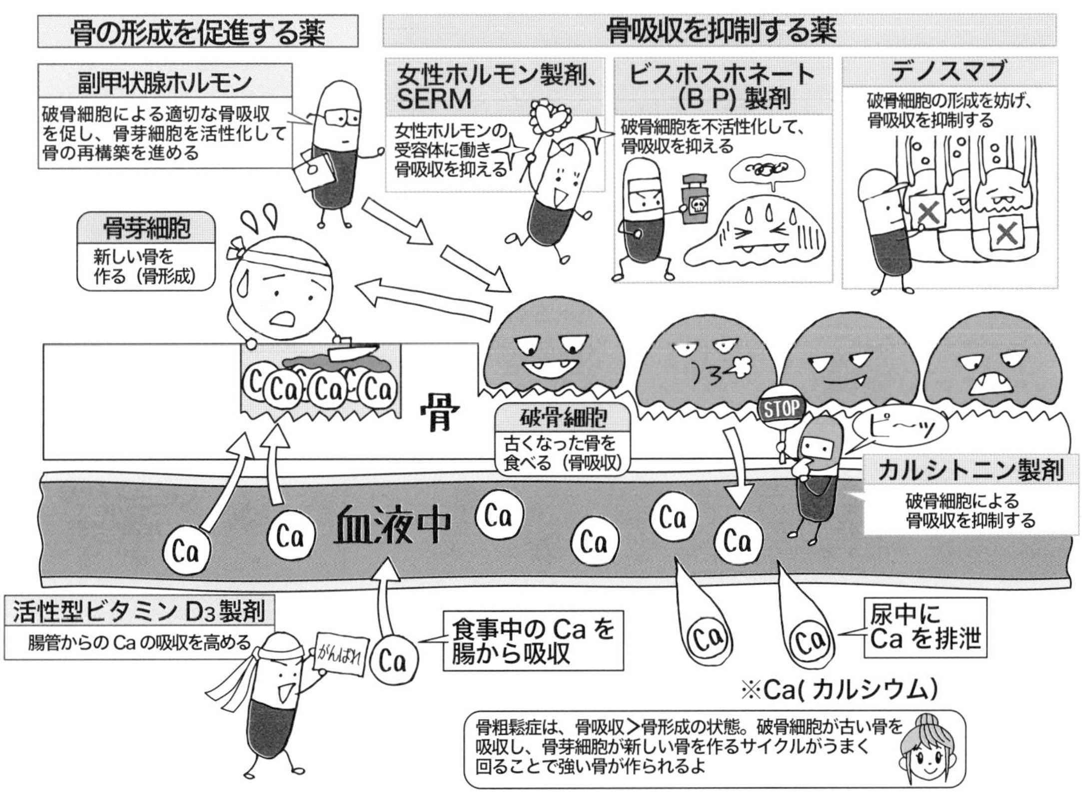

んと埋め込まれ、骨密度の高い骨ができあがります。

骨吸収を抑制する薬として、女性ホルモン製剤（エストロゲン）、ビスホスホネート製剤、SERM、カルシトニン製剤、デノスマブがあります。

女性ホルモン製剤は骨の吸収を抑えます。

ビスホスホネート製剤は破骨細胞に作用し、過剰な骨吸収を抑え、骨密度を増やします。

SERMは骨に対しては、エストロゲンと似た作用で骨密度を増加させます。

カルシトニン製剤は骨吸収を抑制する注射薬ですが、強い鎮痛作用も認められています。

デノスマブは破骨細胞の形成に関わるたんぱく質に作用し、骨吸収を抑えます。

②骨の形成を促進する薬

活性型ビタミンD_3製剤、ビタミンK_2製剤、テリパラチドがあり、活性型ビタミンD_3製剤は腸管からカルシウムの吸収を高める働きがあります。

ビタミンK_2製剤は骨形成を促進する作用があり、テリパラチド（副甲状腺ホルモン）は新しい骨を作る骨芽細胞を活性化させ、骨の強度を高めます。

③その他のカルシウム製剤

カルシウム製剤は体内にカルシウムを補充する薬です。カルシウムは骨を作る主要な成分であり、欠かせないミネラルです。

イプリフラボンは骨の吸収を抑えます。

気をつけたい症状（副作用）

起床時の空腹時に服用するビスホスホネート（BP）製剤の副作用で、比較的多いのは、吐き気や下痢、食欲不振、便秘などです。まれに、食道炎や胃潰瘍などの上部消化管障害を起こすこともありますが、それを防ぐためには、決められた飲み方を守ることが大切です。

起床してすぐにコップ１杯の水とともに服用し、寝たまま飲んだりせず、ベッドでいうと１５～３０度の角度にギャッジアップして服薬してもらいます。ミネラルと一緒に摂ると吸収が妨げられるため、水以外の飲食物と同時には飲まず、空腹である起床時・食間に飲んでください。

近年、ビスホスホネート製剤などで顎の骨が腐る副作用（顎骨壊死）が報告されています。まれな副作用ですが、壊死が起こると口の中で骨が露出したり、強い痛みで食事ができなくなったりします。ビタミンK_2製剤はワルファリンの効果を減弱させますので、ワルファリンとの併用は避けます。

表Ⅰ●主な骨粗鬆症の薬●

分類	種類	主な副作用	主な成分名（主な商品名）
骨吸収を抑制する薬	女性ホルモン製剤	貧血、浮腫、味覚異常	エストロゲン
	ビスホスホネート（BP）製剤	吐き気、便秘、下痢、上部消化管障害	エチドロン酸二ナトリウム（ダイドロネル）、アレンドロン酸ナトリウム水和物（ボナロン）
	SERM	発疹、口渇、貧血	ラロキシフェン（エビスタ）
	カルシトニン製剤	過敏症、悪心、めまい	エルカトニン（エルカトニン）
	デノスマブ（遺伝子組換え）	貧血、湿疹、高血圧	デノスマブ（ランマーク）
骨の形成を促進する薬	活性型ビタミンD_3製剤	悪心、嘔吐、頭痛	アルファカルシドールカプセル（アルファロール）
	ビタミンK_2製剤	悪心、口内炎、便秘	メナテトレノン（グラケー）
	副甲状腺ホルモン	悪心、嘔吐、頭痛	テリパラチド（テリパラチド）
その他	カルシウム製剤	腹部膨満感、頭痛、心窩部不快感	L-アスパラギン酸カルシウム（アスパラCA）
	イプリフラボン	悪心、嘔吐、食欲不振	イプリフラボン（オステン）

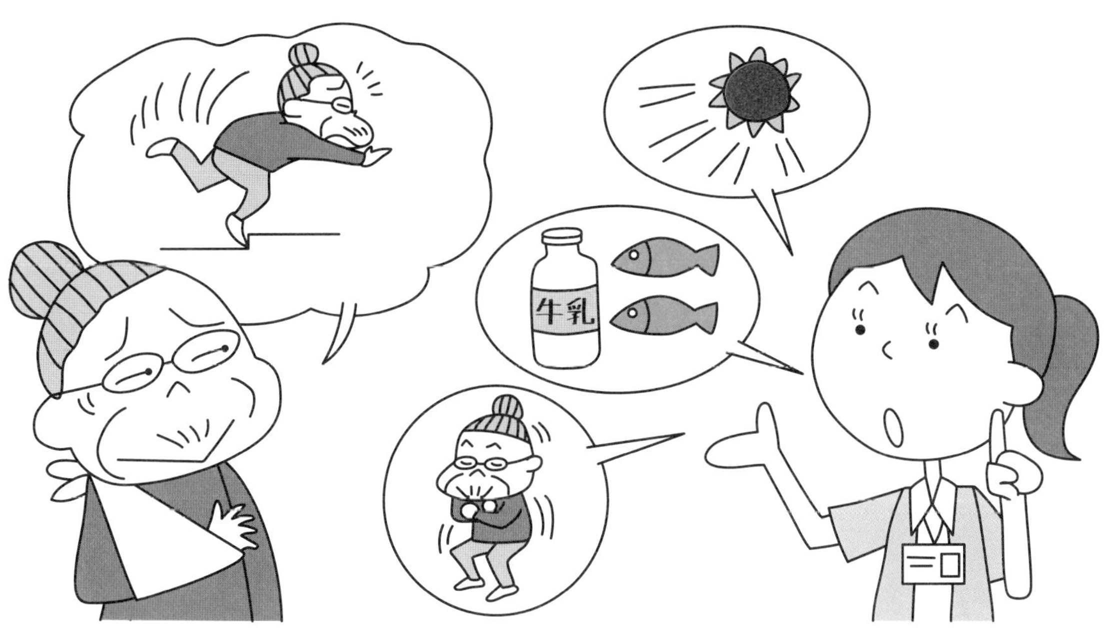

ケアマネジャーの支援のポイント

骨粗鬆症の利用者は骨折しやすいため、屋内の段差の解消など、転倒しやすい環境を改善していきます。

転倒予防のために、下肢の筋力トレーニングも有効です。骨折は将来的な生活の質の低下をきたします。介護者と連携をしながら骨折に注意し、食生活もカルシウムの多い食事を提供します。薬によるカルシウムの補給だけではなく、顎を使って咀嚼し、自分で食べることを支援していきます。

食道炎などの上部消化管障害のリスクがあるビスホスホネート製剤では、服薬の姿勢、服薬の曜日、日時をカレンダーなどに記載し、忘れないように支援をしていきます。お薬カレンダーも活用しましょう。なお、ビスホスホネート製剤などには注射薬もあるため、服薬管理が難しい場合は医師や薬剤師に相談してみてもよいでしょう。

抜歯など治療内容によっては顎骨壊死のリスクが高まるため、ビスホスホネート製剤などの使用情報は医師や歯科医師、薬剤師と共有しましょう。また、口の中が不衛生なこともリスクとなるため、日頃からの口腔ケアも大切です。

●•• モニタリングポイント ••●

- 骨粗鬆症は、骨折の最大の原因となるため、転倒予防の支援を考える
- 週１回、月１回の薬があるため、カレンダーなどに記載し、飲み忘れのないように支援する
- 薬に頼るだけではなく、１日15分以上日光浴を促す

PART 3

10 脳や神経の薬

❶ 睡眠薬

睡眠障害とは?

５人に１人が不眠を訴えているという調査結果があります。高齢者の場合は、役割の喪失や独居の不安、親しい人やペットとの死別などの心理的なストレスに加えて、不活発な日常生活、心や体の病気、その治療薬の副作用などによって、睡眠障害に陥りやすくなります。不眠により日中に眠くなり、ふらついて転倒したり生活意欲が低下したりするなど、QOLの低下につながります。

睡眠障害には４つのパターンがあります。寝つきの悪い「**入眠障害**」、眠りが浅く途中で何度も目が覚める「**中途覚醒**」、早朝に目が覚めてしまう「**早朝覚醒**」、そしてある程度眠ってもぐっすり眠れたという満足感がない「**熟眠障害**」です。

睡眠薬の特徴

まず、生活習慣の見直しを行います。それでも眠れない場合に睡眠薬による治療を行います。現在よく使われている睡眠薬は効き方により２つに大別されます。

●脳の機能を低下させるタイプ

構造式の名前からベンゾジアゼピン系薬、非ベンゾジアゼピン系薬といわれていますがどちらも同じ薬理作用を示します。

ベンゾジアゼピン系薬は脳でGABAという神経伝達物質の働きを強め、脳をリラックスさせ、睡眠効果や抗不安効果を発揮します。鎮静・催眠作用が強いものが睡眠薬として使われます。

ベンゾジアゼピン系薬と**非ベンゾジアゼピン系薬**は、作用時間の長さから４種類に分類

図1●睡眠障害の4つのパターンと薬●

寝つきが悪い（入眠障害）
超短時間型・短時間型の睡眠薬

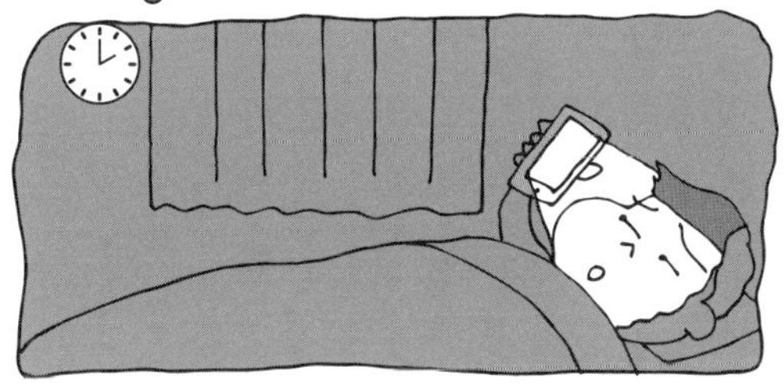

夜中に何度も目覚める（中途覚醒）
短時間型・中間型の睡眠薬

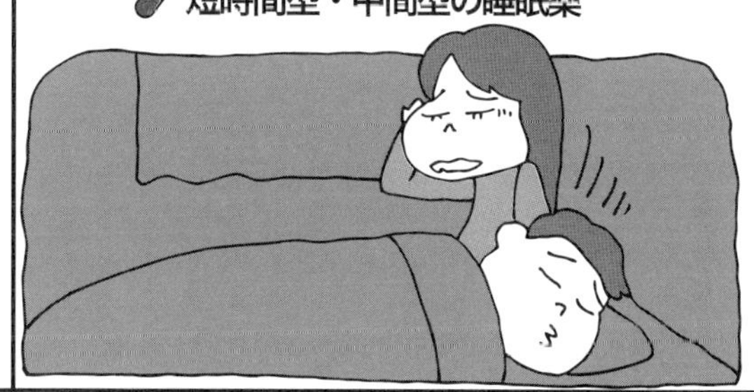

朝早くに目が覚めてしまう（早朝覚醒）
中間型・長時間型の睡眠薬

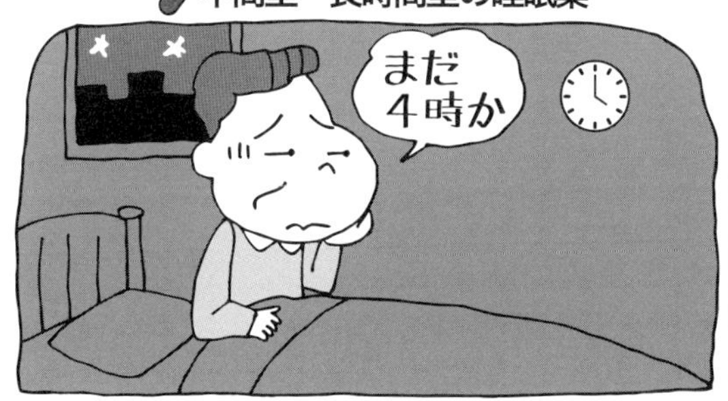

ぐっすり眠れた満足感がない（熟眠障害）
ラメルテオン・スボレキサントなど

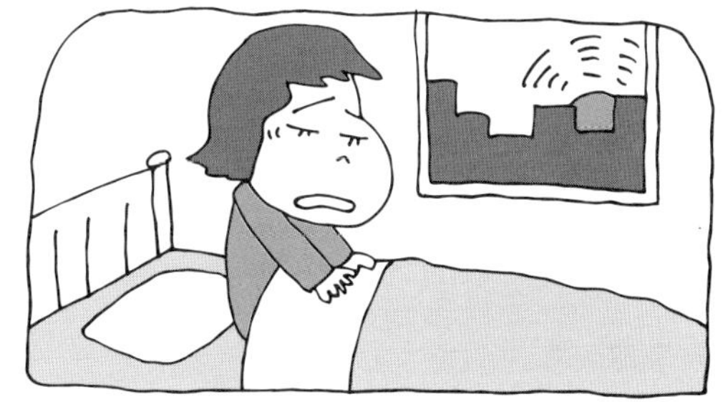

されます。睡眠障害のタイプに合わせて、作用時間別に使い分けます。

●自然な眠りを強くするタイプ

ラメルテオン（ロゼレム）は眠りにつくように体内時計を調節するメラトニンの働きを促進します。

スボレキサント（ベルソムラ）は、覚醒を維持する神経伝達物質オレキシンの働きを抑えて眠気を催します。どちらも食後に飲むと効果が低下するので、食後投与は避けて就寝前に飲みます。

なお、ラメルテオンとスボレキサントはどちらも効果がすぐ現れないため、しばらく飲み続けることが必要です。利用者が諦めて服用を中断している場合もありますので、声かけをしてください。

気をつけたい症状（副作用）

睡眠薬が効きすぎて、翌日に眠気が残ることがあります。加えて**筋弛緩（緩める）作用**を持つものがあり、筋肉が正常に機能せずにふらつき、転倒の危険性があります。漫然と服用していると**依存性**が生じることがあるので、見直しが必要です。**意識障害**や**記憶障害**が起きることもあります。ベンゾジアゼピン系薬の持つ抗コリン作用により、口渇や便秘を起こしやすくなります。また、**閉塞隅角緑内障の人には、禁忌です。**

なお、長期に服用した睡眠薬を急に中止すると、以前より強い不眠や動悸、めまい、イライラ、発汗等の症状が起きることがあります。これを**離脱症状**といいます。中止の際には、医師の指導のもと、少しずつ時間をかけて減らしていきます。

自然な眠りを強くするタイプの睡眠薬の副作用は傾眠、頭痛・めまいなどですが、ベンゾジアゼピン系のような依存性はなく、日中の眠気も起きにくく、比較的安全といわれています。

ケアマネジャーの支援のポイント

●転倒への配慮

睡眠薬服用時の一番のリスクは、翌朝まで持ち越す眠気によるふらつき・転倒です。特に午前中に眠そうな顔をしていないか、ふらつかないかを、関わるすべてのスタッフで観察しましょう。

●夜更かししない

薬の効果のピーク時間を考えて服薬することが必要です。寝つきが悪い場合にはピーク時間の短い薬が処方されますが、すぐ眠くなりますので服用後にお気に入りのテレビドラマを見てついついストーリーに入り込むと目

表1●主な睡眠薬●

分類		効果のピーク	主な副作用	主な成分名（主な商品名）
非ベンゾジアゼピン系	超短時間型（入眠障害）	1時間未満	ふらつき 眠気 意識障害 記憶障害	ゾルピデム（マイスリー） ゾピクロン（アモバン） エスゾピクロン（ルネスタ）
ベンゾジアゼピン系	短時間型（入眠障害・中途覚醒）	1～3時間※		ブロチゾラム（レンドルミン） ロルメタゼパム（エバミール・ロラメット） リルマザホン（リスミー）
	中間型（中途覚醒・早朝覚醒）	1～3時間※		エスタゾラム（ユーロジン） ニトラゼパム（ネルボン・ベンザリン） フルニトラゼパム（サイレース）
	長時間型（早朝覚醒）	3～5時間		クアゼパム（ドラール）
その他（早朝覚醒・熟眠障害）		約1時間	めまい、眠気・頭痛	ラメルテオン（ロゼレム） スボレキサント（ベルソムラ）

※短時間型と中間型は効果のピークがともに1～3時間だが、作用時間の目安（血中濃度半減期）はそれぞれ、12時間以内、40時間以内と中間型のほうが3倍以上長くなる。

が覚めてしまいます。睡眠薬は就寝直前に飲むような生活スタイルになっているか、確認してください。

●寝酒を飲むのに眠れない

アルコールはリラックス効果があり、夕食の軽い晩酌は快眠につながります。しかし、寝る直前に飲酒する場合、アルコールの血中濃度が高くなり鎮静作用で一時的に眠くなりますが、分解されると急にその作用が抜け途中で目覚めやすくなります。さらに、アルコールの利尿作用によっても目覚めやすくなり熟睡が得られず、睡眠の質が悪くなります。また、寝酒は習慣化しやすく次第に量が増えていき、アルコール依存症にもつながりやすいので注意しましょう。

なお、睡眠薬はアルコールとの相互作用により、ふらつき、眠気、めまいなどの副作用が強く出て、転倒リスクが高まります。服用中は寝酒を控えましょう。そのような習慣に気づいたら、医療職も交えて早めに「寝酒神話」の誤解を解くよう、支援しましょう。

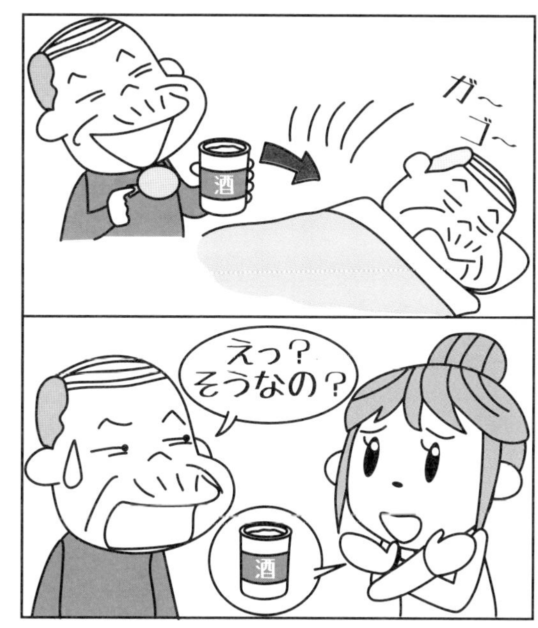

●•・モニタリングポイント・•●

- 寝つきや途中覚醒の状況
- 日中の眠気やふらつきはないか
- 処方以上に服用していないか

◆◇コラム◇◆ 薬の飲み間違い

ある日、デイサービスから電話で「普段と違い午前中は、ぐっすり寝ていたが、午後になったらいつものAさんに戻った」との連絡を受けました。早速自宅を訪問し、介護者である60代の妻に話を聞くと、薬はきちんと飲ませているとのことでした。しかし、よくよく服薬状況を確認してみると、朝食後服用の降圧薬と就寝前の睡眠薬のシートの色が似ていたため、薬袋に入れ間違え、朝食後に睡眠薬を飲ませたらしいことが推測されました。

こうした人為的なミスを無くすことは困難です。その場その場の状態変化にいち早く気づいて、速やかに連絡をくれたデイサービスのスタッフに感謝の電話をしました。

② 抗不安薬（精神安定剤）

抗不安薬の特徴

不安障害を治療する薬です。ほとんどがベンゾジアゼピン系で、睡眠薬より持続時間が長く、**抗不安作用**の強い薬です。

気をつけたい症状（副作用）

副作用は睡眠薬同様、日中の眠気、ふらつき、脱力感、また、呼吸障害が起きる場合もあります。なお、ベンゾジアゼピン系の薬は突然服用を中断すると、**離脱症状**として、以前より強い不安症状や不眠、いら立ち、発汗、震え等が出ることがあります。中止するには、医師の指示に従い計画的に進めます。

ケアマネジャーの支援のポイント

持続時間が比較的長く、気持ちを落ち着かせる薬なので、どの薬も日中に眠気が出ることがあります。さらに**筋弛緩作用**を持つものも多く、**転倒リスク**が高まります。加えて、薬を飲まないと不安になり、ついつい飲み過ぎる**依存性**もあるため、注意が必要です。処方された利用者にとっては必要な薬ですので、日常生活で上記のような異変に気づいた場合には、すぐ医療機関や薬局に連絡してください。

訪問介護や通所サービスを利用している場合には、転倒防止の見守りや介助の徹底を連絡しましょう。必要ならば、居宅サービス計画書２表の援助内容に「転倒防止のための見守り」等の文言を記載し、関係者と共有しましょう。

モニタリングポイント

- 笑顔は減っていないか
- 日中の眠気やふらつきはないか
- 処方以上に服用していないか

表2●主な抗不安薬●

	作用時間の目安※	主な副作用	主な成分名（主な商品名）
短時間型	3～6時間	眠気、ふらつき、脱力感、呼吸障害	クロチアゼパム（リーゼ） エチゾラム（デパス）
中間型	12～20時間		ロラゼパム（ワイパックス） アルプラゾラム（ソラナックス、コンスタン） ブロマゼパム（レキソタン）
長時間型	20～100時間		ジアゼパム（セルシン・ホリゾン） クロキサゾラム（セパゾン） クロルジアゼポキシド（コントール、バランス）
超長時間型	100時間～		ロフラゼプ（メイラックス） フルトプラゼパム（レスタス）

※作用時間の目安とは、血中濃度半減期のこと

❸ 抗うつ薬

高齢者のうつとは？

うつ病は心の病気です。気分が落ちこむだけでなく、何事も手につかない、布団から出たくないなど、QOLが低下することがあります。高齢者の場合はこのような典型的なうつ症状が目立たず、「物覚えが悪くなった」という認知症に似た症状や、食欲低下、睡眠不足などの身体状況とともに現われることが多いのが特徴です。その原因には、生活上の大きな出来事、例えば大切な人（ペットを含む）との死別や家族とのケンカ、病気、引っ越しや施設入所などの環境の変化があります。

うつ病の治療には、薬物療法の他に、適切な社会支援や精神療法があります

うつ病は、まず心と身体を休めることが大切です。しかし、高齢者の場合、長く休むと筋肉が落ち**フレイル**（虚弱）になる可能性もありますので、注意深く観察しながら言葉を選んで活動を促すことも重要です。そして適切な薬物治療により生活の維持を図ります。

抗うつ薬の特徴

うつ症状は、脳の神経細胞と神経細胞の間で情報を伝達する**セロトニン**、**ノルアドレナリン**という神経伝達物質の量が減少することで発症すると考えられています。抗うつ薬は、このセロトニンとノルアドレナリンの機能を高め、神経を活性化しうつ症状を改善します。

SSRI（セロトニンに関与）、**SNRI**（セロトニン・ノルアドレナリンに関与）、**NaSSA**（セロトニン・ノルアドレナリンに関与）の３種類は副作用が少なく高齢者にも使われます。**三環系抗うつ薬**、**四環系抗うつ薬**は古くから使われていますが、副作用が強く、高齢者には、慎重に投与されます。

抗うつ薬の服用は少量からスタートします。副作用の発現を確認しながら少しずつ増量し６～８週間後に薬の効き目を確認し、継続するか、別の薬に変更するかを決めます。「すぐに効果を感じない」「副作用しか感じない」と服薬を中止しないようにします。なお、抗うつ薬は１種類での治療が原則で、多くの場合２種類以上を一度に使用しません。

長期間服用していた薬を中止すると体がその薬に慣れているので、めまい、吐き気、不眠、発汗、手足のしびれ、イライラなど**離脱症状**が出ることがあります。減量する場合は、医師に相談し慎重に行ってください。

気をつけたい症状（副作用）

三環系抗うつ薬、四環系抗うつ薬は古い薬で、口の渇きや眠気、物忘れ、せん妄などの副作用が強く、特に高齢者には使いづらい薬でした。今はSSRI、SNRI、NaSSAのような副作用が少ないものが主流になりました。主な副作用は消化器症状（悪心・嘔吐など）めまい、眠気などです。なお、抗うつ薬の副作

用は、服用開始時に強く出ます。

ケアマネジャーの支援のポイント

うつ病は、薬物治療のみならず、適切な社会支援や、精神療法が重要です。他の疾患同様、薬剤を間違いなく服用させ、副作用などの異変に気づいたら、医師や薬剤師に連絡してください。そして、無理のない範囲で、定期的な外出機会の確保のために通所サービス等の利用を勧める、心身機能や構造、ADLや意欲についてアセスメントし、気分転換や楽しみを見つけてもらうといったことや、それを支援するスタッフの言葉がけが大切です。

●●• モニタリングポイント •●●

- 認知症に似た症状は出ていないか
- 食事量は減っていないか
- 介護サービス利用中の会話や表情に変化はないか

●抗うつ薬の働き●

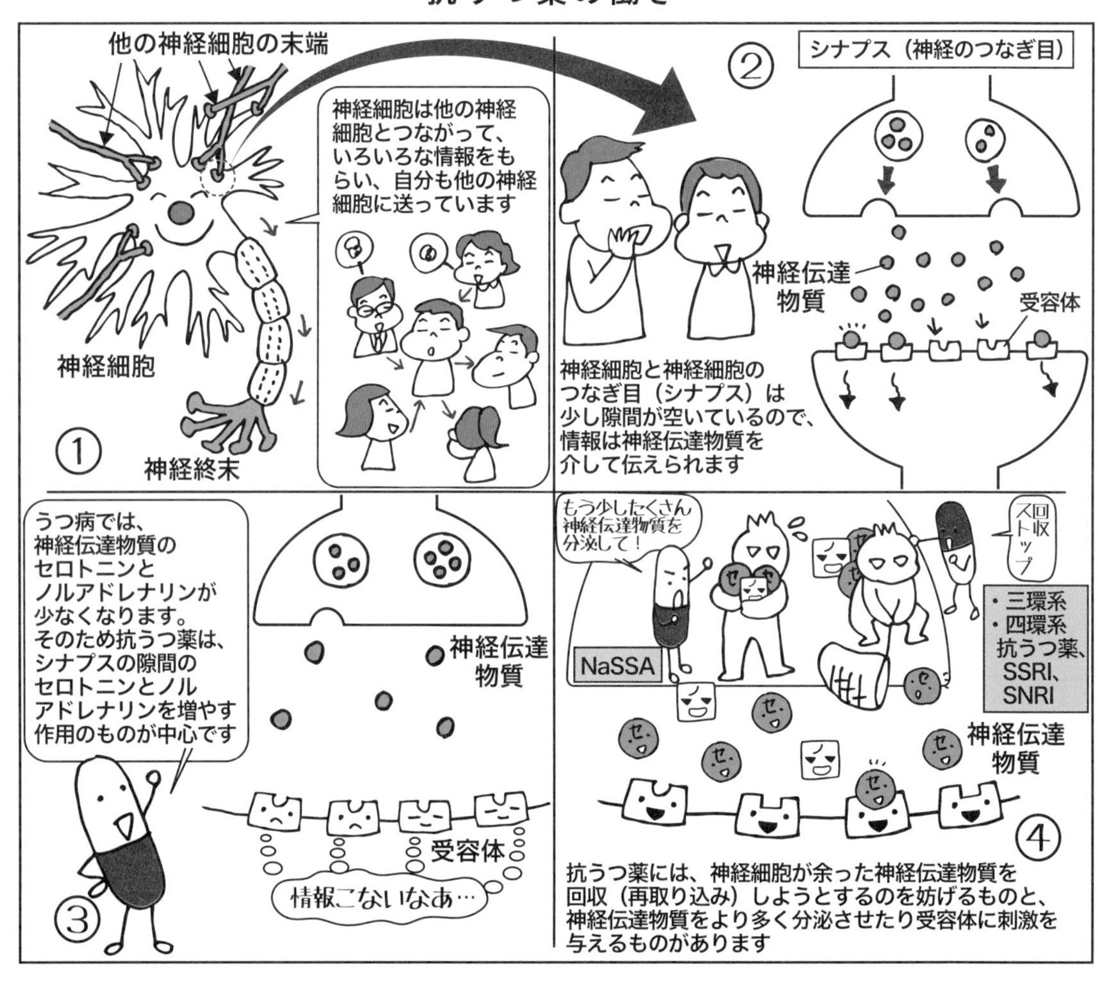

表3●主な抗うつ薬●

種類	主な副作用	主な成分名（主な商品名）
SSRI（選択的セロトニン再取り込み阻害薬）	吐き気、食欲不振、下痢、眠気、めまい	パロキセチン（パキシル）、セルトラリン（ジェイゾロフト）、フルボキサミン（デプロメール／ルボックス）、エスシタロプラム（レクサプロ）
SNRI（セロトニン・ノルアドレナリン再取り込み阻害薬）	吐き気、食欲不振、尿閉、頭痛、眠気、めまい	デュロキセチン（サインバルタ）、ミルナシプラン（トレドミン）
NaSSA（ノルアドレナリン作動性・特異的セロトニン作動性薬）	眠気、体重増加、めまい	ミルタザピン（リフレックス／レメロン）特に不眠や食欲不振に効果があります。
三環系抗うつ薬	便秘、尿閉、口渇、眠気、食欲不振、立ちくらみ、脱力感	アモキサピン（アモキサン）、クロミプラミン（アナフラニール）、アミトリプチリン（トリプタノール）、イミプラミン（トフラニール）
四環系抗うつ薬		ミアンセリン（テトラミド）、マプロチリン（ルジオミール）

◆◇コラム◇◆　アセスメントの重要性

在宅であれ施設であれ、介護職が何らかの体調変化を発見し、それをケアマネジャーや医療職（看護職や主治医、薬剤師）に伝えることで、病気や薬剤の副作用などの発見、薬剤の変更などへとつながります。その意味で介護職の気づき、観察がとても重要です。具体的な例を見ていきましょう。

例①　膀胱炎の発見

ヘルパーが尿とりパットに出血を発見。すぐ主治医が訪問し、膀胱炎の診断で抗菌薬が処方されました。

例②　抗精神病薬の副作用

傾眠傾向が出現し、食事が摂れていないとの報告を受け、主治医は前回追加処方した、ＢＰＳＤの症状を抑える抗精神病薬の副作用と考え、すぐに服用を中止しました。

例③　帯状疱疹の発見

利用者が顔面の痛みを訴えていたものの、原因不明でした。しばらくして、ヘルパーがおでこに水疱があることに気づき、主治医に連絡。帯状疱疹の診断で薬が処方されました。

このように日常のケアの中で、「何かおかしい」に気づく視点はとても大切なのです。

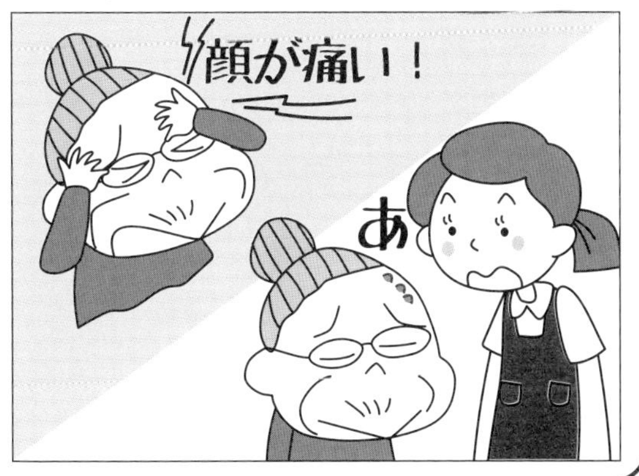

❹ 抗精神病薬

抗精神病薬

抗精神病薬は、統合失調症の治療薬として開発されました。

統合失調症は思春期から青年期にかけて発症することが多く、幻覚・妄想・錯乱などの**陽性症状**と、意欲の低下、感情の平板化（喜怒哀楽の感情表現が乏しくなる）、思考の貧困（細かいことが考えられなくなる）などの**陰性症状**を特徴とする精神疾患です。

高齢者の場合は、陽性症状の妄想の内容が日常生活に即した「物を盗られる」「悪口を言われている」といった被害妄想が多く、家族や配偶者など身近な人が攻撃されやすいのも特徴です。若年発症のような思考や感情の障害などの陰性症状は少ないとされています。

抗精神病薬の特徴

統合失調症は、脳内のさまざまな部位において神経伝達物質である**ドパミン**の過不足によっていろいろな症状が出ると考えられています。脳内の部位とドパミン量と症状の関係は**下図**のとおりです。

高齢者に多い①の陽性症状を抑えるためド

●統合失調症の病態●

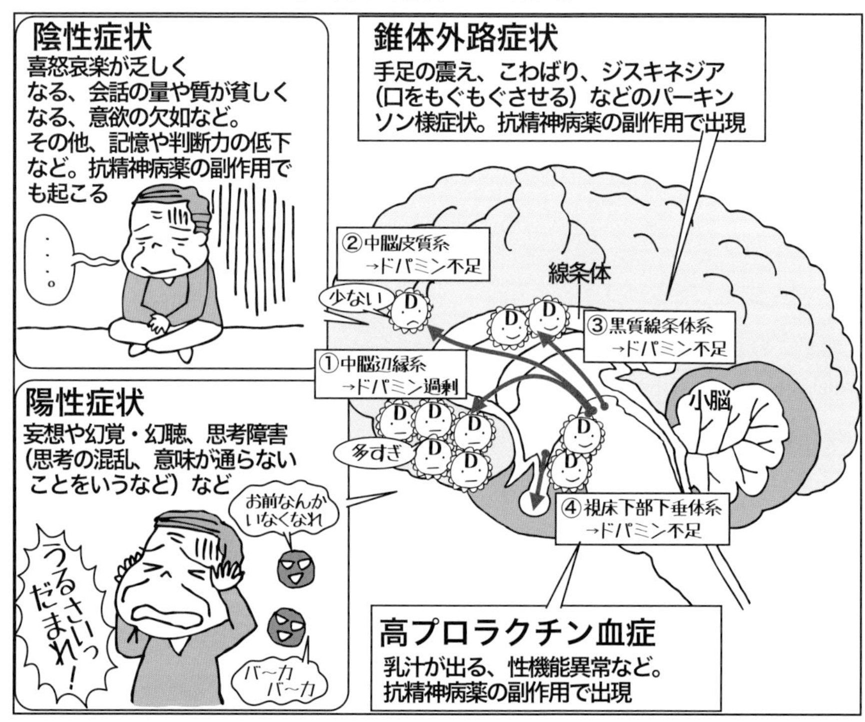

パミンを減らす薬を服用すると、②③④の部位ではドパミンがさらに不足し陰性症状などの有害な症状が発現します。昔からある薬（**定型抗精神病薬**）はこうした理由から副作用が強く出ました。近年登場した新しい薬（**非定型抗精神病薬**）では、ドパミンだけでなく**セロトニン**という神経伝達物質への作用もあり、それが**錐体外路障害**などの症状を改善し、副作用が少なくなります。

なお、抗精神病薬は副作用を増強する可能性があるため１種類での治療が原則です。最初は少量から開始し、**飲み始めて２～４週間**で効果の確認を行い、継続するか決めます。

抗精神病薬の副作用

●錐体外路症状

抗精神薬に広く見られる副作用で、パーキンソン様症状（手足の震え、歩行障害）、アカシジア（足が落ちつかない）、ジストニア（首や身体がねじれる）、ジスキネジア（口をもぐもぐさせる）などがあります。

●定型抗精神病薬

古くからある薬です。手足の震え、体の動きが固い、筋肉の硬直、口をもぐもぐさせるなどの**錐体外路症状**が比較的強く出て、QOLを大きく低下させる可能性があります。

PART 3　10

●抗精神病薬の働き●

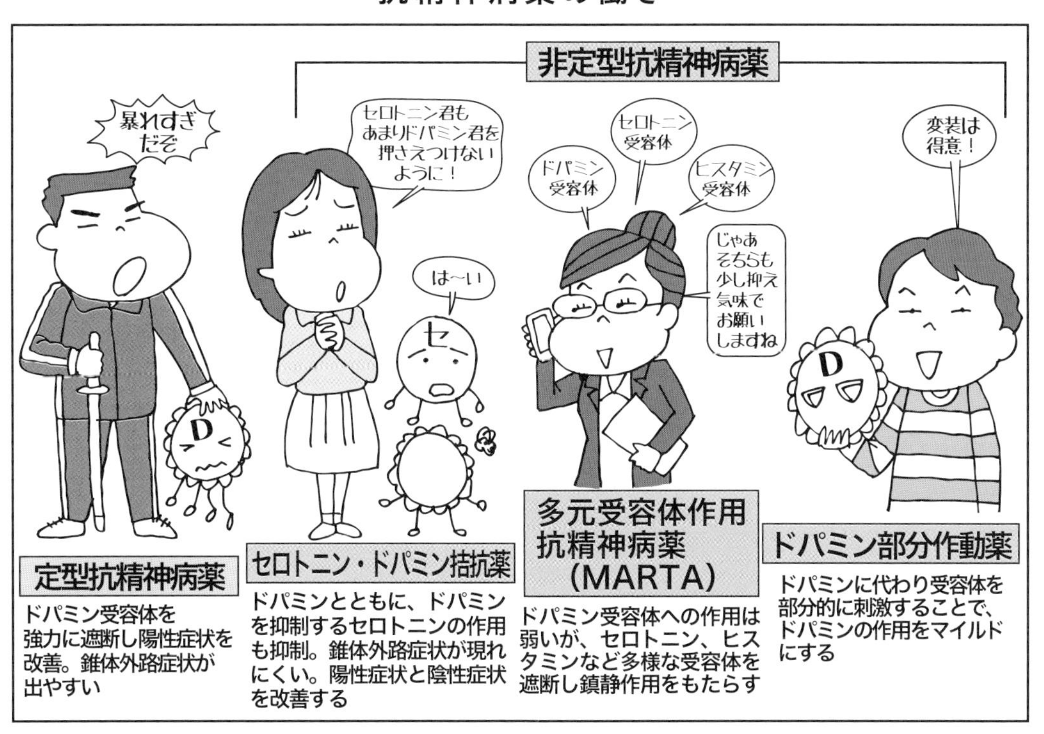

●非定型抗精神病薬

定型抗精神病薬より副作用が少なく、使いやすいため第一選択薬となっています。主な副作用として、錐体外路症状以外に、傾眠、血糖値の上昇、不整脈、体重増加などがあります。

ケアマネジャーの支援のポイント

●薬に頼らない対応を

幻覚・妄想への対応は、頭ごなしに否定せず、また同調もしないのが基本です。妄想の内容に答えるのではなく、本人は感じている不安や切なさに寄り添って耳を傾けることが重要です。

抗精神病薬は、高齢者には意欲低下や錐体外路障害などの副作用が起きやすいので、医療関係者や他のサービススタッフと連携し、気持ちに寄り添う方法を見つけ、少しでも薬に頼らない対応を一緒に考えましょう。また、手足の震えや身体がねじれるなどのおかしな動作が見られたら、医師や薬剤師に報告してください。

なお、抗精神病薬は効果が出るまで1週間以上かかり、副作用のほうが先に現れることもあります。効果が感じられないからといって服用を中止させないようにします。

●•モニタリングポイント•●

・症状の軽減あるいは悪化の確認
・眠気や意欲低下は 起きていないか
・手足の震えはないか

表4●主な抗精神病薬●

<table>
<tr><th></th><th>種類</th><th>主な副作用</th><th>主な成分名（主な商品名）</th></tr>
<tr><td rowspan="3">非定型抗精神病薬</td><td>セロトニン・ドパミン拮抗薬</td><td rowspan="3">錐体外路障害（定型抗精神病薬より弱い）、血糖値の上昇、眠気、ふらつき</td><td>リスペリドン（リスパダール）
ペロスピロン（ルーラン）
ブロナンセリン（ロナセン）</td></tr>
<tr><td>多元受容体作用抗精神病薬（MARTA）</td><td>オランザピン（ジプレキサ）
クエチアピン（セロクエル）
アセナピン（シクレスト）</td></tr>
<tr><td>ドパミン部分作動薬</td><td>アリピプラゾール（エビリファイ）</td></tr>
<tr><td colspan="2">定型抗精神病薬</td><td>錐体外路障害、発熱、意識障害、便秘、口渇、眠気、ふらつき</td><td>ハロペリドール（セレネース）
チアプリド（グラマリール）
スルピリド（ドグマチール）</td></tr>
</table>

◆◇コラム◇◆ せん妄

抗精神病薬は、せん妄の症状にも使用する場合があります。せん妄とは、突然発症する意識障害で、不眠の他、日時や場所がわからなくなる、怒りっぽくなる、落ち着きが無くなり動き回る、つじつまの合わない話をするなどの症状が短時間現れて消えたり他の症状に切り替わったりします。

高齢者のせん妄は認知症と似ていますが、せん妄は意識障害を伴い一過性の症状が多く、認知症は意識障害がなく慢性的です。

原因は、脳血管疾患や神経変性疾患、甲状腺機能異常など病気によるものや手術後のせん妄などがあります。

なお、高齢者では、脱水、便秘、睡眠不足、などでも起きることがありますので、昼間の活動を促し生活リズムを確立し、水分補給やトイレを促して体調を整えましょう。何か不安を感じている場合は、スタッフから時間や場所を確認する優しい言葉がけによっても安心されます。明るい環境作りに配慮しましょう。

せん妄は、薬に頼らない対応が大切です。

せん妄	アルツハイマー型認知症
急激に出現し、発症時期の特定が可能 身体疾患や薬剤の影響を受けて起こる 意識障害がある／一過性／日内変動がある	徐々に進行する 身体疾患や薬剤の影響がなく、神経変性が原因 意識障害がない／進行性／日内変動がない

①
ここはどこ？
今何時？
今日は何曜日
もしや認知症！？
②
せん妄だね
③
しっかり水分もとってくださいね
④
おはよう

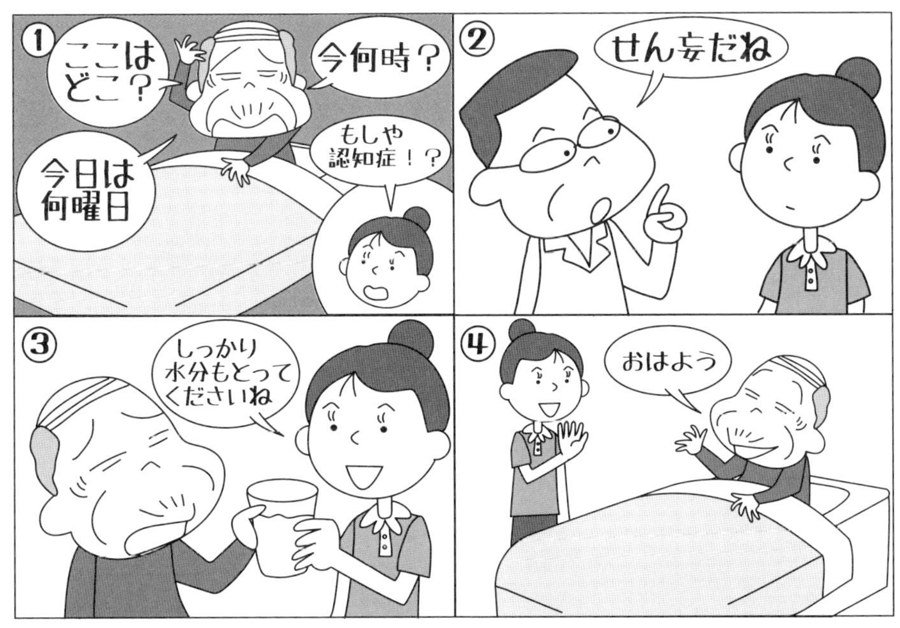

⑤ パーキンソン病治療薬

パーキンソン病とは？

パーキンソン病は、比較的ゆっくり進行する**神経難病**で、約1000人に１人が罹患すると推定され、有病率は加齢とともに増加する傾向にあります。

●特有の症状

運動障害として**無動**、**安静時振戦**、**手足のこわばり**（筋硬直）、**姿勢反射障害**という４大症状があります。具体的には、最初の一歩が踏み出しにくくなる「すくみ足」や小股歩行などの歩行障害、ジスキネジア（手・足・舌などが自分の意志に関わらず動く現象、不随意運動ともいう）、ジストニア（足や指が曲がったり顔や首に強いこわばりが出る現象）、体がどちらかに傾く、表情がとぼしくなる、声が小さくなる、字が小さくなる、などです。

非運動障害として睡眠障害（突発性睡眠）、精神認知障害（うつ）、自律神経障害（起立性低血圧、発汗、排尿障害）、感覚障害（嗅覚の低下）、便秘や頻尿、発汗、易疲労性（疲れやすいこと）、よだれが増える、などがあります。

●パーキンソン病はなぜ起きる

パーキンソン病は、脳の黒質という部分で神経伝達物質の**ドパミン**が著しく減少し、別の神経伝達物質の**アセチルコリン**とのバランスが崩れ、アセチルコリンの作用が強くなります。ドパミンは運動の仕組みを調節する神経伝達物質であり、それが減少することでさまざまな運動障害が起きます。

●薬剤性パーキンソニズムとの違い

抗精神病薬などの副作用でパーキンソン病同様の症状が出ることがあります。薬剤性の特徴は、①症状が左右対称に出る、②進行が速い、③早期から転倒し認知機能障害や強い自律神経症状（立ちくらみ、排尿障害など）を伴う、④パーキンソン病治療薬（レボドパ）の効きが悪い、などです。

薬剤性パーキンソニズムの場合は、原因薬剤を減量あるいは中止することで症状が治まります。

パーキンソン病治療薬の特徴

代表的な治療薬について説明します。

●ドパミン補充薬：レボドパ

レボドパは脳内で**ドパミン**に変化し補充します。パーキンソン病の基本となる薬です。

長期間の服用で、薬効の持続時間が短くなり、服用後２〜３時間で急に動けなくなる**ウェアリングオフ**（wearing-off・擦り切れる）現象や、薬を飲んだ時間に関係なく突然効果が切れたり入ったりする現象（**オンオフ現象**）が起きることがあります。

●パーキンソン病と治療の考え方●

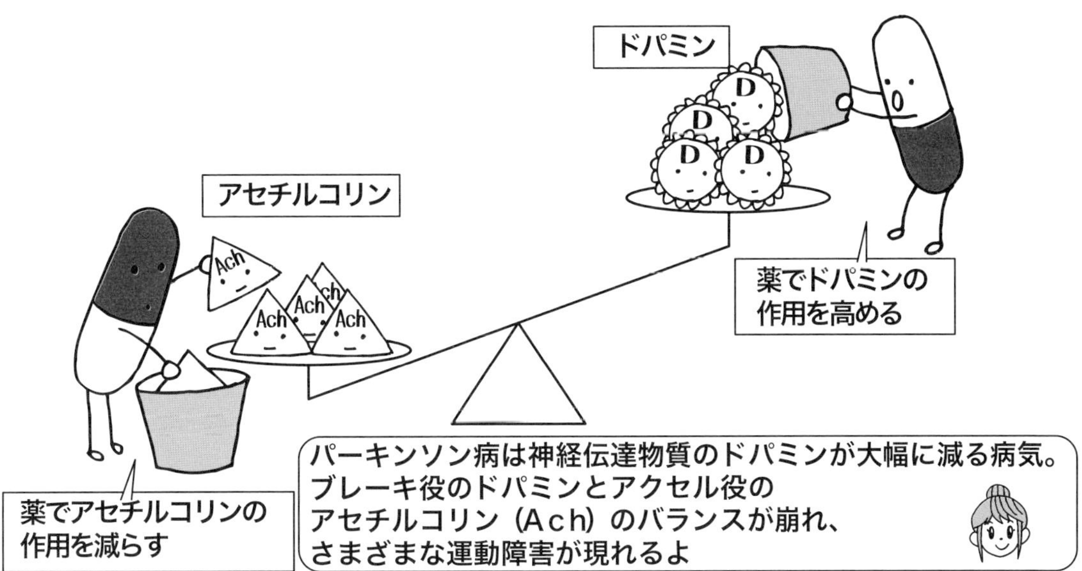

●ドパミンの作用を高めるパーキンソン病の薬●

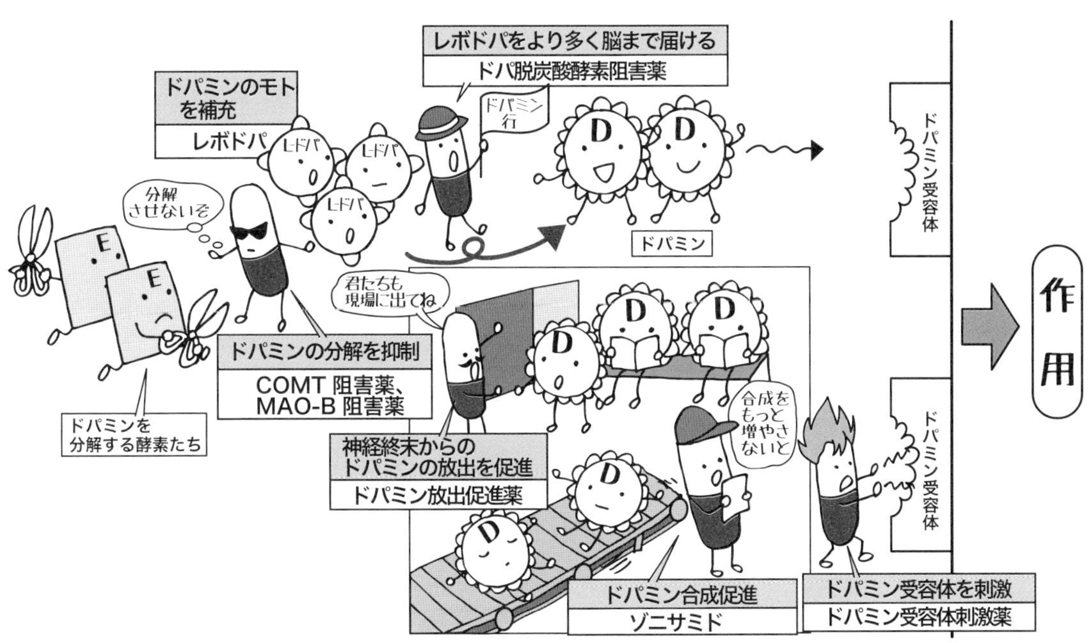

また、レボドパは服薬してから脳に到達するまでに、分解をされにくくする薬（**ドパ脱炭酸酵素阻害薬**）との合剤がよく使われます。

●ドパミン受容体刺激薬

ドパミン系の神経に働きかけ、神経伝達物質のドパミンと同じように作用する薬です。レボドパより効果の発現に時間がかかりますが、長く飲み続けても、薬効の変動（ウェアリングオフ現象）や不随意運動（ジスキネジア）が起きにくいとされています。内服薬以外に貼付剤や自己注射薬もあります。

●抗コリン薬

アセチルコリンの作用を減らし、ドパミンとのバランスを保ちます。初期のパーキンソン病患者に有効です。

ただし、抗コリン薬を飲むと、脳内のアセチルコリンの量が減り、物忘れや幻覚などアルツハイマー病に似た症状が出ることがあるので、高齢者には原則として使わないようにします。

●ドパミン放出促進薬

脳内にドパミン放出を促し、ドパミンを増やす作用があります。代表的なアマンタジン（シンメトレル）はA型インフルエンザの治療薬として使われており、不随意運動を抑える効果があります。

なお、アマンタジンは、脳梗塞後遺症の意欲低下、抑うつなどの精神症状に使用することもあります。

気をつけたい症状（副作用）

食欲低下、腹痛、吐き気などの消化器系の他、特徴的なのは、自分の意志とは関係なく手、足、舌が勝手に動く**ジスキネジア**、はっきりとした**幻視・幻覚**、さらに突発的に眠くなるなどがあります。

急な休薬で**悪性症候群**（高熱、高度の筋硬直、頻脈、不随意運動、意識障害、ショック状態、嚥下困難など）が起きることがあります。自己判断で中止しないように注意してください。

抗精神病薬や制吐薬は、抗ドパミン作用がありパーキンソン病を悪化させるので、できれば併用を避けます。

ケアマネジャーの支援のポイント

●服薬管理の支援

服用時点が食後だったり食直後だったり、あるいは「○時間ごと」、と複雑な場合があります。また、オンオフ現象が起き、薬が切れる恐怖からあちこちにこっそり薬を隠していた、という事例もありました。服薬管理が不安な場合は、薬剤師と連携しましょう。

●症状進行の確認

パーキンソン病の症状は運動障害と非運動障害に大別され、それぞれいくつもの特徴的症状があります。利用者はどの症状に苦しみ、生活にどのような不都合が生じているのかを多角的にアセスメントする必要性があります。さらに進行が比較的ゆっくりですので家族の

表5●主なパーキンソン病治療薬●

種類	主な副作用	主な成分名（主な商品名）
レボドパ	悪心・嘔吐、幻覚、妄想、起立性低血圧、突発性睡眠、不随意運動	レボドパ（ドパストン、ドパゾール）
レボドパ、ドパ脱炭酸酵素阻害薬の配合剤	悪心・嘔吐、幻覚、妄想、起立性低血圧、突発性睡眠、不随意運動	イーシー・ドパール、マドパー、ネオドパゾール、メネシット、ネオドパストンL
ドパミン受容体刺激薬	悪心・嘔吐、幻覚、妄想、不随意運動、起立性低血圧	ペルゴリド（ペルマックス）、カベルゴリン（カバサール）、ブロモクリプチン（パーロデル）、プラミペキソール（ビ・シフロール、ミラペックス）、ロピニロール（レキップ）、ロチゴチン貼付剤ニュープロパッチ）、アポモルヒネ（アポカイン）* *自己注射薬
抗コリン薬	口渇、便秘、尿閉（抗コリン作用）、悪心・嘔吐、眠気、幻覚	トリヘキシフェニジル（アーテン）、プロフェナミン（パーキン）、ピペリデン（アキネトン、タスモリン）
ドパミン放出促進薬	せん妄、悪心、幻覚、妄想	アマンタジン（シンメトレル）
ノルアドレナリン系作用薬	血圧上昇、動悸、悪心・嘔吐、幻覚	ドロキシドパ（ドプス）
モノアミンオキシダーゼB阻害薬	幻覚、妄想、錯乱	セレギリン（エフピー）
COMT阻害薬	眠気、幻覚、悪心	エンタカポン（コムタン）
アデノシンA2A受容体阻害薬	幻視、幻覚、妄想、悪心、起立性低血圧	イストラデフィリン（ノウリアスト）

疲弊も考慮し、福祉用具の利用やヘルパーのさまざまな介助、通所サービスやショートステイの利用などの検討をしていきましょう。

病気が進行し、服用期間が長期にわたると副作用も出やすくなります。症状の確認と同時に、多岐に渡る副作用が、生活に及ぼす影響を確認し、対応していくことが重要です。

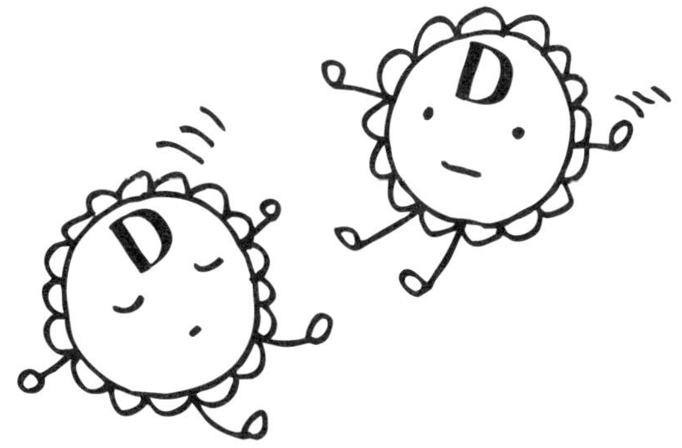

●•• モニタリングポイント ••●

・運動障害の状況
・ADLが低下していないか
・吐き気や突発性睡眠は起きていないか
・指示通り服用できているか

❻ 認知症治療薬

認知症とは

認知症とは、正常に働いていた脳の機能が低下し、記憶や思考への影響が見られる神経変性疾患です。認知症には複数の種類があり、**①アルツハイマー型認知症**、**②脳血管性認知症**、**③レビー小体型認知症**、**④前頭側頭型認知症**で全体の８割以上を占めています。特にアルツハイマー型認知症の増加が著しく、近年の社会的な課題にもなっています。なお、正常圧水頭症や甲状腺機能低下症による認知症など、治療で元に戻るものもあります。

認知症の症状は、記憶障害や見当識障害、失認・失行などからなる**中核症状**と、徘徊、不潔行為、暴言暴力、幻覚などからなる**行動・心理症状（BPSD）**に大別されます。

アルツハイマー型認知症の治療薬の特徴

アルツハイマー型認知症はアミロイドたんぱくが脳に蓄積し引き起こされるといわれています。その原因の根本的治療法はいまだ確立されていません。現状の薬剤は、症状の進行を遅らせることを目的としています。

ドネペジル（アリセプト）、**ガランタミン**（レミニール）、**リバスチグミン**（リバスタッチ、イクセロン）は**コリンエステラーゼ阻害薬**に分類され、脳内で記憶や学習に関与し、意欲を向上させる作用のあるアセチルコリンという神経伝達物質を相対的に増加させることで効果を現します。ドネペジル（アリセプト）には、高度のアルツハイマー症とレビー小体症の適応があります。

NMDA受容体拮抗薬の**メマンチン**（メマリー）は、**グルタミン酸**という神経を興奮させる神経伝達物質の働きを抑える作用があります。メマンチンは高度アルツハイマー症に適応があります。

表6●主な認知症治療薬●

種類	主な副作用	適応	主な成分名（主な商品名）
コリンエステラーゼ阻害薬	食欲不振、嘔気・嘔吐、下痢等	アルツハイマー軽度～高度 レビー小体	ドネペジル（アリセプト・ドネペジル）
	食欲不振、食欲減退、悪心、下痢等	アルツハイマー軽度～中等度	ガランタミン（レミニール・ガランタミン）
	皮膚トラブル、嘔気、食欲不振等	アルツハイマー軽度～中等度	リバスチグミン（イクセロン・リバスタッチ）
NMDA受容体拮抗薬	めまい、便秘、頭痛、傾眠等	アルツハイマー中等度～高度	メマンチン（メマリー・メマンチン）

●認知症治療薬の働き●

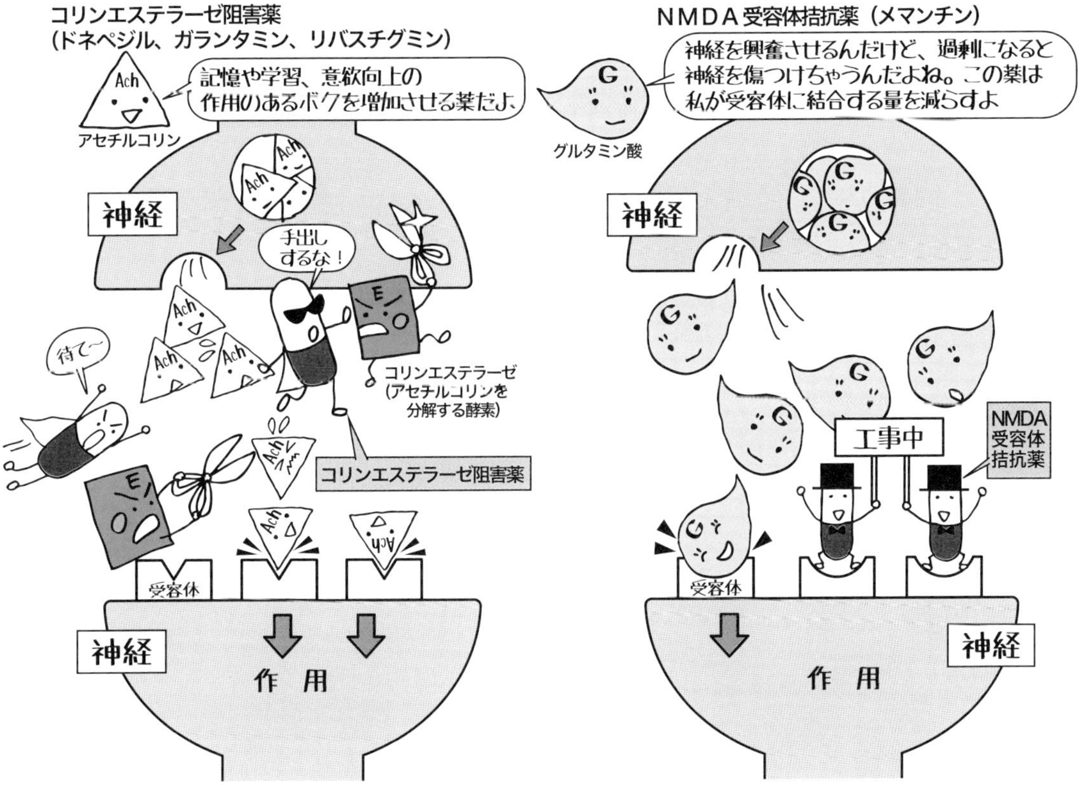

コリンエステラーゼ阻害薬
（ドネペジル、ガランタミン、リバスチグミン）
記憶や学習、意欲向上の作用のあるボクを増加させる薬だよ
Ach
アセチルコリン
神経
手出しするな！
待て～
コリンエステラーゼ（アセチルコリンを分解する酵素）
E
コリンエステラーゼ阻害薬
受容体
神経
作用
NMDA受容体拮抗薬（メマンチン）
神経を興奮させるんだけど、過剰になると神経を傷つけちゃうんだよね。この薬は私が受容体に結合する量を減らすよ
G
グルタミン酸
神経
工事中
NMDA受容体拮抗薬
受容体
神経
作用

図2●認知症治療薬の効果●

軽度
症状の経過
重度
認知症治療薬
認知症治療薬服用の場合
何も治療しない場合
服用を途中で止めた場合
時間の経過

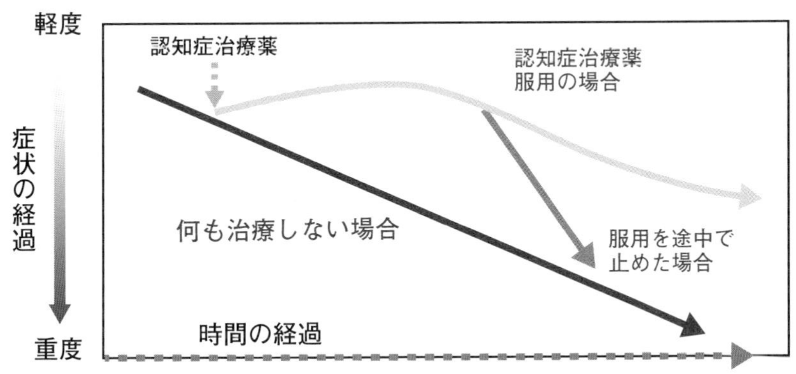

平成27年度 厚生労働省老人保健事業推進費等補助金（老人保健健康増進等事業分）
歯科医師、薬剤師、看護師および急性期病棟従事者等への認知症対応力向上研修教材開発に関する研究事業

気をつけたい症状（副作用）

コリンエステラーゼ阻害薬は、アセチルコリンによって胃酸が多く分泌され、吐き気や食欲低下を起こすことがあるので、初めて服用する際には少しずつ増量して服用します。意欲向上作用が強すぎて、歩行が不安定にも関わらず活発に動いたり、怒りっぽくなったり、介護の手間が増えることがあります。

イクセロン・リバスタッチは貼付剤ですので、皮膚トラブルを起こすことがあります。

メマンチンでは、めまい、便秘、頭痛、傾眠などの副作用があります。これも、初めて服用する際には少しずつ増量して服用します。神経の興奮を抑える作用が強く出て、活動性が低下する場合があります。

ケアマネジャーの支援のポイント

●副作用に注意

ドネペジル、ガランタミン、リバスチグミンは、服薬開始時に胃腸障害を起こすことがあり、服薬が継続できない場合もあります。また、意欲向上が過ぎると、転倒や介護者を困らせるような、例えば暴力的な行動を取るリスクがあります。副作用は生活の場で起きます。訪問系のサービスやケアマネジャーの皆さんがこれらの変化に気づいた際には、主治医や薬剤師に連絡し、処方を見直すかの判断を主治医にしてもらいましょう。

●薬がうまく服用できない場合

嚥下機能が低下しても服用できるよう、さまざまな剤形があります。内服を拒否する場合には貼付剤もあります。服用しづらそうでしたら、薬剤師に連絡をしてください。

●指示通り服用できない場合

認知症患者は、指示通りに服用できない場合があります。その際には、以下の対応策があります。

①１日３回を２回あるいは１回にするなど、服用回数を減らせないか検討します。

②服用時点ごとに一包化します。薬剤師は利用者の手にマヒ等がなく袋が破れるか確認します。

③お薬カレンダーにセットします。服用状況を可視化できるので、訪問の際は、飲み忘れがないか、気にかけてください。

●BPSD（行動・心理症状）への薬剤

BPSDは、まず、アセスメントによってBPSDの出現の特徴を探り、対応策を検討します。それは、周りの人の関わり方や生活の質を高める音楽療法・回想法等で、薬以外の対応が基本です。しかし、難しい場合には、利用者や家族介護者が「落ち着いた生活ができる」「生活にゆとりができる」などを目的として、抗精神病薬、抗不安薬、抗うつ薬、睡眠薬等を使用します。これらは傾眠や意欲低下など、QOL低下につながる副作用が起きるリスクが高いので、慎重に投与します。

BPSD治療は、前述のとおり、まずは薬に頼らない対応を優先します。異常行動の出現時間、環境要因などをアセスメントし、家族や支援者とその対応策を話し合います。例えば、決まった時間に散歩に連れ出す、あるいは、デイサービスなどの導入も検討します。

それでも改善しない場合に、医師は感染症、脱水、各種の痛み、視覚・聴覚障害などがないことを確認し、抗精神病薬、抗不安薬、抗うつ剤、睡眠薬等を少ない量から開始します。

同時に、日常生活の観察が必要となります。昼間の眠気の有無、夜間の睡眠状態（就寝時間、起床時間）、食事の摂取状況、排尿や排便の変化、パーキンソン症状の有無（振戦、小刻み歩行、前傾姿勢、表情が無くなるなど）を観察します。関わる時間の多い訪問系サービス、通所系サービスに観察を依頼しましょう。特にどの項目を重点的に観察するか、医師や薬剤師と相談してください。必要ならば、居宅サービス計画書２表の援助内容に具体的な観察内容を追加してください。

観察の結果、副作用が強くてQOLの維持が難しいと判断すれば、医師は減量・中止を指示します。

●日頃のモニタリングが重要

日常生活の中での変化に気づくことが求められます。これには、日頃から直接利用者に長い時間接しているヘルパーや通所サービスの職員などの活躍が期待されています。気になる変化が見られた時には、主治医や薬剤師にケアマネジャーから連絡してください。

●●• モニタリングポイント •●●

- 認知機能の悪化はないか
- 薬の飲み忘れ、飲みすぎはないか
- 薬の拒否はないか
- 日頃から体調やADLを観察する

◆◇ コラム ◇◆　はっきり見える幻覚

「母にデパートで買い物を頼まれたから出かけた」。Aさんは、認知症のない80歳代のパーキンソン病患者の女性です。

冒頭のセリフは、ある晩、家族に気づかれず外出しタクシーでデパートまで出かけ、ふと気がついて、またタクシーで帰宅した際のAさんの言葉です。

もちろん、家族は大騒ぎになりました。普段は新聞を隅々まで読むほどしっかりしており、薬の飲み間違えもありませんでした。それでも、亡くなったはずの母親が目の前に現われても、別に違和感はなかったそうです。

このように認知機能に問題がなくても幻覚が生じることもありますので覚えておいてください。

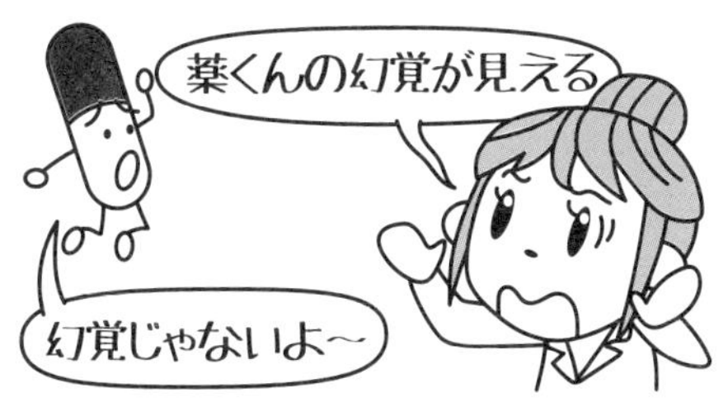

PART 3

11 皮膚の薬

皮膚にはどんな病気がある？

高齢者に多い皮膚病には、「褥瘡」「老人性皮膚掻痒症」「疥癬」「帯状疱疹」などがあります。治療法は疾患によって違います。そのため、同じ症状だからといって以前使用した薬を使い回さず、きちんと医師の診察を受けることが必要です。

例えば、高齢者では皮膚のかゆみを訴えるケースが少なくありませんが、その原因には、湿疹などの皮膚病の他、糖尿病、肝臓や腎臓の疾患、悪性腫瘍などの病気、また、薬や食物などによる有害事象も考えられます。さらに高齢者の皮膚は、**角層細胞間脂質（セラミド）**や**天然保湿因子**が低下して乾燥状態となり、各層はバリアの機能を失います。そのため皮膚のトラブルが起きやすい状態にあります。また、**栄養状態の低下**やおむつなどの汚染、不衛生な住環境なども皮膚病の誘因となるので、ケアマネジャーは気を配ります。

①褥瘡

持続的圧迫によって皮膚が潰瘍になり、重症では皮膚が壊死する疾患です。寝たきりや知覚障害、車いす使用の高齢者にできやすく、身体の汚染、栄養状態などが原因です。好発部位は踵骨、仙骨、肘頭、肩甲骨、後頭部などです。

②老人性皮膚掻痒症

かゆみは高齢者にとって非常につらい症状です。**掻痒症**は皮膚に発疹などの異常がないのにかゆみだけがある症状です。老人性乾皮症、糖尿病、アトピー性皮膚炎などが原因となります。

③疥癬

ヒゼンダニが皮膚表面に寄生して起こる疾患です。激しいかゆみを伴います。疥癬とノルウェー疥癬の２タイプがあります。

長時間、直接肌と肌が触れることで感染します。

●皮膚の薬の働き●

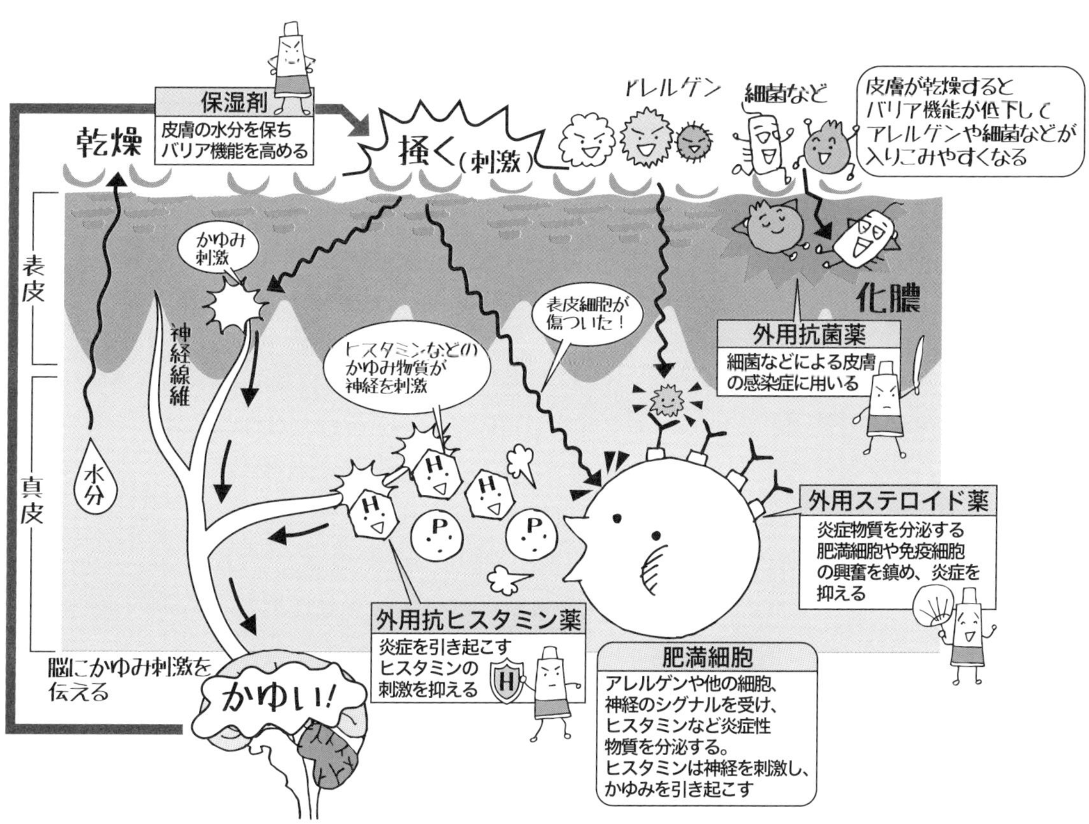

④白癬

高齢者の皮膚病の中で、一番よく見られるかゆみの起こる病気です。皮膚にカビの一種の**白癬菌**が感染することにより起きます。足にできる白癬、つまり足白癬は俗に水虫といわれます。爪にできる白癬は爪白癬といわれ、爪が肥厚したり、変色したりいろいろな症状を呈します。体にできるものは体部白癬で、ゼニタムシ、股にできるのをインキンタムシといいます。

皮膚病の治療薬の特徴

皮膚病の治療では塗り薬が主となります。

その種類は多様でステロイド薬、非ステロイド性抗炎症薬、経皮複合消炎薬、外用抗ヒスタミン薬、外皮用ビタミン薬などがあります。私たちの身体で炎症反応が起こると、細胞膜からアラキドン酸という物質が生じ、そこから酵素を介して**ロイコトリエン**、**プロスタグランジン**という物質が作られ、痛みや炎症を起こします。**ステロイド薬**は出発点のアラキドン酸を抑え、**非ステロイド性抗炎症薬**はプロスタグランジンを作る過程を抑えます。抗ヒスタミン薬は**ヒスタミン**によるかゆみを抑えて効果を発揮します。

ステロイド薬には、作用がもっとも強い（クロベタゾールプロピオン酸）、作用がかなり強い（ベタメタゾン酪酸）、作用が強力（ベタメタゾン吉草酸）、作用が中程度（ヒドロコルチゾン酪酸）、作用が弱い（プレドニゾロン）ものまであります。その他、非ステロイド性抗炎症薬（イブプロフェンピコノール）、経皮複合消炎薬（**ヘパリン類似物質**）、**外用抗ヒスタミン薬**（ジフェンヒドラミン）、**外皮用ビタミン薬**（トコフェロール酢酸）、など多種類あります。

症状に合わせて使い分けなければなりません。また、内服には、経口抗ヒスタミン薬（クロルフェニラミン、ジフェンヒドラミン、フェキソフェナジン）などがあります。

①塗り薬のいろいろ

塗り薬には、**軟膏・クリーム・ローション**などさまざまな剤形があります。種類や対象を間違えてしまうと症状を悪化させてしまいますので、患部の状態により使い分けます。

軟膏はジュクジュクと患部が浸潤している場合に、クリームはカサカサと患部が乾燥している場合に、ローションは水溶性で使用感がよく、頭皮などにも使います。使用前に薬情をよく読み、医療職の説明を聞いてから介助する必要があります。

軟膏は、チューブのもの、小分けして軟膏つぼに入ったものによって使用期限が異なります。軟膏つぼ（混合されている軟膏もある）の場合は1か月、チューブの場合は3か月を目途にして使用します。種類によってはもっと使用期限の少ないものもあります。

②塗り薬の使い方

【単純塗布法】軟膏などを指の腹にとり、べとつかない程度に患部に薄くのばします。

【重層法】患部に軟膏などを塗った上に、ガーゼやリント布に薄く伸ばしたワセリンや亜鉛化軟膏などで被います。単純法より治療効果を発揮します。

【密封療法】患部に厚めに軟膏などを塗った上に、サランラップなどのポリエチレンフィルムで被ってから、絆創膏で密封します。重層法よりさらに治療効果があります。

ステロイド外用薬では長期使用により、皮膚の萎縮や紅潮、感染症の誘発・悪化などが出ることがあります。漫然と使い続けるのでなく、5～6日間使用しても改善しない場合は医療職と連携して対応します。その他の皮膚用治療薬でも、ヒリヒリという患部での刺激感や、アレルギー性の**接触性皮膚炎**、**光過敏症**が現れるので、薬の塗布部分の観察を家族や介護職と連携して行いましょう。

薬を塗る前後には手洗いが必要です。塗布前は薬や患部にばい菌などが入らないように、塗布後は薬の成分が患部以外について皮膚炎などを起こさないようにするためです。

表1●主な皮膚の薬●

種類	主な副作用	主な成分名（主な商品名）
ステロイド薬	皮膚の細菌感染、皮膚刺激感、口囲皮膚炎	最強：クロベタゾールプロピオン酸（デルモベート　軟膏・クリーム・スカルプローション） かなり強力：ベタメタゾン酪酸（アンテベート　軟膏・クリーム・ローション） 強力：ベタメタゾン吉草酸（リンデロンV　軟膏・クリーム・ローション） 中程度：ヒドロコルチゾン酪酸（ロコイド　軟膏・クリーム） 弱い：プレドニゾロン（プレドニゾロン　クリーム）
非ステロイド性抗炎症薬	局所発疹、腫脹、刺激感	イブプロフェンピコノール（ベシカム　軟膏・クリーム）
経皮複合消炎薬	瘙痒感、発赤、発疹	ヘパリン類似物質（ヒルドイド　軟膏・クリーム・ゲル・ローション）
外用抗ヒスタミン薬	皮膚発赤、腫脹、瘙痒感	ジフェンヒドラミン（レスタミン　クリーム）
外皮用ビタミン薬	紅潮、瘙痒感	トコフェロール酢酸（ユベラ　軟膏）
角化症治療薬	ぴりぴり感、疼痛、紅潮	尿素（ウレパール　軟膏・ローション）
皮膚潰瘍治療薬	発疹、疼痛	スルファジアジン銀（ゲーベンクリーム）
経口抗ヒスタミン薬	発疹、口渇、頭痛	d-クロルフェニラミン（ポララミン）、ジフェンヒドラミン（レスタミン）、フェキソフェナジン（アレグラ）

ケアマネジャーの支援のポイント

冬になると高齢者からかゆみの相談を受けます。冬は皮膚が乾燥するため、高齢者はかゆみで、辛い毎日を過ごすことになります。足の皮膚はカサカサに乾燥して粉をふいたようになります。なかには痒みで不穏になる高齢者もいます。

このような場合は入浴時に、石鹸でゴシゴシ洗うのはよくありませんし、熱いお風呂に入るのもスキントラブルの原因となります。入浴剤も肌に合わない時はやめます。尿や便やおむつで汚染された時は、その都度シャワーや清拭できれいにしておきます。

また、病気を治すための薬の副作用で発疹や湿疹が出ることもよくあります。春・秋などの花粉症の治療薬によって、まぶた、頬、首などが赤く腫れる、かゆみが出てヒリヒリする症状が出ます。医療職と連携して対応します。夏場は虫さされなどから化膿性の湿疹に移行することがあります。その季節も高齢者の快適な生活を維持するために支援します。

●•モニタリングポイント•●

- 薬の使用目的や対象疾患、1日に塗る回数を確認
- 薬の塗布前後の手洗い
- クリーム、軟膏、ローションなど、基材の特徴を押さえておく
- 塗布後の効果を確認する

PART 3

12 目の薬

眼病はどんな病気？

目は外からの光を通して、さまざまな刺激を脳に伝えるための器官です。

目は、明るさ・暗さ、色や物の位置、時間的な動きを感じとります。虹彩、角膜、水晶体、硝子体、網膜（**右図**）などから目は成り立ちます。それぞれの組織の役割が保てなくなると、「緑内障」「白内障」「加齢黄斑変性」「ドライアイ」などの眼病になります。高齢になり、目が見えにくくなると、すべてのことにやる気を無くすような意欲の低下も起こり得ます。

①緑内障

眼圧が高くなり視神経を痛め、視野が欠けていく失明率の高い目の病気です。40歳以上の５％の人がかかるといわれています。年齢とともに緑内障の患者は増加していきます。

眼球は、球形を保つために、房水という液体が眼の中の圧力（目の硬さ）を調節しています。緑内障は、房水の排出に問題が起き眼圧が高くなり、視神経を痛めて進行すると失明に至ります。原因として遺伝的要因、近視、糖尿病、循環器疾患、加齢なども考えられます。

初期の段階では、自覚症状がありません。定期的な眼科の受診が必要です。治療法は、薬物療法、レーザー療法、手術療法となります。

②白内障

レンズにあたる水晶体が、加齢とともに白く濁り、物が霞んで見えたり、２重に見えたりし、視力が低下する病気です。白内障も進行するまで自覚症状がありません。原因として、先天性、糖尿病、薬の影響（ステロイド）、外傷、紫外線、アトピーなども考えられます。

治療法は、薬物療法・手術療法です。

●緑内障の病態●

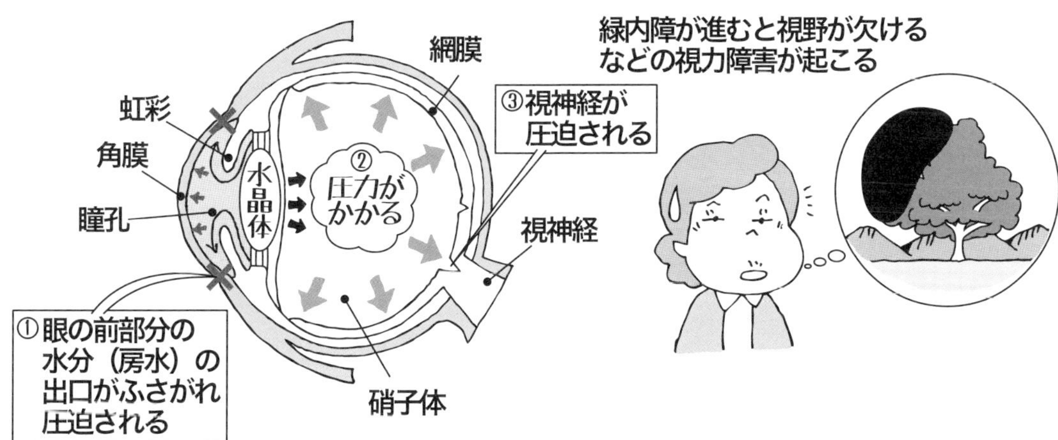

●点眼薬の働き●

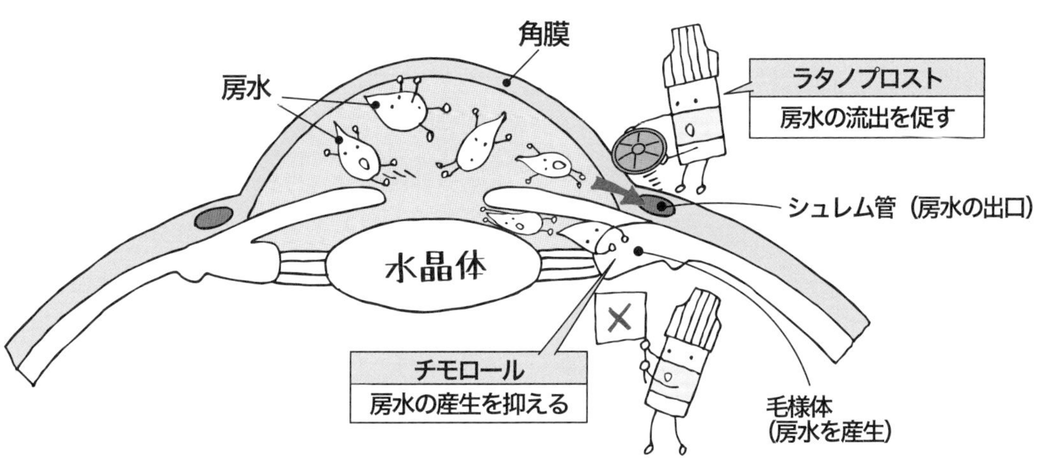

③加齢黄斑変性

物が小さくゆがんで見え、視野の中心が暗く見えたり欠けて見えるなどの病気です。

網膜の中心部の黄斑部（カメラのフィルムの部分）が加齢とともに障害されます。発症は男性に多く、原因は、肥満、カロチン摂取の少ない食生活の偏り、喫煙などの生活習慣、また日光を浴びることも発病率を高くします。

治療法は白内障同様、薬物療法、手術療法となります。

④ドライアイ

目を守る涙の減少や成分の変化によって目の表面が乾いてくる病気です。目の乾きや疲労、かゆみ、違和感などが起こります。

若い人ではパソコンや携帯電話が原因となります。

治療法は、薬物療法のみです。

点眼薬の薬の特徴

点眼薬にもさまざまな種類があり、症状に合わせて使い分けます。主なものは以下のとおりです。

縮瞳薬は、瞳孔を収縮させて眼圧を低下させます。緑内障の治療薬に使います。

散瞳薬は、瞳孔を意図的に広げます。

角膜治療薬は、ドライアイや角膜上皮の障害、眼精疲労の治療薬で、結膜や角膜の乾燥を防ぎます。

副腎皮質ステロイドは、抗炎症・抗アレルギー作用によって、目の炎症を抑えます。

非ステロイド性抗炎症薬は、炎症を起こすプロスタグランジンの生成を抑えて、痛みや炎症を抑えます。

緑内障治療薬は、緑内障の治療に用いられ、房水の排出機能を高め眼圧を下げます。視神経の働きもよくして緑内障の進行を食い止めます。

白内障治療薬は、白内障の進行を遅らせます。白内障で生じた水晶体の濁りを治すことはできません。

抗菌薬は、抗菌成分が配合され、細菌を殺し、はやり目や麦粒腫、眼瞼炎などを治します。

抗アレルギー薬は、アレルギー反応による目のかゆみや充血などの炎症反応を治します。

点眼薬の保管および取扱上の注意点

点眼薬は液体ですので多くは冷所保存です。保存方法には、冷所（15℃以下）・冷暗所（15℃以下で、光が入らない場所）・室温（1～30℃）・常温（15～30℃）保存があります。点眼薬の中には、緑内障治療薬のラタノプロスト（キサラタン）のように、2～8℃と指定されたものもあります。開封前の冷所保存の点眼薬は冷蔵庫に入れてください。可能ならば冷所保存の点眼薬は開封後も冷蔵庫に入れて保存してください。なお、開封後の点眼薬の保存期間は1か月です。冷所保存のものを旅行中にホテルの冷蔵庫に入れなければならないと考えている高齢者もいますが、長い期間でなければ構いません。

ケアマネジャーの支援のポイント

点眼薬は、無菌的に作られた外用薬です。

細菌などの汚染を起こさないように、点眼薬の点眼の方法（**175ページ**）に注意しながら介助することが必要です。当然のことですが、点眼薬の共有は避けてください。

支援に当たり、どのような症状のために点眼薬が処方されているのか、1日何回、1回何滴点眼するのかを確認してケアプランに反映させていきます。

高齢になると、手の震えなどによって、自分で点眼することが難しくなってきます。どのタイミングで介助してもらうのか、介護サービスが入っていない時の点眼はどうするのか、なども含めて確認します。

また、短期入所時や旅行時、外出時、デイサービス利用時など、各場面での点眼薬の使用時点や保管方法などを確認しておく必要があります。

表1●主な点眼薬●

種類	主な副作用	主な成分名（主な商品名）
縮瞳薬（緑内障治療）	結膜炎、眼痛	ピロカルピン（サンピロ）
散瞳薬（眼底検査）	眼瞼炎、眼圧上昇、結膜炎	トロピカミド（ミドリンM）
角膜治療薬（角膜炎）	過敏症、刺激感	フラビンアデニンジヌクレオチド（フラビタン）
	過敏症、瘙痒感、異物感	ヒアルロン酸（ヒアレイン）
	過敏症	人工涙液（マイティアほか）
副腎皮質ステロイド	過敏症、感染症の誘発、緑内障	ベタメタゾンリン酸（リンデロン）
	発疹、眼瞼炎、刺激感	フルオロメトロン（フルメトロン）
非ステロイド性抗炎症薬	腫脹、発赤、瘙痒感	アズレン（AZ）
	眼瞼炎、結膜炎、眼痛	ブロムフェナク（ブロナック）
緑内障治療薬	眼刺激症状、角膜障害、結膜炎	チモロールマレイン（チモプトール）
	結膜充血、結膜炎、頭痛	ラタノプロスト（キサラタン）
白内障治療薬	刺激感、瘙痒感、結膜充血	ピレノキシン（カリーユニ）
抗菌薬	眼瞼炎、結膜充血、瘙痒感	エリスロマイシンラクトビオン（エコリシン）
	瘙痒感、眼刺激感、発疹	ノルフロキサシン（ノフロ）
	眼刺激感、角膜障害、味覚異常	レボフロキサシン（クラビット）
抗アレルギー薬	結膜充血、眼瞼炎、結膜炎	クロモグリク酸（インタール）
	眼痛、角膜炎、瘙痒感	オロパタジン（パタノール）

◆◇コラム◇◆ 点眼の方法

点眼薬は、よく洗った手で軽く下まぶたをひき、1滴さします。1滴の薬液の量は約50μLで、目に入る点眼薬の量は20μL程度です。1度に何滴点眼しても効果が増すわけではなく、目の外に溢れ出したり、鼻粘膜やのどから吸収されたりして、むしろ副作用を起こしやすくなります。点眼と点眼の間隔は5分あけます。点眼薬の順序は医師や薬剤師に確認しますが、特に指示がなければどの順番でも構いません。

●•• モニタリングポイント ••●

- 介助者の介助前後の手洗いが徹底されているか
- 点眼薬の汚染防止（点眼瓶の先端がまつげや皮膚に触れないように支援）
- 複数の点眼薬を使う場合は、一般的に点眼と点眼の間を5分間（薬の種類によっても異なる）あけているか確認
- 1日何回、何滴点眼するかを確認
- 点眼薬の保存方法を確認

●参考文献

・一般社団法人長寿社会開発センター「介護支援専門員実務研修テキスト上巻」2018.
・浦部晶夫ほか編集「今日の治療薬2018」「今日の治療薬2020」南江堂，2018.2020.
・黒山政一・香取祐介「初めの一歩は絵で学ぶ 薬理学 題2版 疾患と薬の作用がひと目でわかる」じほう，2019.
・厚生労働省「e-ヘルスネット」(https://www.e-healthnet.mhlw.go.jp/)
・厚生労働省健康局結核感染症課「抗微生物役適正使用の手引き　第二版」2019.
・厚生労働省「高齢者の医薬品適正使用の指針　総論編」2018.
(https://www.mhlw.go.jp/stf/shingi2/0000208848.html)
・厚生労働省「重篤副作用疾患別対応マニュアル」2017.
(https://www.mhlw.go.jp/stf/seisakunitsuite/bunya/kenkou_iryou/iyakuhin/topics/tp061122-1.html)
・障害者福祉研究会編集「ICF国際生活機能分類―国際障害分類改定版」中央法規，2002.
・大幸薬品「健康情報局」
(https://www.seirogan.co.jp/fun/infection-control/infection/disease.html)
・高久史麿監修、堀正二ほか編集「治療薬ハンドブック2020　薬剤選択と処方のポイント」じほう，2020.
・高久史麿・矢崎義雄監修、北原光夫ほか編集「治療薬マニュアル2020」医学書院，2020.
・田中良子監修・編集、木村健編集「薬効別 服薬指導マニュアル 第9版」じほう，2018.
・独立行政法人医薬品医療機器総合機構（https://www.pmda.go.jp/）
・鍋島俊隆ほか編集「みてわかる薬学 図解 薬理学」南山堂，2015.
・日本医療薬学会編集「病態を理解して組み立てる　薬剤師のための疾患別薬物療法Ⅱ 精神・脳神経系疾患/消化器疾患 改訂第2版」南江堂，2018.
・日本高血圧学会高血圧治療ガイドライン作成委員会編集「高血圧治療ガイドライン2019」ライフサイエンス出版，2019.
・日本呼吸器学会咳嗽に関するガイドライン第2版作成委員会編集「咳嗽に関するガイドライン 第2版」日本呼吸器学会，2012.
・日本皮膚科学会「疥癬診療ガイドライン（第3版）」日本皮膚科学会雑誌，125（11），2015.
(https://www.dermatol.or.jp/uploads/uploads/files/guideline/kaisenguideline.pdf)
・日本薬剤師会編集「生活機能と薬からみる 体調チェック・フローチャート 解説と活用 第2版」じほう，2011.
・日本臨床内科医会編集「わかりやすい病気のはなし シリーズ6 せきとたん」

・日本老年学会編集「高齢者の安全な薬物療法ガイドライン2015」2015.
・原島秀吉ほか編集「パートナー薬剤学 改訂第3版」南江堂，2017.
・丸山敬「FLASH薬理学」羊土社，2018.

PART 3

索引

色文字は一般名（商品名との重複含む）、黒字は商品名です

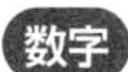

監修・著者紹介

監修者

鈴木匡（すずき・ただし）
名古屋市立大学大学院薬学研究科教授

著者（執筆順）

利根川恵子（とねがわ・けいこ）　PART1-1・PART2-1②、4・PART3-1、3、4①、6
医療介護ジャーナリスト　企画構成・イラスト原案
（薬剤師）

岸川映子（きしかわ・えいこ）　PART1-2・PART2-2・PART3-7
（有）GRACEAGE　井口台介護ステーション取締役
（主任介護支援専門員・認定ケアマネジャー・薬剤師・広島県介護支援専門員協会常任理事）

鈴木弘子（すずき・ひろこ）　PART1-3、4・PART2-1①、3・PART3-2、10
天地ホーム薬局
（主任介護支援専門員・薬剤師）

藤澤節子（ふじさわ・せつこ）　PART3-4②③④、5、8、9、11、12
ドレッドノート株式会社代表取締役
（薬剤師・一般社団法人東京ケアマネジャー実践塾コアメンバー）

編集協力（五十音順）

青地千晴（あおち・ちはる）
そらいろケアプラン管理者

足立里江（あだち・さとえ）
朝来市健康福祉部ふくし相談支援課副課長

諏訪部弘之（すわべ・ひろゆき）
フィオーレ久里浜居宅介護支援室室長

牧野雅美（まきの・まさみ）
アースサポート株式会社ケアマネジャーリーダー

イラストで理解する
ケアマネのための薬図鑑

2021年1月20日　初　版　発　行
2022年3月1日　初版第2刷発行

監　修	鈴木　匡
著　者	利根川恵子・岸川映子・鈴木弘子・藤澤節子
発行者	荘村明彦
発行所	中央法規出版株式会社 〒110-0016 東京都台東区台東3-29-1 中央法規ビル TEL 03-6387-3196 https://www.chuohoki.co.jp/
印刷・製本	日経印刷株式会社
DTP・本文デザイン	日経印刷株式会社
装丁デザイン	内田真奈美・中條由梨花
本文イラスト	田中　斉
イラスト原案	利根川恵子

ISBN 978-4-8058-8227-6